中医药行业科研专项："中医药防治甲型 H1N1 流感、
手足口病与流行性乙型脑炎的临床方案与诊疗规律研究"
项目编号：200907001

中医药防控新型流感作用与体系建设

主　编　王永炎

副主编　吕爱平　晁恩祥　王融冰　王玉光　王　辰　赵　静

编　委　（按姓氏笔画为序）

丁晓蓉	王　珏	王玉贤	卢传坚	田金洲	吕　诚	刘保延	刘景源
苏惠萍	李　立	李　强	李　慧	李秀惠	李晓彦	李韶菁	杨洪军
时宇静	张　伟	张华敏	张志强	陈　杲	陈仁波	陈伯均	范吉平
罗　翌	周　红	周平安	郑　齐	姜良铎	秦　川	高英杰	郭姗姗
郭洪涛	唐仕欢	黄璐琦	曹　彬	曹洪欣	崔晓兰	韩艳武	覃小兰
温泽淮	鲍琳琳	雒　琳	翟志光				

统审组

　　组　长　谢雁鸣

　　副组长　王燕平　盖国忠

　　成　员　王振瑞　白卫国　张志强　寇　爽

人民卫生出版社

图书在版编目（CIP）数据

中医药防控新型流感作用与体系建设 / 王永炎主编.
—北京：人民卫生出版社，2015
ISBN 978-7-117-18109-9

Ⅰ.①中…　Ⅱ.①王…　Ⅲ.①流行性感冒－中医
学－预防医学　Ⅳ.①R254.9②R211

中国版本图书馆 CIP 数据核字（2015）第 051269 号

人卫社官网	www.pmph.com	出版物查询，在线购书
人卫医学网	www.ipmph.com	医学考试辅导，医学数据库服务，医学教育资源，大众健康资讯

中医药防控新型流感作用与体系建设

主　　编：王永炎
出版发行：人民卫生出版社（中继线 010-59780011）
地　　址：北京市朝阳区潘家园南里 19 号
邮　　编：100021
E - mail：pmph @ pmph.com
购书热线：010-59787592　010-59787584　010-65264830
印　　刷：北京盛通印刷股份有限公司
经　　销：新华书店
开　　本：710×1000　1/16　印张：20
字　　数：370 千字
版　　次：2015 年 8 月第 1 版　2015 年 8 月第 1 版第 1 次印刷
标准书号：ISBN 978-7-117-18109-9/R · 18110
定　　价：75.00 元

打击盗版举报电话：010-59787491　E-mail：WQ @ pmph.com
（凡属印装质量问题请与本社市场营销中心联系退换）

内容提要

　　在防控 2009 年甲型 H1N1 流感过程中，中医药积极参与临床救治并开展系统的科学研究。防控实践和科学研究证明：中医药在甲流的防治中发挥了独特作用，充分体现了我国传染病防控工作的特色与优势。本书介绍了中医药防控新型流感体系的构建，并对中医药防控新型流感（2009 年甲型 H1N1 流感）方案进行解读，继而梳理了中医学对流感的认识以及甲流发病与证候学研究，并着重阐述了中医药防治甲流的临床研究和应用基础研究工作。旨在通过总结中医药防控甲流经验，为今后中医药防控新型流感等新发、突发传染病提供有效的借鉴和有益的参考。本书对传染病临床工作及新发、突发疫情的处理有指导作用，亦可作为相关职能部门及传染病科研人员的参考用书。

序 一 ◀

《中医药防控新型流感作用与体系建设》即将付梓出版。谨向编著者表示祝贺！并向奋斗在中医药防控传染病战线中的广大医务人员及科研工作者表示衷心的感谢！

流行性感冒（流感）作为一种具有传染性、流行性的疾病，可在人群中迅速播散，大面积流行。新型流感则因其无针对性疫苗与特异性抗病毒药物更加难以防控，严重威胁人类健康，影响正常的社会秩序，2009年暴发的新型甲型 H1N1 流感即是如此。许多国家都将流感的防控作为重要的卫生战略，加大力度进行疫苗的研制、抗病毒药物的研发，希望寻找到长期、有效的防控措施。我国政府也高度重视，采取中西医并重的方针防控新型流感。

中医学在与流感等传染病长期斗争的历史过程中，积累了丰富的临床经验，并形成了伤寒与温病两大理论体系，为传染病的防治提供了有力保障。在 20 世纪 50 年代防治流行性乙型脑炎、2003 年抗击 SARS，以及应对禽流感、手足口病等传染病中，中医药都发挥了重要作用，并积累了应对现代传染病的宝贵经验。

2009 年，甲型 H1N1 流感在我国暴发后，在党中央国务院的统一部署下，中医药积极参与到全国的临床救治与防控工作中，并充分发挥"未病先防、既病防变"与"辨证论治"、早期诊治的优势，为我国成功应对甲流提供了独具特色的防控措施。与国际整体情况相比，我国甲流重症和死亡病例远低于其他国家，可以说这与中医药的及时应用密切相关。

特别需要指出的是，在中医药应对 2009 年甲流过程中，中医药专家群体发挥了重要作用。当我国四川出现第 1 例甲流确诊病例后，中医药专家立即前往会诊，及时总结甲流中医证候特征，制定中医药预防与治疗方案，并根据甲流在我国的流行特点与循证医学证据对方案进行及时更新，三版中医方案与西医方案一同经卫生部向全国颁布，确保了中医药的正确使用与疗效的及时发挥。

近年来，随着传染病逐渐增多，国家中医药管理局认真总结防控传染病的经验，高度重视并大力推进中医药防治传染病体系建设。遵循转观念、建体系、创机制、育队伍、生能力、建实效的基本思路，以提高中医药应对传染病的临床防治能力为核心，促进临床与科研工作同步展开、中医药学与现代医学有机结合，努力为中医药应对传染病的科学防控提供技术方法、人才队伍、平台基地和机制保障。

中医药防控传染病体系在应对2009年甲流过程中初见成效。在中医药积极开展临床救治与防控的同时，针对甲流在全国迅速流行的情况，我局及时设立2009年中医药行业科研专项，筹备专项经费开展甲流等传染病的系统研究。将现代科学与西医学先进的技术与方法运用到流感等传染病的中医药研究中，加强了中医药传染病研究的能力，肯定了中医药疗效。研究成果得到国际认可，为中医药防控传染病提供了科学的证据。

《中医药防控新型流感作用与体系建设》围绕中医药防控2009年甲型H1N1流感过程，对中医药治疗方案进行全面解读，深入分析了中医证候特征，并提出治疗方案，科学展示了临床与基础研究的系统成果，并对中医药防控传染病体系建设进行介绍。本书立足传统，去芜存菁，并能融汇新知。论述博而不繁，详而有要。不仅是中医药抗击甲流一份厚重的记录，也可为今后中医药防控新型流感提供有益的参考与借鉴。

展卷读之，感触良多，欣然为序。希冀更多的人能了解并参与到中医药防控传染病的事业中来，共同提高我国传染病防控水平，造福人民大众。

王国强

2014年10月

　　拜读了王永炎院士主编的《中医药防控新型流感作用与体系建设》一书，触文生情，感慨不已，久久不能平静。疫情就是命令，疫区就是战场。中医药有几千年治疗疫病的经验，但堂堂正正参加当代急性传染病防治却并不顺利。有了抗争，有了努力，有了疗效，才有了今天的局面。

　　2003 年中国大陆 SARS 肆虐是令全国人民惊恐的重大公共卫生事件，真正敲醒了中国乃至世界重构传染病防治体系的警钟！警觉意识滞后、防治机构薄弱、组织系统无序、技术应对乏力、媒体舆论渲染等诸多经验教训，令人刻骨铭心，记忆深刻。面对新发、突发公共卫生事件，党中央、国务院及各级政府发挥了重大的政治组织优势，在技术层面也总结了很多经验，其中也包括中医药参加重大传染病防治的成功实践。

　　由于疫情突发，病症严重，缺少经验，中医药参加"非典"防治可以说是一场准备不足，仓促上阵的遭遇战。疫情从南到北，逐渐蔓延，波及全国24 个省市，加之应对不力，形势严峻，造成了恐慌，影响了全国，惊动了世界。短短的几个月，轰轰烈烈的抗击"非典"战役，涌现了一批可歌可泣的白衣英雄和感人事迹，不少医务工作者献出了生命。全国中医药人也以"宁负自己，不负历史"的担当精神，积极参加了这场与疫魔的战斗。难忘的岁月，不凡的成果，不但锻炼了一支防治传染病的队伍，还建立了应对突发传染病的组织动员、协同作战的运行机制。从个别会诊到组建中医红区，从群体预防到重症救治，从文献梳理到临床研究，分析了 SARS 外毒引发内毒，痰浊痹阻发病机制，邪恋气分、搏在中焦的证候特点，总结了把握病机、分期证治；早期介入、治疗前移；以气为用、以通为治的治疗原则，并在控制病情恶化、改善症状、激素停减、后期低热治疗的方面发挥了中医药的优势作用，还总结了一批采用中西医结合救治急性传染病的经验。这些成果也被 WHO 颁布的"非典"中医药治疗方案所收录。更重要的是，中医药人用出色的表现和确切的疗效，打破了人们的思想束缚，纠正了学术偏见，为中医药赢得了成建制参与突发传染病临床救治的权利和政策保障。

　　树欲静而风不止，"非典"疫情刚过，禽流感肆虐。回顾世界流感病史，近百年来，世界范围类大流行 3 次，死亡数千百万人。2009 年初，甲型H1N1 流感在全球范围内大规模流行，WHO 将流行警告级别提升为六级，我国陆续有近 10 万人感染。这次 H1N1 流感为急性呼吸道传染病，其病原为一种新的流感病毒变异，包含了猪流感、禽流感和人流感 3 种流感病毒基因片段，易在人群中传播，缺乏针对性疫苗。

2009 年恰逢建国 60 年大庆和上海世博会举办，而防治甲型 H1N1 流感的有效药物"达菲"当时我国还不能生产，跨国制药集团按"排队"原则也不能及时向我国销售。机遇与挑战并存，疫情又一次考验中医药人。

以王永炎院士、刘保延首席研究员为领导的中医药防治传染病团队，组织了以中国中医科学院为核心，北京地坛医院、北京佑安医院、广东省中医院、北京中医药大学东直门医院、湖北省中医院及 42 家国家中医药管理局防治传染病重点研究室等机构参加了攻关研究。依托于国家财政部、国家中医药管理局 2009 年中医药行业科研专项"中医药防治甲型 H1N1 流感、手足口病与流行性乙型脑炎的临床方案与诊疗规律研究"，出色地完成了研究任务，达到了预期的目标。特别是建立了中医药防控急性传染病组织架构体系，意义重大，综合效益突出。

我虽未直接参加该项目的具体研究，但非常关注该项目，在课题论证、方案设计、研究进程研讨和总结等过程中均认真地提出了建设性的意见和建议。这个项目标志着中医药防控急性传染病纳入国家防控体系中，将为发挥中医药学术优势，研制具有中国特色的防治方案，提高我国急性传染病防治水平作出贡献，具有重要意义。

总结经验，有以下几点给我留下了深刻的印象。首先是领导有力、组织保障。在国家中医药管理局的统一领导下，前瞻谋划、统筹协调，以"肯定疗效，规范标准，发现机理"来完善顶层设计和有体系化建设等战略布局，成立国家中医药管理局中医药防治传染病行业专项办公室等机构是项目顺利完成的重要保障。这也表明，解决行业发展的重大问题，必须要发挥制度优势，加强政府统筹协调作用，集中人、财、物及科技资源进行联合攻关。其二，充分发挥专家集体智慧，选准领军人物是项目成功的关键。王永炎院士是中医药事业发展的一面旗帜，德艺双馨，高瞻远瞩，重视战略思考；博学求进，富有经验，严格技术指导；胸怀宽广，统筹协调，组织多学科攻关，起到了核心作用。刘保延、刘景源、李秀惠等中青年专家也全身心投入，各尽所长，精诚合作，成绩突出，更在实践中培养了一批青年才俊。其三，立足体系建设，创新研究模式。从文献梳理，挖掘前人经验入手，总结诊疗证治规律；围绕最新临床信息进行专家讨论，进而形成临床研究方案，从规范质量控制、数据管理等方面保障研究质量；从临床人才的培训、西部地区实验室建设、信息化平台、医疗机构防控传染病组织应对能力等方面强化支撑体系建设。第四，注重项目成果的转化应用及技术辐射。王辰院士遵循循证医学方法设计 RCT 临床研究确证中药汤剂对 H1N1 有效，获得国际认同：证实麻杏石甘汤加银翘散标准汤剂与达菲对照，可显著缩短发热时间，病毒转阴效果与达菲相当，且价格低廉、副作用少。论文发表在《美国内科年鉴》杂志（Ann Intern Med），产生了广泛国际影响，被新华社等媒体认为是"中医药研究走向世界进程中具有标志性的重要事件"。此外，项目还产生了4版甲型H1N1流感诊疗方案和2009年版预防方案等一批成果。WHO的总干事陈冯富珍女士致信王永炎院士表示，全世界要共享中医药防治甲型H1N1流感的研究成果。其五，传承创新，在实践中传承，在实践中发展。立足于中医药原创思维，突出中医药的学术特色，认真总结了H1N1发病学特点及病因病机，证候特征与演变，处方用药及预后转归等规律，并进行了理论思考和诠释。发扬了中医药防治传染病的学术优势，不断提高中医防治急性传染病的能力和水平。

由王永炎院士主编的《中医药防控新型流感作用与体系建设》一书是集大成之作，荟萃了中医药防控新型流感的最新研究成果，总结了新时期中医药防治急性传染病的临床研究组织模式及运行机制。也可以为高效利用行业专项经费解决行业急需解决的重大问题提供借鉴和示范。因此，该书不但是一册优秀的学术专著，也是一本具有时代意义和历史价值的重要著作。

借此书出版之际，谨向王永炎院士为首的传染病防治研究团队表示祝贺！愿中医药同仁面向社会需求，以不负时代的责任感，为行业出力，为学术贡献，为事业献身，为中医药防控新型传染病体系建设和持续发展共同努力！

中国工程院　院士

中国中医科学院　院长　张伯礼

天津中医药大学　校长

2015年初夏

序三（自序）

　　近年来，随着自然与社会环境的变化，病毒与细菌不断变异，频繁出现的新发、突发传染性疾病已严重威胁人类的健康，影响社会稳定和经济发展。在进入 21 世纪后的短短十年间，新型急性病毒性传染性疾病频繁暴发——2003 年，SARS 肆虐中国；2005 年，禽流感横行东亚；2009 年，甲型 H1N1 流感席卷全球……

　　传染病作为一种由特定病原体引发、可以在人群中不断传播扩散的疾病，有史以来便被发现，医学发展的进程也与传染病斗争的历史密不可分。事实上，中医防治传染病的历史悠久、源远流长，有着系统的理论学说与丰富的实践经验，千百年来一直有效地指导着传染病的临床防治。从汉代作为中医理论基石的《伤寒杂病论》到清代被奉为圭臬的温病学四大名著，在近两千年的岁月中，伤寒、鼠疫、水痘、肝炎等多种传染病被发现与记载，张仲景、叶天士、薛生白等众多医家在临床实践中不断总结经验，创立了六经、卫气营血、三焦辨证等行之有效的辨治方法，并形成了系统而独特的理论体系，维护着中华民族未受传染病的重创而繁衍兴旺。但是，进入 20 世纪后，由于受到西学东渐的影响，催生了近现代中国的科学主义狂潮，国学与国医受到了前所未有的质疑和摧残，中医药防治传染病的作用被淡化。与当时西医学不断发现新的病原体以及抗生素等针对性药物逐渐问世相比，中医学防治传染病的发展似乎停滞不前。然而，正是这一看似过时的理论与实践在 20 世纪 50 年代我国流行性乙型脑炎、流行性出血热的防治中，以及 2003 年 SARS、2009 年甲型 H1N1 流感的应对过程中再次发挥了重要作用。

　　特别是在 2009 年甲型 H1N1 流感防治过程中，中医药积极参与临床救治，并开展系统的临床与基础研究，通过医疗实践与科学研究再次证实了中医药防治流感的确切疗效，并得到国际医学界的认可。与应对 2003 年 SARS 相比，中医药在 2009 年甲型 H1N1 流感防治过程中显得更加从容、自信。主要有 3 个特点：①早期介入、积极参与临床救治：中医药的优势在其临床实践，甲流暴发之初，中医药专家即根据甲流证候特点制定了预防与治疗方案，与西医方案一起由卫生部向全国颁布，并根据甲流在我国的发病特点，先后对中医药方案进行了 3 次修订更新，为全国范围内中医药安全、规范应用提供了保障。②发挥原创优势，及时开展系统研究：中医药防治传染病具有原创优势，甲流暴发后，国家中医药管理局、财政部迅速设立 2009

年中医药行业专项，希望借助现代研究方法与技术，展开系统的临床与基础研究，肯定中医原创优势。专项及时抓住甲流在我国流行的高峰期，总结了中医证候特征、实施了循证证据的临床试验并评价了中医药疗效，探索了中医药作用机理，为中医药防治甲流提供了具有共识的研究证据。其中，中医药专家组专门针对本次甲流证候特征研发的金花清感方，经410例前瞻性随机对照多中心临床试验研究显示与磷酸奥司他韦（达菲）疗效相当，研究结果发表在美国 *Annals of Internal Medicine*，引起了国际广泛关注。③注重体系建设、提升中医药防治传染病整体水平：近年来，国家非常重视中医药防治传染病的体系建设，不仅增加投入，先后在全国建立省会级传染病院、中医药临床基地与重点研究室，而且加大力度培养中医药防治传染病的专门人才，加强西部地区中医药防治传染病的能力建设，希望通过建立稳定的中医药应对传染病体系，持续发挥中医药防治传染病的特色与优势。

毛泽东主席早在20世纪50年代就提出："中国医药学是一个伟大的宝库，应当努力发掘，加以提高。"中医学对传染病防治的方法与理论则是这一宝库中耀眼的奇葩。在现代医学不断发展的今天，中医学特有的理论和意象思维模式是其原创优势的基础与源泉。结合现代科学技术，重视对中医原创思维的传承，是发展中医、创新中医的主要途径，也是当今中医学持续发展的动力与源泉。

撰编本书即是希冀通过立足中医原创思维的优势，客观记述中医药应对2009年甲型H1N1流感临床救治的过程，如实展现中医药临床与基础研究的结果，系统总结中医药应对新型突发流感的防治经验，为今后应对新发、突发传染病临床与科研工作的开展提供有益的借鉴与参考。同时，希望运用传统与现代相结合的方法，吸取多学科研究成果，做到"肯定疗效、规范标准、发现机理"，促进中医传染病医学的发展。并促进国内外医界更多学人关注、投入到中医药与中西医结合防治传染病的工作领域中，深入发掘中医药防治传染病的特色与优势，以丰富现代医学应对传染病的方法与手段，共同为防治传染病发挥作用。

值此书稿付梓完成之际，感谢专项各课题研究成员的辛勤劳动。让我们互相勉励，以筚路蓝缕之志，为中医药防治传染病的工作尽绵薄之力，倡导文化自觉，尽职尽责弘扬中医药学，惠及民众。爰为之自序。

王永炎

2014年9月

前 言 ◀

  21 世纪人类更加关注自然、健康与和谐，转变了医学模式，重视了医学的主体从病向病与人、向人与自然、环境的和谐等方向转化，重点关注影响人类健康的主要因素——慢性非传染性疾病，对疾病的预防控制，特别是对传染病的防控有一定的忽视。2003 年的传染性非典型肺炎（SARS）在中国大地上的肆虐，造成了社会、经济等方面的严重损失，这虽是一场遭遇战，但却暴露了传染病防控体系存在着严重缺陷，对医疗卫生保健政策产生了重大冲击，令人震惊，使人们渐渐地清醒起来，重新认识到传染病的流行仍然是人类健康的主要威胁。其后，国家疾病预防控制系统（CDC）得以建设，强化了"防重于治"思想，取得了重大的进步。然而，中医药在这一领域仍然处于淡化、被动的状态，从组织结构，到人员队伍、应对模式等诸多方面均显弱势，国家中医药管理局已做了大量的应对工作，如应对新发、突发公共卫生事件的有关办法与措施，成立国家级的专家委员会等应对组织等，但仍缺乏系统的、长期的应对体系。2009 年甲型 H1N1 流感在国内流行后，在人民群众中造成了一定的恐慌。同时，又面临国家 60 年大庆等众大的政治考验。国家中医药管理局及时启动了应对新发、突发公共卫生事件应急预案，成立专家委员会，组织学术界，朝向改变"来一个应对一个"的被动模式，要提升到构建中医药防控传染病应对体系上，完成百年大计，这是国家中医药管理局应时、应运、应需的重大决策，也成就了中医药学术的国际化。另一方面，为中医药解决重大行业医药卫生问题提供了一个研究范式。政府、专家组织、各研究单位的高度统一、协调一致，自上而下的课题组织和管理模式等，集中力量办大事，攻坚克难，解决重大学术与临床技术问题，又可防止不必要的重复研究，节约了研究成本。其三，提供给临床一线医务工作者解决临床问题的技术方案。依据循证医学原则和中医整体观念指导下的辨证论治，结合临床实际的工作总结和相关的循证证据，不断修正甲型 H1N1 流感防治方案，使之更加实用，体现了中医原创的整体、动态的辨证理念，在业界得到了高度好评。通过体系建设，我们已实现中医药第一时间介入、全程参与、西医方案中包含了中医药的防控内容，且同时发布、中医专家进入全国专家组等，不仅推动了传染病防控体系的完善，还在提高中医药学术、培养队伍等方面有重大的现实意义。

  本书主要介绍了在中医药防治甲型 H1N1 流感实际研究工作过程分析的

基础上，构建中医药防控新发、突发传染病体系。全书共分6章。第一章是中医药防控新型流感临床科研体系建设，从中医药防控新发、突发传染病体系框架及作用，到中医药防控新发、突发传染病临床基地（重点研究室）与研究平台建设以及中医药防控新发、突发传染病管理机制建设。特别是对中医药防治传染病的人才队伍建设，从调研、方案设计、培训，到最终学员的结业、病例总结、策论书写等，体现了中医人才培养"读经典、做临床、跟名师"模式。还有对西部地区加大扶持力度，提高其能力建设。第二章重点介绍甲型H1N1流感中医药治疗方案的制定与解读。第三章是对中医药防治流感的文献梳理，从理论的高度和在临床实践的总结基础上，提升中医药防治流感的理论。第四章是中医药防治新发流感应用基础研究。内容有中医药防治新发、突发传染病（甲流）药物筛选与评价研究：抗流感中成药信息收集及用药规律分析、抗甲型H1N1流感中药活性筛选与评价体系构建、中药抗流感的活性筛选与评价、抗甲型H1N1流感适宜技术产品的研发；中医药防治新发流感（甲流）相关基础研究：基于文本挖掘分析甲型H1N1流感的中医药治疗特色、基于系统生物学探索中药治疗甲型H1N1流感作用机制、麻杏石甘汤治疗甲型H1N1流感分子机制的生物信息学分析等。第五章是甲型H1N1流感发病与证候学研究。介绍了甲型H1N1流感病因与发病；甲型H1N1流感轻症（单纯型）证候特征；甲型H1N1流感重症、危重症证候特征；基础病对2009年甲型H1N1流感的影响。第六章是中医药对防治新型流感的临床研究。内容有甲型H1N1流感发病及中药预防情况、中医药治疗甲型（包括H1N1）流感观察性研究、中医药治疗甲型H1N1流感随机对照临床研究、中医药治疗甲型H1N1流感的回顾性分析。附录中，附有4版甲型H1N1流感诊疗方案中医辨证治疗方案、国家中医药管理局及2009年中医药行业专项办公室相关的通知公告及国家中医药管理局应对新发、突发公共卫生事件的应急预案等。

书中尚附有在构建中医药防控新发、突发传染病体系和中医药防治甲型H1N1流感研究工作过程中的照片、研究中重点使用的公式及重要的研究图表，以帮助读者加深理解与领会。

本书适合于众多读者，如关心中医药事业人士、中医药管理工作者、中医科研人员、从事传染病临床工作人员及中医药教育工作者、广大学生等。

本书是在2009年中医药行业科研专项"中医药防治甲型H1N1流感、手足口病与流行性乙型脑炎的临床方案与诊疗规律研究"（2009）科研成果基础上经有关专家修正、完善形成的。有幸请到了卫生部副部长、国家中医药管理局局长王国强同志，中国中医科学院院长、天津中医药大学校长张伯礼院士为本书作序；在编写过程中，又得到了人民卫生出版社张同君主任和张科编辑的大力支持，在照片、图表的筛选等方面提供了很多帮助。同时，还得到了中国中医科学院、中国中医科学院中医临床基础医学研究所等单位的大力支持，在此一并感谢！

本书是对中医药防控新发、突发传染病体系尝试性的探索，寄望于对其他领域的研究提供一种范式，或有可商，或有不章，冀望共同努力不断完善之，让中医药防控传染病的医学研究成果服务于全人类！

编 者
2013 年 10 月

目 录 ◄

第一章
中医药防控新型流感临床科研体系建设

在浩瀚悠久的历史长河中，疾病的威胁与人类文明的历程相生相伴。可以说，人类的发展史就是一部与疾病顽强搏击的斗争史。传染性疾病在人类的发展史上始终是威胁人类生存发展的疾病之一，并多次改变了人类文明的进程。从美洲的黄热病到北非、西亚的霍乱，传染性疾病吞噬了数以亿计的生命，暴发于欧洲的黑死病更是将黑暗的中世纪延长了数百年。然而，中国历史上虽然发生了多次大的传染病流行，却始终拥有着世界上最庞大的人口基数，也并未因传染病的流行造成不同民族、不同地域人群的大规模迁徙。从卷帙浩繁的历史文献和医案典籍中不难发现，中医学防治传染病的理论一直有效地指导着临床实践，确保了中华民族的繁衍生息与国家的繁荣昌盛。

对传染病的认识与总结，也成为不同时期中医学发展的重要标志。从东汉时期张仲景在大疫之后编纂旷世鸿篇《伤寒杂病论》，到金元时期刘完素、李东垣的理论创新，以及明末清初温病学派的百家争鸣，每遇瘟疫暴发流行，中医学家都会积极应对，找到有效的防治措施，并在疫病之后及时总结经验，形成理论，指导下一次瘟疫流行的临床应对。与单纯地重视技术与方法不同，中医学防治传染病，更注重抓住规律，认识本质，总结经验，升华理论。因此，每逢大疫而跨越，在一次又一次应对瘟疫的实践过程中，中医药防治传染病的学术不断创新、发展、成熟，最终形成了独特的理论体系。

为了逐步培养稳定的应急救治专家队伍，建立快速反应的良性应急机制，形成专门的科研支撑基地，在应对传染性疾病和突发事件中更好地发挥中医药的作用，近年来在财政部的支持下，国家中医药管理局大力推进了中医药防治新发、突发传染病临床科研体系建设：成立了以国家中医药管理局为领导核心的传染病防控领导小组，组织了稳定的全国及各级地方专家委员会，建立了覆盖全国的中医药防治传染病重点研究室（临床基地），组建了中医药防治传染病的人才队伍并形成传染病培训与教育机制，确保在新发、突发传染病应对过程中中医药临床救治与科学研究工作的有序开展。

2009年甲流防控过程中，在临床科研体系的支撑下，中医药早期介入、全程参与甲流的临床救治，同时运用现代科学技术与方法，组织开展了系统的临床与基础研究工作。不仅对甲流的中医证候特征进行了比较深入、全面的总结，及时掌握了新发疫病的特点，还在此基础上形成了科学、有效的中医药临床救治方案，充分发挥了中医药的特色与优势。有专家分析指出，与国际流行情况相比，我国甲流重症和死亡患者远远少于国外，这与中医药的及时应用有着密切的关系，而甲流相关临床与基础研究也证实了中医药良好的防治作用。

第一节　目标与框架

中医药是我国医疗体系的重要组成部分，从基础理论的初创时期到百家争鸣的繁盛年代，中医学在传染病防治中都发挥了巨大作用。尤其近10年，中医药应对乙脑、SARS、禽流感等传染病所取得的成绩与经验使国家与广大中医工作者意识到来源于临床实践、以辨证论治为核心的中医药在传染病的防治中有着巨大的优势。

中医药防控传染病作用的持续发挥，需要建立稳定、全面的组织体系。因此，从2003年中医药应对SARS之后，国家中医药管理局即开始着手从政策保障、硬件装备、人才队伍、诊疗水平与科研能力等方面进行中医药防治传染病的体系建设，希望最终建立结构完善、组织合理、能力全面的中医药防控新发、突发传染病体系，从而在传染病防控中发挥更大的作用。

一、建设目标

（一）总体目标

国家中医药管理局拟通过5~10年，建立稳定的、能够运用中医药理论和技术快速反应、高效应对传染病的临床科研人才队伍、专家保障队伍和组织管理队伍；有效整合资源，促进临床科研结合，建立有利于知识传承和技术创新的中医药防治传染病的临床科研组织模式和机制；围绕中医药应对传染病理论和实践发展的关键重大科学技术问题，通过研究为中医药防治传染病提供有效的技术方法和科学证据，从而创新、丰富中医疫病理论体系，促进学术发展；及时了解掌握传染病发生发展动态，不断探索和总结中医药防治传染病的方法和规律，有效应对新发、突发传染性疾病，努力提高中医药临床防治传染病的能力和水平。

（二）阶段目标

到2020年，初步建立中医药参与传染病防治的组织机制和科研组织模式，搭建中医药防治传染病信息平台并建立相关数据库，取得一批中医药防治传染病的技术成果，形成若干临床实践性强、效果稳定可靠的中医诊疗方案，初步形成临床科研结合的中医药防治传染病人才队伍，基本建立临床科研结合、信息交流及时、研究方法规范、科学支撑有力的中医药防治传染病临床科研体系。

（三）建设任务

1. 完善组织管理　各级中医药管理部门要健全中医药防治传染病组织领导机制，确保与相关部门的协调沟通顺畅；不断完善各级专家委员会及其工作制度；完善中医药参与传染病临床应急救治保障机制，确保中医药第一时间介入临床科研工作。

2. 建立运行机制　各级中医药管理部门要建立"临床与科研结合、中西医结合、平战结合、继承创新结合、管产学研用结合"的临床科研体系和运行机制，按照"国家部署、省局协调、专家指导、中心组织、单位负责"的职责进行组织管理。

3. 畅通信息渠道　相关部门和单位要协调建立中医药防治传染病信息沟通方式和机制，及时汇总全国各地区有关临床科研信息，形成数据库和信息服务平台，实现应急信息快速传递、研究数据翔实有据、体系各方资源共享。

4. 开展临床救治　为确保中医药临床疗效的发挥，在传染病的防治过程中，应以中医药临床基地建设单位为重点辐射全国，以中医药防治疫病理论为指导，发挥中医药未病先防、辨证论治等理论特色与优势，利用中医药多种多样、行之有效的预防与治疗方法，针对传染病的临床特征，早期、积极介入，全面开展预防控制与医疗救治工作。及时明确不同传染病的临床特征，总结中医证候规律，制定中医药预防与治疗方案，控制传染病的流行，提高临床救治水平，并根据临床实施情况定期对中医药方案进行修订与更新，不断优化、提高中医药救治水平。

5. 开展科学研究　在全面进行中医药防治传染病临床工作的同时，应重视相关科学研究的开展。以分布全国的中医药防治传染病重点研究室（临床基地）为重点，以"肯定疗效、规范标准、发现机理"为科研目标，开展相关临床、基础等研究工作。在明确优势领域的基础上，以解决中医药防治传染病临床研究的关键科学问题和技术难题为核心，深入开展高水平的多中心研究，为中医药防治传染病一线临床救治和预防提供科技支撑，并为中医药防治传染病提供高级别的循证医学证据。同时，系统总结梳理各地中医药防治传染病的经验和理论，开展系统的基础性与培育性研究。临床与基础研究结合，明确中医药防治传染病的疗效与机制，进一步创新、丰富中医学的疫病理论。

6. 组建人才队伍 高水平、稳定的人才队伍是中医药防治传染病临床科研工作的保障。通过中医药防治传染病的体系建设，在全国遴选高水平的中医药传染病临床、科研与管理人才，进行定期、系统的培训，以建立一支结构合理、人员稳定的高水平人才队伍。同时，各地中医药管理部门应组建稳定的中医药应急救治的一线、二线专家队伍，与全国中医药防治传染病专家一起，组成稳定的专家保障队伍，对中医药防治传染病临床救治与科研工作的开展进行有效的指导，以确保中医药临床救治水平和科研质量。

二、指导思想与原则

（一）指导思想

中医药防控新发、突发传染病临床科研体系建设要立足当前，着眼长远，遵循"转观念、建体系、创机制、育队伍、升能力、见实效"的指导思想，以提高传染病的中医药临床防治能力为核心，促进临床与科研工作同步展开，促进中医药学与现代医学有机结合，为中医药应对传染病的科学防控提供技术方法、人才队伍、平台基地和模式机制保障，进一步发挥中医药防治传染病的特色和优势，提高对人民健康的贡献度。

（二）工作思路及原则

中医药防控新发、突发传染病临床科研体系是依托相关传染病防治和科研机构、结合各方面临床科研力量共同组成的整体化网络系统。其主要功能是在坚持"临床科研结合、中西医结合、平战结合、继承创新结合、管产学研用结合"的原则下，以中医药防治传染病重点研究室和临床基地为主要防治和研究力量，以中医药防治传染病临床实践为基础，以临床科研一体化信息服务和管理系统平台为依托，通过决策调控系统、专家保障系统、临床科研系统的良性整体运行，及时总结并不断优化中医药临床救治和预防方案，客观评价中医药防治效果，科学研究解决中医药防治传染病的关键科学问题和技术难题，不断促进中医药防治传染病特色优势发挥和能力提升。

三、总体框架及各组成部分职责与任务

中医药防控新发、突发传染病临床科研体系主要由决策调控系统、专家保障系统、临床科研系统组成，见图1-1。其中，决策调控系统以国家中医药管理局及地方各级卫生管理部门成立的中医药防治传染病工作领导小组共同构成；专家保障系统由国家中医药管理局中医药防治传染病工作专家委员会、各省（区、市）中医药防治传染病专家组及中医药防治传染病重点研究

室和临床基地学术专家委员会共同构成；临床科研系统以由全国中医药防治传染病临床研究中心（依托中国中医科学院、中国疾病预防控制中心建立）、中医药防治传染病重点研究室和临床基地为主体，结合相关中医药临床和科研资源共同组成。三个系统根据不同职责在新发、突发传染病中的任务各有侧重。

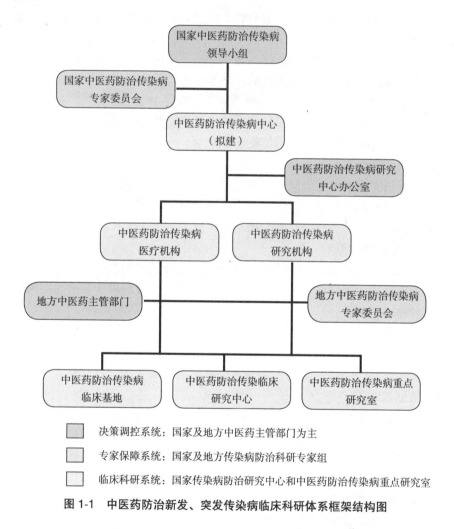

图 1-1　中医药防治新发、突发传染病临床科研体系框架结构图

（一）决策调控系统

1. 国家中医药防治传染病工作领导小组

（1）按照国家相关传染病联防联控领导小组工作要求和国家中医药防治传染病工作的总体部署，研究制定临床科研体系的建设规划。

（2）协调卫生部、财政部等相关部门，研究、制定保障和促进临床科研体系健康发展和有效运行的相关政策。

（3）建立与世界卫生组织、中国疾病预防控制中心等相关组织和单位的沟通、协调工作机制。

（4）组建国家中医药管理局中医药防治传染病工作专家委员会并建立专家库。

（5）组织实施中医药防治传染病相关医疗和科研项目，确立目标、任务及承担单位。

（6）对各省（区、市）中医药应对传染病的科研组织、临床救治、中医药防治传染病重点研究室和临床基地建设等工作进行宏观指导和运行监督。

2. 各省（区、市）中医药防治传染病工作领导小组

（1）组织落实本地区临床科研体系的建设规划及各项政策。

（2）组建本地区中医药防治传染病专家组。

（3）建立完善本地区中医药防治传染病临床科研组织协调工作机制。

（4）组织实施本地区中医药防治传染病临床救治工作。

（5）负责本地区中医药防治传染病相关医疗和科研项目具体组织实施、中医药防治传染病重点研究室和临床基地建设等工作进度和质量的监管。

（二）专家保障系统

1. 国家中医药管理局中医药防治传染病工作专家委员会

（1）负责为中医药防治传染病相关战略规划和政策法规的制定与实施提供咨询和建议。

（2）指导、参与中医药防治传染病临床诊疗和预防方案的研究制定。

（3）进行中医药防治传染病医疗和科研重大项目的宏观指导和论证。

（4）组织有关中医药防治传染病重大科研项目的实施，并对相关工作提出咨询意见和建议。

（5）对各地中医药防治传染病重点研究室和临床基地建设工作提供业务咨询和技术指导。

2. 各省（区、市）中医药防治传染病专家组

（1）参与本地区临床科研体系建设规划及相关政策的制定。

（2）根据国家有关精神，结合区域实际，参与制定完善本地区中医药应对传染病临床诊疗方案、预防方案。

（3）对本地区承担的中医药防治传染病相关科研项目、中医药防治传染病重点研究室（临床基地）建设等工作提供技术指导和咨询。

（三）临床科研系统

1. 全国中医药防治传染病临床研究中心

（1）围绕中医药防治传染病的重点需求，协助开展相关战略研究并参与

整体规划制定。

（2）负责组织推进中医药防治传染病临床科研体系的运行和建设。

（3）牵头组织中医药应对传染病临床治疗及预防技术方案的制定及修订工作。

（4）负责中医药防治传染病相关医疗和科研重大项目的顶层设计，并对实施过程中的重大问题提供咨询和建议。

（5）开展中医药防治传染病的相关研究工作，建立临床科研一体化平台操作规范，促进解决中医药防治传染病临床、科研的关键问题和共性技术。

（6）收集、整理、分析中医药预防、治疗传染病和相关科学研究等方面信息，为相关政府部门提供科学决策依据和建议。

（7）围绕中医药防治传染病的工作重点和基层需要，提供技术指导，组织人员培训，开展学术交流，提高中医药防治传染病临床和科研能力。

（8）承担国家中医药管理局交办的其他工作任务。

（9）中心设立办公室，负责日常事务性工作及相关服务工作。

2. 中医药防治传染病重点研究室

（1）负责本地区中医药防治传染病临床科研信息的收集、汇总分析和及时沟通，包括收治患者的临床信息、救治方案、当地疫情等，形成中医药防治传染病信息数据库。

（2）围绕本地区中医药防治传染病的优势领域进行整理总结，开展理论和临床研究。

（3）在传染病疫情发生时，及时开展因地制宜的中医药诊疗规律和防治方案研究，并在统一组织部署下开展协作。

（4）通过人员培训、学术交流、技术指导等方式，推广科研成果，提高本地区范围内中医药防治传染病的临床服务能力。

3. 中医药防治传染病临床基地

（1）了解掌握本地区传染病流行情况，按照国家有关规定对法定和新发传染病进行医疗救治，并具备传染病急危重症的诊治能力。

（2）围绕确定的重点病种（3种以上），以提高中医临床疗效为核心，挖掘、整理、总结临床经验，制定、实施中医诊疗方案，并定期对实施情况进行评估，不断修订优化。

（3）配备信息技术设备，建立基本工作情况、临床与科研情况、国内外本专业学术动态和传染病流行情况等信息资料库。

（4）开展中医药传染病临床专业知识培训，推广临床诊疗新技术、新方法，开展中医药防治传染病科普教育。

（5）参加传染病协作组的各项活动。

第二节 运行与保障

一、新发、突发传染病运行模式

近年来，通过应对 SARS、禽流感以及甲流积累的经验，中医药防治新发、突发传染病体系逐步建立，并形成了针对传染病未发生时与发生后不同时期的应对模式，见图 1-2、图 1-3，使中医药防控传染病逐渐标准化、科学化，从而确保了传染病防控的水平与质量。

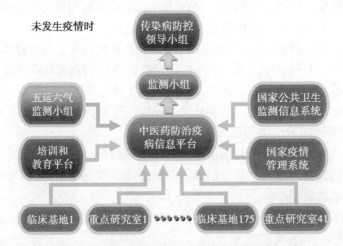

图 1-2 未发生疫情时中医药防治传染病体系备战情况

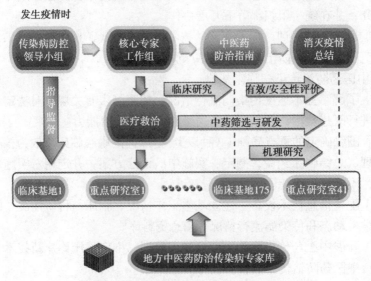

图 1-3 发生疫情后中医药防治传染病体系反应情况

（一）平时（疫情未发生时）

1. 疫情的监控与预警　国家中医药管理局在全国建立的多家"中医药防治传染病临床研究基地与重点研究室"作为哨点单位，随时监测传染病的发生与流行情况，并定期上报"中医药防治疫病信息平台"。该平台随时参照"国家公共卫生监测信息系统"及"国家疫情管理系统"的信息，对传染病相关信息进行适时收集整理，定期上报中医药防治传染病疫情监测小组与国家中医药传染病防控领导小组。在"中医药防治疫病信息平台"及时对传染病疫情信息进行收集整理的同时，"中医药防治传染病五运六气监测小组"则结合中医学的五运六气理论，及时根据运气变化对传染病发生与流行进行预测，同时根据中医"司岁备物"理论的指导对可能暴发的传染病提出药物储备意见，一旦传染病发生，可迅速启动储备药物，用于预防与治疗，有效阻止疫情的扩散。

2. 人才培训　在未出现疫情时，"中医药防治传染病培训和教育平台"针对不同传染病的特征，对全国中医药防治传染病人员进行定期、系统培训，全面提高中医药防治传染病人才队伍的专业水平，当传染病暴发后能合理运用中医理论对传染病进行积极的临床救治。

（二）战时（疫情发生时）

1. 积极的临床救治　当出现传染病疫情时，中医药新发、突发传染病防控领导小组及时启动应对机制，全面组织、统筹安排，争取中医药早期介入、全程参与。一方面，迅速组织全国各级中医药机构积极参与传染病的防控工作；另一方面，根据传染病特点，组织核心专家组及时制定中医药防治方案，并上报卫生部，与西医方案一起向全国发布，有效指导临床一线医疗人员的中医药预防与救治工作。

2. 防控工作的部署　通过分布全国的中医药防治传染病哨点单位迅速发布疫情信息及中医药防控方案，使其做好防疫药物储备及确保临床救治工作的开展；同时，各地方中医药防治传染病专家库也及时组织当地专家，尤其是疫区专家，及时收集疫情资料，讨论并上报核心专家工作组，根据疫情变化对中医药防治方案进行及时的更新和调整，确保中医药防控工作的顺利开展。

3. 系统的科学研究　在全面进行传染病中医药临床防控的同时，中医药新发、突发传染病防控领导小组及时组织中医药科研人员开展相关临床与基础研究，对中医药防治传染病的作用进行及时的验证，并为临床应用提供更多的循证证据。其中，传染病防控领导小组及时组织协调，确保相关研究的资金与组织支持；核心专家工作组则对研究的开展进行全程指导；各临床研究基地与重点研究室作为重点单位参与临床与基础研究。临床研究主要包括对中医药方案及相关中药的安全性有效性进行评价，为中医药的应用与推广提供高质量的研究证据；基础研究主要包括：梳理、挖掘中医学理论，为新发、突发传染病提供有效的理论依据；针对性中药的筛选与研发；中医药作用及相关机制探索；临床与基础研究紧密结合，充分借鉴现代技术与方法，共同为明确中医药疗效提供依据。

二、保障措施

（一）组织保障机制

为更好地发挥中医药应对新发、突发传染病的作用，提高中医药防控传染病的能力，在应对 SARS、禽流感、甲流等疾病过程中，逐步建立了以国家中医药管理局为核心、由上而下的中医药防控传染病组织机制，协同卫生部，在传染病应对过程中及时出台相关文件，以确保中医药在传染病暴发过程中能早期介入，全程参与，集中发挥作用。

在应对 2009 年甲流过程中，国家中医药管理局即通过良好的组织保障机制，确保了中医药防控甲流工作的顺利开展。首先，在甲流尚未传入我国时，为确保中医药能第一时间介入到甲流的临床救治工作中，国家中医药管理局及时会同卫生部向全国发布了《卫生部、国家中医药管理局关于在卫生应急工作中充分发挥中医药作用的通知》（国中医药发〔2009〕11 号），要求各级卫生部门与机构"中西医结合协同做好突发公共事件卫生应急工作，建立中医药参与突发公共事件卫生应急工作的协调机制，切实做好中医药参与突发公共事件卫生应急的保障工作"。该通知的发布为中医药早期介入甲流治疗与研究、充分发挥作用奠定了基础。与此同时，国家中医药管理局积极组织中医药相关专家，制定了《甲型 H1N1 流感中医药预防方案（2009 版）》及《甲型 H1N1 流感诊疗方案（2009 年试行版第一版）》，在 5 月 8 日向全国发布，为中医药防控甲流奠定了坚实的基础。5 月 11 日，在四川出现第 1 例甲流确诊病例后，国家中医药管理局又迅速组织专家成立中医药专家组，亲临成都进行会诊，及时了解甲流的中医证候特征，并于 5 月 15 日成立"国家中医药管理局防治甲型 H1N1 流感专家委员会"，充分发挥专家的群体作用，对防控工作提出建议，进行把关与指导。专家委员会成立后，先后在 2009 年 7 月 20 日、10 月 12 日及 2010 年 4 月 30 日，根据我国甲流特点，对中医药防治方案进行更新，并与西医方案一起由卫生部向全国颁布，有效指导了中医药防治甲流临床救治工作，规范了中医药临床实践，确保了中医药特色与优势的发挥。

在应对甲流过程中，国家中医药管理局还建立了工作例会制、信息通报制及会议简报制等工作机制，以确保防控工作及时、顺利开展及三级组织网络快速反应、上下联动。

（二）专家保障机制

虽然中医药在防治疫病方面积累了丰富的经验，但是面对一种新的传染病，一支经验不足的年轻队伍很难在有限的时间内做出最准确的处置。从以往中医药防治传染病方面的经验来看，中医专家的作用至关重要。因此，面对新发、突发传染病，国家中医药管理局非常重视中医药专家的意见，建立了全国及地方稳定的专家队伍及相应的工作机制，确保中医药在传染病临床救治、科学研究中准确、高效地开展相关工作。

1. 建立稳定的中医药防治传染病专家保障队伍　稳定的专家队伍是专家保障机制得以建立的基础。在我国，有大批的中医药防治传染病专家，在传染病应对过程中发挥了重要的作用，有力保障了中医药的临床救治与科研工作的开展。国家和地方各级医疗卫生部门都非常重视中医药专家在传染病防治过程中的作用，不仅建立了全国范围的中医药防治传染病专家委员会，也建立了各地方中医药防治传染病专家库，以期在传染病应对过程中充分发挥专家的指导作用。

在应对 2009 年甲流过程中，卫生部与国家中医药管理局非常重视专家群体的指导作用，迅速成立了院士牵头、同行专家参与、多学科专家协同的专家组，为 2009 年专项研究的顺利开展提供了保障。针对甲流疫情，2009 年 9 月 17 日—23 日，按照《国家中医药管理局办公室关于推荐甲流防治工作专家委员会成员的通知》（国中医药办函〔2009〕145 号）要求，根据各地中医药防治传染病临床科研实际需要，全国 31 个省（区、市）及新疆生产建设兵团，推荐了 63 名中医药防治传染病专家。各地推荐的专家均以从事甲流等新发、突发传染病防治中医、中西医结合专业为主，并优先推荐临床一线专家；同时，优先推荐各省级中医药防治传染病专家组成员和中医药防治传染病重点研究室学术委员会成员。结合原有国家中医药管理局中医药防治甲流工作专家委员会专家，统筹增加卫生部甲流防控工作专家委员会专家和中国疾病预防控制中心相关专家，组建了国家中医药管理局中医药防治传染病工作专家委员会。委员会为中医药防治工作的顶层设计、宏观指导和技术咨询提供有力保障。委员会分为核心专家组和地方专家组，各地方专家服从核心专家工作组调配，在常态和突发状态下对各种因素和事件进行监测，第一时间到达疫情现场，负责向核心专家工作组提供信息。同时，全国与各地专家工作组针对疫情定期或不定期召开会议，对信息进行科学的分析和预测，第一时间制定新发传染病、突发传染病中医药临床诊疗方案、防控方案，提供给国家相关部门。核心专家工作组同时参与了国家中医药传染病体系的建设规划及相关政策的制定，负责对各省分中心、传染病重点研究室、传染病基地建设的业务技术指导，确保中医药防控甲流工作的顺利开展。

2. 建立有效的专家工作机制　由于新发、突发传染病的不断发生，应急工作投入不断增大。当传染病暴发后，政府在掌控资源、组织体系等方面具有明显优势，但在特定传染病应对过程中，尤其是在预警、准备阶段以及传染病暴发后的救治阶段，稳定的传染病专家队伍与有效的专家工作机制发挥着重要作用。

通过总结多次应对新发、突发传染病的经验，我们建立了稳定的专家委员会工作机制，主要包括：第一，工作例会制度。在传染病暴发过程中，中医药防治传染病专家委员会和国家中医药管理局领导小组每周定期召开工作例会，及时了解疫情流行情况，专家与政府决策者及时讨论沟通，制定科学的防控方案。第二，信息通报制度。由专门情报机构（中国中医科学院中医药信息研究所）随时收集整理传染病流行信息，及时以电子邮件等形式向各位专家通报，以便专家迅速了解传染病疫情发展与变化情况，及时给予指导。第三，会议简报制度。在每次传染病应对过程中，由相关专家负责，在每次专家会议之后及时撰写简报，经专家委员会组长、副组长审阅定稿后，报请国家中医药管理局相关传染病防治领导小组，及时对相关决策与方案给予修订与更新。

全国及地方专家委员会负责对传染病等突发公共卫生事件应急准备和处理提供咨询和建议，参与制定、修订突发传染病应急预案和技术方案，对突发传染病应急处理进行技术指导，并根据突发传染病的性质、类别设立不同专家组，按照职责分工为防控工作的开展提供咨询和指导。

（三）人才培养与队伍建立机制

中医防控传染病系统人员编制严重不足，尤其是专业技术人员缺乏，从业人员素质相对较低，造成中医药传染病队伍长期以来严重匮乏，在集中收治新发、突发传染病的传染病医院中，中医药人员比例只有 1.5%~5% 左右，难以实质性介入新发、突发传染病救治。这种现状严重限制了中医药作用的有效发挥。目前，中医院内基本不设立传染病或发热门诊，而西医院中医科从业人员实际参与防控新发、突发传染病的机会极少，导致专业人才尤其是学科带头人和技术骨干缺乏。因此，中医应对突发公共卫生事件人员力量明显不足，从事中医现场流行病学调查的专业人员几乎空白。

为了建立行之有效的中医药防控新发、突发传染病的人才机制，保证中医药防治传染病的医疗与科研力量，国家中医药管理局通过多种措施，加大力度建设覆盖全国的中医药防治传染病体系和人才队伍。以点带面，以甲流为契机，在现有基础上，以国家中医药管理局中医药防治传染病的 41 家重点研究室（临床基地）相关中医临床人员为重点培养对象，同时整合全国的临床研究资源，建设一支中医药防治传染病的人才队伍，形成稳定的中医药防治传染病的人才机制，推进中医药防治传染病临床研究体系的建设。

（四）资金保障机制

为确保中医药防控传染病临床科研体系建设稳步开展，国家中医药管理局建立了一系列资金保障机制，为体系建设工作提供了充足资金。体系运行资金由中央和地方、依托单位共同承担。中央经费主要为引导性经费，保障基本科研活动的开展。同时，要求各地在制定卫生应急体系建设等相关规划、安排信息系统和机构建设、组织人员培训及安排卫生应急经费和物资储备时，提供必要的支持和保证。相关建设单位要为开展中医药防治传染病和科学研究提供必要的基础设施、仪器设备、物资储备等财力物力保障。

在应对2009年甲流过程中，国家中医药管理局在以往项目资助的基础上，专门启动了2009中医药行业科研专项，投入专项资金，开展系统的临床与基础研究。2009年专项的及时启动，抓住了甲流在国内流行的高峰期，获得了大量有价值的研究结果；相关基础研究的开展，及时研发了针对甲流的有效中药；2009年专项中人才培训与西部课题的设立，为建立稳定、高质的人才队伍，提高西部中医药防治传染病能力提供了支撑。在2009年专项的带动下，中医药防治甲流研究在全国范围内全面展开，推进了中医药防治传染病的临床科研体系建设。

此外，针对新发传染病（超级细菌、蜱传播疾病等），政府管理部门加强政策导向，设立"中医药防治传染病应急基金"，在突发传染病事件中，使中医药能够尽早介入。

（五）制度保障机制

相关制度的制定、出台与完善，是确保中医药防控传染病体系建设的必要基础。因此，国家中医药管理局要求各地中医药管理部门建立健全本地区中医药应对传染病联合工作机制，研究制定促进临床科研体系有效运作的相关政策，逐步建立临床科研协作制度、信息沟通制度、人员培训制度、成果推广制度等。

在中医药应对2009年甲流过程中，针对2009年专项的实施与管理，国家中医药管理局制定了专门的管理方案，即《中医药行业科研项目2009年项目管理方案》。方案遵照科技部、财政部《公益性行业科研项目经费管理试行办法》以及《国家中医药管理局科技项目管理办法（试行）》的有关要求和程序，突出体系化组织方式，强调专家委员会的组织职责和省级中医药管理部门的监管职责，着重明确了工作组织实施中各级参研单位、专家团队、管理部门的职责和任务，以及组织实施过程中的相互关系。同时，突出传染病项目的特殊性，以现实需求调控项目任务，实行动态管理。为科学开展研究、确保研究质量奠定了坚实基础。

第三节　基地与平台建设

为将中医药防控新发、突发传染临床科研体系落到实处，促进中医药介入新发、突发传染病的广度与深度，国家中医药管理局自 2007 年开始逐步在全国确立了一批传染病医院与中医院作为中医药防治传染病临床基地与重点研究室，成为中医药防治传染病临床救治与科学研究的重要抓手，为了确保基地与研究室的全面建设，从政策保障、硬件条件、人才队伍、诊疗水平与科研能力等方面对基地进行建设。同时，在原有基础上，整合资源，发挥优势，初步建立了中医药防治疫病综合信息平台、中药筛选与研究平台、临床科研一体化平台、中医药防治甲流机制研究平台等有针对性的技术支撑平台。中医药防控新发、突发传染体系则以重点研究室为主要防治和研究力量，依托各相关技术平台，并结合各方中医药防治传染病临床科研力量共同组成整体化网络系统，不断促进中医药防治传染病特色优势发挥和能力提升。

一、基地建设

（一）建立覆盖全国的中医药防治传染病临床研究基地与重点研究室

分布在全国的中医药防治传染病临床基地与重点研究室是中医药在传染病临床救治与科学研究中的重要抓手，也是中医药应对新发、突发传染病防治科研体系的基本单元。它们依托各省市法定传染病定点医疗机构进行建设，主要任务是第一时间开展临床救治和科学研究、建立高水平专业化人才团队、探索有利于发挥中医药优势的传染病临床与研究模式。国家中医药管理局启动的传染病临床基地与重点研究室覆盖了全国各省会城市，都具有收治新发、突发传染病的资格，以及较强的临床防治和科研能力。

1. 传染病临床基地　为了完善中医药防治传染病体系建设，提高中医药防治传染病临床救治能力，国家中医药管理局从 2007 年起先后确定了三批共 232 家中医药防治传染病临床基地及联合建设单位，并对具体建设要求进行了明确规定。

（1）建设名单

1）第一批中医、中西医结合传染病临床基地：2007 年，为提高中医药防治传染病临床救治水平，有重点的进行中医药防治传染病能力建设，国家中医药管理局在全国范围内遴选了 16 家医院作为首批中医、中西医结合传染病临床基地进行建设，名单见表 1-1。

表1-1　国家中医药管理局第一批中医、中西医结合传染病临床基地名单

序号	地　区	医　　　院
1	北　京	北京地坛医院
2	北　京	北京佑安医院
3	天　津	天津市传染病医院
4	河　北	石家庄市传染病医院
5	山　西	山西省中医药研究院
6	内蒙古	内蒙古巴彦淖尔市中医医院
7	黑龙江	黑龙江省牡丹江市中医医院
8	上　海	上海浦东新区传染病医院
9	浙　江	浙江省中西医结合医院
10	安　徽	安徽中医学院第一附属医院
11	河　南	河南省周口市中医医院
12	湖　北	湖北中医学院附属医院
13	广　东	广东省江门市五邑中医医院
14	四　川	成都中医药大学附属医院
15	云　南	云南省中医医院
16	陕　西	陕西中医学院附属医院

2）第二批中医药防治传染病临床基地：2009年9月，甲流暴发后，国家中医药管理局在积极组织全国中医力量参与临床救治的同时，为加强中医药救治力量，又进行了中医药防治传染病临床基地的遴选工作，经过评估和筛选，确定了第二批41家临床基地，具体名单见表1-2。

表1-2　国家中医药管理局中医药防治传染病重点研究室（临床基地）建设单位名单

序号	地区	建设单位	联合建设单位
1	北京	北京市地坛医院	
2		北京市佑安医院	
3		北京市朝阳医院	
4	天津	天津市传染病医院	
5		天津市海河医院	天津中医药大学第二附属医院*
6	河北	石家庄市第五医院	

续表

序号	地区	建设单位	联合建设单位
7	山西	山西中医学院中西医结合医院	太原市第四人民医院*
8	内蒙古	呼和浩特市第二医院	
9	辽宁	沈阳市第六人民医院	
10	吉林	长春市传染病医院	长春中医药大学附属医院* 吉林省中医药科学院*
11	黑龙江	黑龙江省传染病防治院	黑龙江省中医研究院* 黑龙江中医药大学附属第一医院*
12	上海	上海市公共卫生临床中心	
13		上海中医药大学附属曙光医院	曙光医院浦东传染病分院 曙光医院浦东肺科分院* 浦东新区疾病预防控制中心*
14	江苏	南京市第二医院	
15	浙江	浙江中医药大学附属杭州第六医院	
16	安徽	合肥市传染病医院	安徽省中医院
17	福建	厦门市中医院	国家传染病诊断试剂和疫苗工程技术中心* 厦门市第一医院*
18		福州市传染病医院	福州市肺科医院*
19	江西	江西省胸科医院	江西省中医院*
20	山东	济南市传染病医院	
21	河南	河南省传染病医院	河南中医学院第一附属医院*
22	湖北	武汉市医疗救治中心	
23	湖南	长沙市传染病医院	湖南中医药大学第一附属医院*
24	广东	广州市第八人民医院	
25		广东省中医院	呼吸疾病国家重点实验室*
26	广西	广西医科大学第一附属医院	广西中医学院附属瑞康医院* 广西壮医医院*
27	海南	海南省人民医院	海南省中医院* 农垦三亚医院 三亚市中医院

序号	地区	建设单位	联合建设单位
28	四川	成都市传染病医院	成都中医药大学附属医院 四川省中医药科学院*
29	重庆	重庆市公共卫生医疗救治中心	重庆市中医研究院*
30	贵州	贵阳医学院附属医院	贵阳市传染病院
31	云南	昆明医学院第一附属医院	云南省中医院 云南省传染病医院
32	西藏	西藏自治区藏医院	
33	陕西	陕西省传染病医院	
34	甘肃	兰州大学第一医院	兰州大学中西医结合研究所* 兰州肺科医院
35	青海	青海省传染病专科医院	青海省中医院*
36	宁夏	宁夏回族自治区第四人民医院	
37	新疆	新疆维吾尔自治区传染病医院	新疆自治区中医院* 新疆医科大学中医学院*
38	新疆生产建设兵团	新疆石河子大学医学院第一附属医院	新疆石河子大学医学院
39	总后勤部卫生部	中国人民解放军第三〇二医院	
40	在京中央单位	中日友好医院	
41		中国疾病预防控制中心*	中国中医科学院*

注：标*者暂不作为临床基地建设单位。

3）第三批中医药防治传染病临床基地：2011年3月，为进一步推进中医药传染病体系建设，国家中医药管理局面向全国地市级医院，再次开展了中医药防治传染病临床基地建设，选择了122家单位作为第三批中医、中西医结合传染病临床基地，具体名单见表1-3。

（2）建设要求

1）中医药防治传染病临床基地要在中医药理论指导下，充分体现中医、中西医结合防治传染性疾病的特色和优势，及时了解掌握传染病发生发展动态，不断探索和总结中医药防治传染病的方法和规律，按照《关于在卫生应急工作中充分发挥中医药作用的通知》的要求主动承担防治任务，有效应对突发公共卫生事件中的传染性疾病，努力成为防治传染病的重要力量。

表1-3 国家中医药管理局第三批中医药防治传染病临床基地建设单位名单

序号	地区	建设单位
传染病医院（共65个）		
1	河北	张家口市传染病医院
2		秦皇岛市第三医院
3		唐山市传染病医院
4		保定市传染病医院
5		沧州市传染病医院
6		邯郸市传染病医院
7		衡水市传染病医院
8		邢台市传染病医院
9	山西	太原市传染病医院
10		大同市第四人民医院
11		临汾市传染病医院
12		运城市第二医院
13		朔州市传染病医院
14	内蒙古	包头市传染病医院
15		通辽市传染病医院
16	辽宁	本溪市传染病医院
17		抚顺市传染病医院
18		阜新市传染病医院
19		大连市第六人民医院
20		丹东市传染病医院
21	吉林	四平市传染病医院
22	黑龙江	齐齐哈尔市传染病医院
23	上海	闵行区传染病医院
24		上海市杨浦区安图医院
25	江苏	无锡市传染病医院
26		常州市第三人民医院
27	安徽	铜陵市传染病医院
28		蚌埠市传染病医院

续表

序号	地区	建设单位
29	江西	南昌市传染病医院
30		宜春市人民医院传染病分院
31		九江市第三人民医院
32		景德镇市第五人民医院
33		萍乡市传染病医院
34		赣州市传染病医院
35	山东	淄博市第四人民医院
36		青岛市传染病医院
37		滨州市传染病医院
38		山东省胸科医院
39		德州市第二人民医院
40		胜利石油管理局胜利医院
41	河南	周口市传染病医院
42		鹤壁市传染病医院
43		开封市传染病医院
44		濮阳市第五人民医院
45		焦作市第三人民医院
46		安阳市第五人民医院
47		信阳市传染病医院
48	湖北	黄冈市传染病医院
49		十堰市传染病医院
50	湖南	株洲市二医院
51		郴州市传染病医院
52		衡阳市传染病医院
53		湘潭市传染病救治中心
54		岳阳市第三人民医院
55		益阳市传染病医院
56	广东	深圳市第三人民医院
57		粤北第二人民医院
58		中山市第二人民医院

续表

序号	地区	建设单位
59	广西	南宁市第四人民医院
60		广西壮族自治区龙潭医院
61		玉林市红十字会医院
62	四川	攀枝花市第四人民医院
63		自贡市传染病医院
64	贵州	毕节地区传染病医院
65	云南	昆明市第三人民医院

综合医院（共6个）

序号	地区	建设单位
1	山西	汾阳医院
2	上海	上海市松江区中心医院
3	山东	临沂市人民医院
4		潍坊市人民医院
5	重庆	重庆三峡中心医院
6		重庆医科大学附属第一医院

中医医院（共2个）

序号	地区	建设单位
1	湖北	黄石市中医医院
2		随州市中医医院

联合建设单位（共49个）

序号	省份	传染病收治医院	联合申报医院
1	河北	承德市传染病医院	承德市中医医院
2	内蒙古	赤峰市传染病防治医院	赤峰市蒙医中医医院
3		阿拉善盟中心医院	阿拉善盟蒙医医院
4	辽宁	盘锦市传染病医院	盘锦市中医医院
5		锦州市传染病医院	锦州市中医医院
6	吉林	吉林市传染病医院	吉林市中医医院
7	黑龙江	鸡西市传染病医院	鸡西市中医医院

续表

序号	省份	传染病收治医院	联合申报医院
8	黑龙江	哈尔滨市传染病医院	哈尔滨市中医医院
9		佳木斯市传染病医院	佳木斯市中医医院
10		大庆市第二医院	大庆市中医医院
11	上海	浦东新区南华医院	浦东新区光明中医医院
12		奉贤区古华医院	奉贤区中医医院
13	江苏	苏州市第五人民医院	苏州市中医医院
14	安徽	淮北市传染病医院	淮北市中医医院
15		马鞍山市传染病医院	马鞍山市中医医院
16		芜湖市传染病医院	芜湖市中医医院
17		阜阳市第二人民医院	阜阳市中医医院
18		滁州市第一人民医院	滁州市中西医结合医院
19	福建	龙岩市第二医院	龙岩市中医医院
20		漳州市医院朝阳分院	漳州市中医医院
21	江西	新余市传染病专科医院	新余市中医医院
22	山东	菏泽市传染病医院	菏泽市中医医院
23		济宁市传染病医院	济宁市中医医院
24		莱芜市传染病医院	莱芜市中医医院
25		聊城市传染病医院	聊城市中医医院
26		泰安市中心医院分院	泰安市中医医院
27		威海市传染病医院	威海市中医院
28		烟台市传染病医院	烟台市中医医院
29	河南	平顶山市第三人民医院	平顶山市中医医院
30		南阳市传染病医院	南阳市张仲景医院
31	湖北	宜昌市传染病医院	宜昌市中医医院
32	湖南	湘西自治州人民医院传染病救治中心	湘西自治州民族中医院
33		永州市中心医院	永州市中医医院
34		常德市第二人民医院	常德市第一中医医院
35		怀化市第一人民医院	怀化市中医医院
36		邵阳市中心医院	邵阳市中西医结合医院
37		娄底市中心医院	娄底市中医医院

续表

序号	省份	传染病收治医院	联合申报医院
38	四川	广元市传染病医院	广元市中医医院
39		绵阳四〇四医院	绵阳市中医医院
40	贵州	六盘水市传染病医院	水城县中医院
41		遵义市第四人民医院	遵义市第三人民医院
42	陕西	咸阳市传染病医院	咸阳市中医医院
43		宝鸡市感染性疾病诊疗中心	宝鸡市中医医院
44		商洛市中心医院	商洛市中医医院
45		榆林市传染病医院	榆林市中医医院北方医院
46		安康市传染病医院	安康市中医医院
47		汉中市传染病医院	汉中市中医医院
48	新疆	伊犁州传染病医院	伊犁州市中医医院
49	甘肃	兰州市第二人民医院	兰州肝病研究所

2）了解掌握本地区传染病流行情况，具备处理法定和新发传染病的基本能力。根据中医药防治传染病的特色优势和医院现有工作基础，确定3种以上传染性疾病作为重点病种。

3）围绕确定的重点病种，以提高临床疗效为核心，挖掘、整理、总结中医药防治传染病方法，继承名老中医传染病防治的学术思想和临床经验，制定中医药诊疗方案。制定的诊疗方案应当全面执行，并定期对执行情况进行总结评估，修订并不断优化诊疗方案。

4）学科带头人应当具备中医、中西医结合正高级医学专业技术职务任职资格，从事防治传染性疾病临床工作10年以上，有较高的中医学术造诣，在本专业领域内具有一定知名度和影响力。

学术继承人应当具备中医、中西医结合副高级以上医学专业技术职务任职资格，从事防治传染性疾病临床工作5年以上。

5）在重点病种所在科室中，从事传染病专业工作3年以上的人员占医务人员的比例应当不低于60%，中医类别执业医师占执业医师的比例应当不低于60%，其中具备高级专业技术职务任职资格的人员占20%以上、研究生学历占30%以上。

6）传染病门诊和病房设施条件应当符合传染病防治法律法规和标准规范的有关要求，满足传染性疾病诊治的需要。

7）重点病种所在科室的床位总数不少于 40 张，设立功能独立、相互隔离的病房和重症监护专用病床。

8）具备传染病急危重症的诊治能力。实行中、西医双重诊断，严格执行相关的诊断、疗效标准。诊断准确率达到 98% 以上。

9）注重中医药方法的综合应用，有 2 项以上特色疗法和 3 种以上院内中药制剂。不断提高中医治疗率、参与率，重点病种的疗效达到国内先进水平，对相关疑难病种有较好的疗效。

10）加强重点病种所在科室专业技术人员的继续教育，其中每年赴院外进修不少于 1 人，每人每次进修时间不少于 3 个月，进修内容与中医、中西医结合防治传染病相关。

11）设立专门的临床研究室，开展中医药防治传染病临床研究，促进学术和技术进步。

12）配备信息技术设备，建立基本工作情况、临床与科研情况、国内外本专业学术动态和传染病流行情况等信息资料库。

13）参加临床基地协作组的各项活动。建立由全国中医药防治传染病临床基地组成的协作组，并按照重点病种组成协作分组，开展技术协作、学术交流、业务培训、合作研究等。

14）开展中医、中西医结合防治传染病临床专业知识培训，每年接收一定数量的人员来院进修，推广临床诊疗新技术、新方法。开展中医药防治传染病科普教育。

15）严格执行传染病防治的法律法规和标准规范，建立健全各项医疗规章制度。建立能够紧急处置突发公共卫生事件中的传染性疾病的指挥系统和专业技术队伍。

16）成立医院领导负责的基地建设领导组织和专家组，有效整合资源，建立工作制度，明确工作职责，落实建设任务。

2. 重点研究室建设　临床救治能力的提高不仅来源于临床实践，也有赖于科学研究的支持。因此，国家中医药管理局在进行临床基地建设的同时，也开始进行中医药防治传染病科研能力的建设。

（1）建设名单：2010 年 2 月，以临床基地为主，开展中医药防治传染病重点研究，并确立了一批中医药防治传染病重点研究室（临床基地），并于 2010 年 2 月根据各地中医药管理部门及其有关单位的推荐，确定了中日友好医院、上海中医药大学附属曙光医院等 41 家中医药防治传染病重点研究室（临床基地），主要名单及分布见表 1-2、图 1-4。

（2）建设要求：在进行全国中医药防治传染病系统建设过程中，为确保体系建设的质量与水平，国家中医药管理局对中医药防治传染病重点研究室

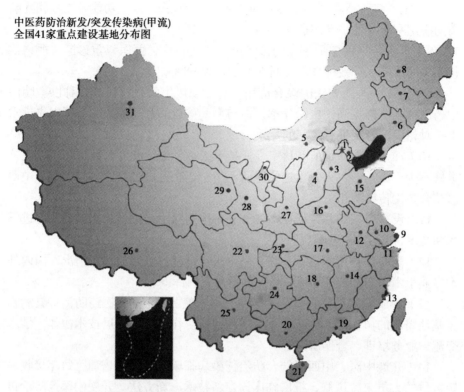

中医药防治新发/突发传染病(甲流)
全国41家重点建设基地分布图

图 1-4 全国 41 家中医药防治传染病重点研究室（临床基地）分布图

1. 北京地坛医院／佑安医院／朝阳医院／中日友好医院、中国人民解放军第三〇二医院、中国疾病预防控制中心 2. 天津市传染病医院／海河医院 3. 石家庄市第五医院 4. 山西中医学院中西医结合医院 5. 呼和浩特市第二医院 6. 沈阳市第六人民医院 7. 长春市传染病医院 8. 黑龙江省传染病防治院 9. 上海市公共卫生临床中心、上海中医药大学附属曙光医院 10. 南京市第二医院 11. 浙江中医药大学附属杭州第六医院 12. 合肥市传染病医院 13. 厦门市中医院、福州市传染病医院 14. 江西省胸科医院 15. 济南市传染病医院 16. 河南省传染病医院 17. 武汉市医疗救治中心 18. 长沙市传染病医院 19. 广州市第八人民医院、广东省中医院 20. 广西医科大学第一附属医院 21. 海南省人民医院 22. 成都市传染病医院 23. 重庆市公共卫生医疗救治中心 24. 贵阳医学院附属医院 25. 昆明医学院第一附属医院 26. 西藏自治区藏医院 27. 陕西省传染病医院 28. 兰州大学第一医院 29. 青海省传染病专科医院 30. 宁夏回族自治区第四人民医院 31. 新疆维吾尔自治区传染病医院、新疆石河子大学医学院第一附院

的建设要求进行了明确规定。

　　1）中医药防治传染病重点研究室（以下简称重点研究室）建设要以《国家中医药管理局重点研究室建设项目管理办法》和《国家中医药管理局重点研究

室建设标准》及中医药防治传染病临床科研体系建设总体要求为基本依据。

2）重点研究室的建设要坚持"转观念、建体系、创机制、育队伍、升能力、见实效"的原则，立足当前，着眼长远，实现临床科研结合、中西医结合、平战结合、继承创新结合和管产学研用结合。

3）重点研究室要成为中医药防治传染病临床科研体系的重要组成部分，成为深入研究中医药防治传染病的主体力量。通过建设，争取形成一批能够同步开展科研的中医药防治传染病的救治机构；建立一批能够开展高水平研究的科研基地；培育一批中医药防治传染病的一线专家和科技领军人物；取得一批对中医药防治传染病有影响的重大成果；构建符合中医药防治传染病科研特点的临床科研一体化模式，并建立协调保障运行机制。

4）重点研究室要组织本地区中医药防治传染病临床科研信息的收集、汇总分析和及时沟通，包括收治患者的临床信息、救治方案、当地疫情等，形成中医药防治传染病信息数据库和网络平台。

5）重点研究室要围绕本地区中医药防治传染病的优势领域进行整理总结，针对临床防治和学术发展的关键问题，确定一个或几个基本研究方向，开展理论和临床研究。到建设期满，每个研究方向上至少要承担或参与1项国家级课题或3项省部级课题。

6）新发、突发传染病时期，重点研究室应确保中医药在第一时间介入临床防治，及时研究制定因地制宜的防治方案，并在中医药防治传染病临床科研体系的统一组织部署下，开展科研协作。

7）平常时期，重点研究室应开展探索性的基础研究、应用基础研究和应用性研究等，通过人员培训、学术交流、技术指导等方式，推广科研成果，指导和提高本地区范围内中医药防治传染病的临床服务能力。

8）重点研究室建设要加强和提高中医药防治传染病的临床接诊能力，拥有与研究方向和研究内容相匹配的先进科研条件和设备。到建设期满，应具备中医或中西医结合科（病房），设立病床不低于40张，并建成1个以上三级中医药科研实验室。

9）重点研究室主任要贯彻执行国家发展中医药的方针政策，深刻理解、尊重中医药的理论价值和科学内涵，具有较强的组织管理协调能力和学术民主意识，在研究室的建设与发展中起主导作用。

10）重点研究室应成立研究室学术委员会，涵盖本地区内与研究室研究方向相关的中医药防治传染病方面的优秀专家，负责指导研究室临床科研工作的开展。

11）重点研究室应建立一支年龄、职称与知识结构合理的可开展中医药防治传染病临床研究的高素质临床科研队伍，其中中医、中西医结合学历人员不低于 30%。既具备应对传染病的应急救治能力，又能满足研究室承担国家重大科研项目的要求。有不少于 60% 的固定人员参加了所提交的标志性成果的研究工作。

12）重点研究室应建立良好的人才培养机制，加强与中医类医疗机构的沟通合作，积极组织开展国内、国际学术交流，采取有效措施吸引优秀的多学科人才。定期举办研究室内部的学术讲座，聘请与研究方向相关的中医药国内外知名专家或学术带头人进行专题培训（每年不低于 4 次）。于建设期满时引进、培养高层次青年人才占总固定人员数的 30% 以上。

13）重点研究室应建立良好的工作运行机制和保障措施，尤其是院内应急协调机制，健全日常管理工作的各项规章制度，保证临床与科研工作的顺利开展。

14）国家、地方和项目依托单位均应当投入相应的建设和运行经费，在重点研究室的科研活动、技术支撑、机制建设、人才保障和后勤保障等方面给予足够的支持，并对经费使用进行规范管理。

二、平台建设

中医药防治传染病研究水平的整体提高，需要不同平台的支持。结合中医药防治传染病基地建设，中医药防治新发、突发传染病体系建设过程中更加注重研究平台的搭建。特别是在应对 2009 年甲流过程中，在 2009 年行业专项的主要资助下，先后建立了中医药防治疫病综合信息平台、中药筛选与研究平台、临床科研一体化平台、中医药防治甲流机制研究等技术平台。这些平台的建立，为全面、系统、科学地开展中医药防治传染病研究提供了有力的技术支撑，也为其他传染病的中医药研究提供了借鉴和保障。

（一）中医药防治疫病综合信息平台

"中医药防治疫病综合信息平台"主要目的是通过构建甲型 H1N1 流感、手足口病、流行性乙型脑炎专题信息资源库，并融合既往资料的专题信息资源库，搭建中医药疫病防治综合信息平台，实现中医药疫病研究、防治信息的有效利用和共享，以及中医药防治突发感染或传染性疾病信息的动态监测、有效管理，为中医药防治突发感染或传染性疾病的决策制定、基础研究和临床诊治提供参考和信息支持，为建立突发感染或传染性疾病的中医（药）监测、管理、干预机制与模式提供支撑，见图 1-5。

1. 平台构成

（1）信息监测及收集平台：依托中国中医科学院中医药信息研究所的"中医药在线"网站，建立甲流、手足口病、流行性乙型脑炎等传染病的专题信息发布平台，全面收集整理国内外相关疫情分布、基础研究和临床防治信

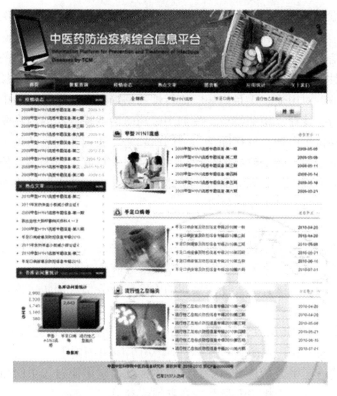

图 1-5 中医药防治疫病综合信息平台

息，以及相关基础研究进展和成果等信息，并根据收集到的信息及时编写出
版包含国内外疫情动态、国家及地方政府应对措施、中医中药、相关技术资
料等内容的专辑报告，为管理部门和科研人员全面掌握疾病发展动态及时提
供全面、有效的信息支持。

同时，为了应对近年来国内外部分国家、地区出现的甲流、手足口病等
疫情，中国中医科学院中医药信息研究所基于对国内外的相关政府网站、权
威科研机构网站、医疗机构网站、学术团体网站及门户网站的动态信息监
测，及时编写包含国内外疫情动态、国家及地方政府应对措施、中医中药、
相关技术资料等内容的专辑报告，为管理部门和科研人员全面掌握疾病发展
动态提供了及时、有效的信息支持。目前平台的专题信息资源库中已收录的
专辑包括：《甲型 H1N1 流感信息专辑》、《手足口病疫情和防控信息专辑》、
《发热伴血小板减少综合征（蜱叮咬病）信息专辑》等传染病专辑。

（2）信息分类整理平台和信息资源库：在进行传染病相关信息收集时，
本平台还注重信息的深度加工，根据疫病、研究内容和时间等特点对所获得
的数据、信息进行系统的分类和整理。并且，构建专题信息资源库，搭建融

27

合既往数据、信息资源的中医药疫病防治综合信息平台,实现中医药疫病研究、防治信息的有效利用和共享。

(3)信息分析平台:平台还结合中医药防治其他传染性疾病的文献和经验的回顾性研究,利用文献计量学、数据挖掘和定性分析等情报研究方法,分析、归纳针对甲流、手足口病、流行性乙型脑炎发病学特点的中医辨证分型以及预防、诊疗、用药特点;挖掘中医药防治各种疫病的内在联系以及潜在知识,探讨中医药"异病同治"、"同病异治"法则在疫病防治中的特色与优势,以及中医药防治疫病的规律;并从情报学角度,对于突发传染性疾病中医药防治模式的建立和完善提供策略和建议,为相关人员运用中医药进行传染病的临床与科研工作提供参考。

2. 主要功能

(1)监测、收集、整理国内外有关甲流、手足口病、流行性乙型脑炎疫情分布、基础研究、临床防治以及研究成果等信息。

(2)分析、归纳针对上述传染病的中医辨证分型、预防、诊疗、用药特点以及中医药防治疫病的规律。

(3)对于突发传染性疾病中医药防治模式的建立和完善提供策略和建议。

3. 在2009年甲型H1N1流感等传染病防治中的作用

(1)建立了甲流信息发布平台,将中医药应对甲流过程中的相关信息进行及时发布,以便于相关人员及公众查阅、参考。

(2)应用综合信息平台,对类似疾病如超级细菌、蜱虫等所致疾病的相关资料信息进行了收集、整理和反馈。

(二)中药筛选与研究平台

1. 平台构成

(1)甲流、手足口病中药筛选与评价体系

1)防治疫病中成药数据库:全面收集中成药及相关数据等基本信息,建立防治不同疫病的中成药数据库。针对中成药收集的信息包括:药物组成、功能主治、适应证、注意事项、剂量等中药基本信息。同时,针对中成药中涉及的中药收集包括四性、五味、归经、功效、主治、药理、化学成分在内的相关信息;并且,全面收集中成药及其组成药物所进行的体内外实验数据,并对数据进行预处理,包括数据选择、数据转换和概念分层,对治疗传染病相关中药进行全面分析。

2)无监督数据挖掘软件:针对数据具有离散性强、因素多、样本少、高度非线性等特点,运用改进的互信息法、复杂系统熵聚类、无监督的熵层次聚类等无监督数据挖掘方法,实现药物关联系数的定量描述,提取核心组合,发现新处方。并将以上算法镶嵌到数据库中,实现数据的分析功能。此外,采取无监督随机神经网络的方法，根据实验数据挖掘具有同类性的中成药，以快速确定应对突发疫情的候选中成药，并研发形成相关软件，见图1-6。

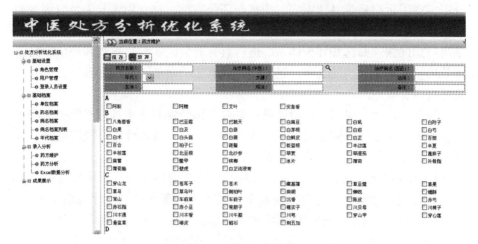

图1-6 中医处方分析优化系统

3）抗甲型流感和手足口病的快速筛选和评价体系：针对不同疾病明确筛选指标，并建立筛选流程与规范，从分子、细胞、整体不同层次上构建抗甲型流感和手足口病的快速筛选和评价体系，并选择热毒宁注射液、喜炎平注射液等物质基础明确、质量控制严格的中成药品种，进行作用机制研究，全面评价中医药的疗效并明确中医药作用机制。

筛选指标：分子水平上，选择体外病毒特异性单一分子靶点如神经氨酸酶、M2离子通道等（采用特异性底物，通量化的荧光测定方法）与病毒蛋白的相互作用筛选；细胞水平上，选择Hep2、MDCK细胞等建立病毒感染细胞的模型，进行抗病毒药物的体外筛选；整体水平上，建立流感病毒感染小鼠模型等动物模型，以改善症状和抗继发感染，如解热（体温调节介质PGE、AVP表达、家兔解热模型）、抗菌等进行整体的药物筛选与评价。

筛选流程与规范：形成抗甲型流感和手足口病的快速筛选操作规程（SOP），制定筛选流程，并提出筛选规范。以中国中医科学院中药研究所、中国医学科学院实验动物研究所、北京工业大学三家为重点，建立中药筛选与评价的快速应对网络。

4）基于数据挖掘的多指标综合评价方法：结合目前中药研究的多种数据库，采用系统生物学数据挖掘的方法，提取多药效指标的综合特征指标，并将多药效指标转化成可供分析的单指标，综合评价药物的作用。同时，根据数据特点，分别采取非线性和线性的两种方法提取综合特征指标进行综合评价方法的研究。

5）上市中成药的实验室筛选与评价系统：针对多种治疗传染病的上市中成药，优先选择国家批准正式上市的中成药，医保目录中涉及的品种，结合甲流或手足口病等具体疾病的病机与证候特征，建立甲流与手足口病等相应疾病的模型，采用体内实验与体外实验相结合的方法，形成抗甲型流感和手足口病的快速筛选和评价体系，进行有针对性的实验室筛选和评价，选择疗效确切、安全性高的药物，进一步明确其主治功能，及时为新发、突发传染病提供有效中药。

（2）上市后中成药再评价体系：针对流感轻症与重症选择不同中成药建立上市后再评价的研究方法，对中成药的安全性、有效性进行跟踪监督，客观、全面地评价中成药的治疗效果。

1）流感轻症：选择上市后中成药，如连花清瘟胶囊、疏风解毒胶囊等品种，分别制定非劣性与有效性临床研究方案，观察药物治疗流感（甲流）的临床疗效，为临床应用提供循证医学证据，并形成规范的临床方案。

2）流感重症与危重症：流感重症病例采用前瞻性、多中心、实用性随机对照试验研究的方法，流感危重症病例则采用回顾 - 前瞻性开放队列研究的方法进行临床疗效评价。并按照干预性临床试验的要求，制定中药注射液多阶段动态治疗甲流重症、危重症的临床研究方案，观察中药注射液结合西医综合治疗基础上提高救治重症与危重症的能力，为临床应用提供循证证据。

（3）防治甲流中成药储备方案研究：遵循"临床应用和科学实验相统一、储备能力与应急需要相适应、相互调剂和分步实施相结合"的原则，根据实验室筛选和药效评价以及临床再评价的研究结果，结合流行病学的特点，针对临床证候的变化特点，提出中成药储备的建议方案。

（4）香疗特色产品的开发：充分发挥中医药防治传染病方法多样的特点，开发中药预防香薰制剂、预防香囊及口含片等形式多样、特色鲜明的中医药产品，并建立规范的研发程序与方法，丰富中医药防治流感等传染病的方法与手段。

2. 平台功能

（1）建立针对不同传染病的分子、细胞、整体等不同层次的快速筛选和评价体系，为疫情突发时筛选有效、安全的中药提供快速、有力的支持。

（2）针对治疗甲流等传染病的上市中成药进行有效性筛选和评价，并阐释其作用特点和作用机制。

（3）根据实验室筛选和药效评价、临床再评价研究结果以及流行病学特点，统筹兼顾提出中成药储备的建议方案。

（4）针对上市后中成药，制定并形成规范的临床研究方案。

（5）研制香囊、喷剂（喷雾型、喷粉型）、含片等特色产品用于甲流等传染病的防治。

3. 在 2009 年甲型 H1N1 流感等传染病防治中的作用

（1）建立抗流感中成药信息数据库研发相关的数据分析软件。

（2）进行了抗流感新药的筛选与研发。

（3）构建了基于神经氨酸酶抑制活性及基于整体动物模型的抗甲流有效中药筛选与评价体系。

（4）进行治疗甲流中成药上市后再评价研究。

（5）提出甲流防治药物的储备方案。

（6）开发预防甲流的喷雾剂、香囊及口含片，并制定了企业生产标准。

（三）临床科研一体化平台

1. 平台构成

（1）临床研究方案设计及优化：在既往研究基础上，围绕研究目标，组织传染病临床专家、流行病学专家、卫生统计学专家、信息学专家及卫生行政部门技术人员，结合各种疫病的临床特点及中医药防治优势，协助临床研究项目进行研究方案的设计与优化，保证临床研究方案的科学性与可行性。

（2）传染病中医临床诊治信息系统：通过对全国 41 个中医药防治传染病重点研究室的信息化情况、网络环境、科研基础等信息的调研，调查和借鉴国内外的疾病监测、疾病注册和社会健康档案系统的思想，结合中医药防治疫病的临床特点，建立针对甲流、手足口病和流行性乙型脑炎等传染性疾病的中医临床诊治信息上报系统，便于卫生行政部门和总课题组根据疫病变化与临床诊治动向，为及时、准确调整疫病防控策略和改进疫病诊治方案提供决策支持。

在已经有电子病历系统研究成果的基础上，结合疫病中医诊治信息的特点，建立高度结构化、方式多样灵活、支持复杂数据关系、信息采集（尤其是文本式数据采集）便捷的电子信息采集平台，实现对传染病临床诊治信息实时、动态、客观、规范地采集、存储及上报。

（3）临床研究数据管理综合平台的升级与完善研究：在目前工作基础上，结合国际上临床试验数据管理的先进理念，利用计算机网络等信息技术，根据甲流、手足口病、流行性乙型脑炎等疫病临床研究课题组的需求，升级与完善临床研究中央随机系统、电子 CRF 制作与数据管理系统，为各临床研究单位构建畅通的数据沟通渠道和完善的技术平台，以保证临床数据快捷、准确和高质量的收集。

1）中央随机系统深化研究：中央随机系统用于提供大型多中心临床研究的受试者筛选、随机化分配、盲法实施、受试者管理、药品供应管理等功能，并提供各类复杂的随机化算法支持。本系统在前期工作基础之上，利用计算机电信集成（Computer Telecom Integration，CTI）技术，结合甲流、手足口病、流行性乙型脑炎各课题研究的特点，完善随机化算法、改进算法生成技术、研究药品消耗预测算法，使系统更加智能化与自动化，为中医药防治传染病相关临床研究随机方案实施、药品管理、课题进度管理等提供保障，确保了病例数据质量，提高了研究效率，见图1-7。

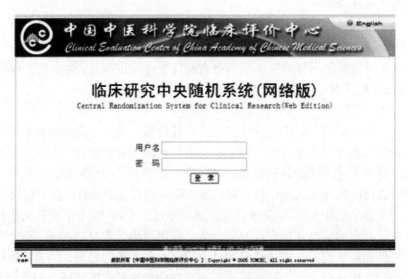

图1-7 临床研究中央随机系统

2）离线与在线相结合的电子CRF和数据管理系统升级研究：多中心临床研究需要具备技术含量高、便捷性好、可远程使用的数据采集和管理工具，同时要依据各参研单位的信息化情况，建立适合于各级各类医院、模式多样的综合性电子CRF和数据管理系统。本研究在原有的离线和在线数据管理系统的基础上，引进国际临床数据交换标准协会（Clinical Data Interchange Stan- dards Consortium）发布的临床研究数据相关标准规范，形成具备电子CRF设计、动态逻辑检查、数据双录校验、疑问管理的综合信息系统，并集成相互独立的在线数据管理系统和离线数据管理系统，升级和完善电子CRF设计、数据存储、综合报表分析等功能，使之在数据采集模式和疑问管理上灵活多样，可以使不同网络条件的研究中心实现统一的数据管理。

（4）中医药防治传染性疾病临床研究数据仓库构建：通过全面系统收集临床研究单位提交的中医药防治甲流、手足口病、流行性乙型脑炎等传染病临床研究数据和临床诊治信息，与CDC提供的疫情数据进行整合，利用数据仓库和临床数据模型，形成传染性疾病临床研究数据仓库。同时，在已经建立的数据仓库上针对不同研究主题和分析目标建立主题数据模型，如核心处方的发现和方药动态加减的分析模型，是基于数据仓库，并涵盖临床症状、处方、中药、疾病等信息构建的多维模型。

（5）临床数据检索、分析、挖掘、展示和辅助决策研究：在大规模的传染性疾病中医诊疗数据中，蕴含着宝贵的临床诊疗知识和临床决策信息。中医药防治疫病的临床数据具有多关联、复杂性和时序性等特点，现有的分析挖掘方法难以取得可靠结果，需要紧密结合疫病临床数据特点，从特定研究目标和具体问题的实际模型特点出发，进行数据挖掘和统计分析方法的研究。通过对异质聚类、复杂网络、马尔可夫模型、多变量数据分析、空间统计和多水平模型及动态预测模型等方法展开研究，建立适合于中医药防治疫病的临床问题分析方法与技术平台，为疫病信息的发布、基于数据的预警机制和辅助决策支持提供方法与技术支撑。

在构建中医传染性疾病数据仓库的基础上，设计实现具备用户权限管理、数据整理、多维分析、即时查询和描述性统计分析功能的多维数据检索与查询门户系统。该系统能够对中医药防治疫病数据仓库及 Web 网页相关数据进行整合，从不同的维度和角度实现中医药防治疫病信息的即时发布与展示。同时，本研究将结合纬博融智系统进行集成和深化研究，最终形成统一的中医传染性疾病决策支持系统。

（6）临床研究协同工作平台：传染病的临床研究需要不同地区的多家单位参与，所有参研单位间的及时沟通和有效协调是确保研究质量和进度的关键。构建汇集专家远程会诊与讨论、电话会议、视频培训、重症会诊等功能的协同工作平台，将保证临床研究的顺利完成。

（7）临床研究的质量监查：根据具体研究目标、技术路线和研究方案，有针对性地制定相应的临床研究质量控制方案，形成质控体系，定期进行以视察为主的多级检查，结合我国甲流以及临床研究方案的要求，建立临床研究第三方数据管理与层层把关的三级监查方法，保障临床研究的质量和水平，同时也为探索建立中医药防治疫病临床研究模式提供有益的经验。

2. 平台功能

（1）实现临床研究方案设计与优化、数据管理与质量控制、数据分析查询利用、辅助决策和展示等功能。

（2）支持临床研究实施中央随机化和数据的实时传递。

（3）为传染病中医药防治以及辅助卫生决策等需求提供系统、高效的技术支撑。

3. 在 2009 年甲型 H1N1 流感、手足口病及乙脑等传染病防治中的应用

（1）完成甲型 H1N1 流感相关课题临床研究方案的协助设计与优化工作，协助相关课题进行临床研究方案的设计、优化以及 CRF 表设计，中央随机

系统与数据管理系统已应用于甲流高危、重症及危重症的临床研究中，采集病例90余例。

（2）协助手足口病临床研究课题组完善临床研究方案的设计、优化以及CRF表、患者日记的设计，手足口病轻症、重症研究共计9项分课题应用中央随机系统与数据管理系统，采集病例5300余例，并对手足口病临床数据进行数据清洗整理与统计分析，帮助临床课题组及时总结中医药防治手足口病的诊疗规律及有效方药。

（3）协助乙脑临床研究课题组完善临床研究方案的设计、优化及CRF表设计，应用中央随机系统与数据管理系统进行病例入组及数据管理，目前采集病例700余例。

（4）建立传染病研究单位与疫病监测点的电话会议平台，确保研究中卫生管理部门、传染病专项办公室及临床一线研究单位及时、有效的沟通。

（5）完成了41个传染病重点研究室（临床基地）的中医药治疗传染病相关情况调查，形成了传染病中医临床诊治信息系统的需求分析，并在传染病重点研究室推行中医临床科研信息一体化系统，为建立国家中医药防治传染病临床与科研网络奠定了基础。

（6）在参与甲流等传染病研究过程中，根据中医药传染病课题的特点及临床课题组需求，进行中央随机系统、电子CRF系统及数据管理系统的升级完善，开发了病例登记功能。

第四节 队伍建设

中医药防控传染病体系无论从人才队伍或者新发、突发传染病的处置能力都处于较为薄弱的地位，尤其应该加强相关教育或培训的范围及力度。因此，2009年专项特设立"基于传染病中医临床应急模式的人才支撑研究"的横向课题，这种以科研带动的中医药防控新发、突发传染病人才队伍培训，旨在建立高质量的实用人才队伍，培养现场防控传染病的高级中医药人才。组织开展了中医药防控新发、突发传染病的应急培训，坚持"预防为主，平战结合"的原则，不仅有理论的学习及强化，最为关键的是培训突出强调现场培训，增设了学员在西医传染病医院结合临床的理论学习，在加强对中医、中西医结合卫生应急人员的临床技能及临床科研思维及方法培训的基础上，提升现场处置能力。培训以国家中医药管理局中医药防治传染病的41家重点研究室（临床基地）中具有临床经验的医务人员和现场处置经验的疾病预防控制专业人员为主，培训期间进行温病知识、中医临床技能、中医临床科研的思维及方法的集中培训，同时组织学员在北京地坛医院临床观摩，在观摩的过程中，根据学员的需求组织西医传染病医院有丰富经验的传染病学专家进行集中培训，目的是学习西医在防控新发、突发传染病方面应急或管理机制，牢固树立中医药积极参与防控新发、突发传染病的观念，提高中医药防治新发、突发传染病的临床技能，提升中医专业人员负责或参与相关临床科研的能力，以便在遇有新发、突发传染病时，能够迅速组织，及时赶赴现场，有效开展医疗救治并能及时进行相关的临床科研，为中医药防治新发、突发传染病找到科学、有效的证据。

一、中医药防治传染病专业人才队伍的培养

建立中医防治新发、突发传染病的体系，首要解决的是人的问题，也就是必须要建立一支高质量的专业人才队伍，只有解决了人才的问题，才能谈体系及体制的保障。目前，从事中医药防治传染病的人员数量和西医相比严重不足，影响着中医药防治传染病水平的发挥。因此，培养一支既具有扎实中医理论功底、西医临床技能，又具备主持和参与中医药临床科研的专业人才队伍迫在眉睫。这就要求从事中医药防控传染病系统必须选送人员，不定时、不定期参加相关培训，提高中医素养，掌握临床科研思维及方法，进而达到提高中医临床疗效的目的。其中要保证国家中医药管理局中医药防治传染病的 41 家重点研究室（临床基地）中医临床人员的培训。

基于上述原因，为确保建立高质量的人才队伍，2009 年专项课题"基于传染病中医临床应急模式的人才支撑研究"明确了中医药防治传染病专项人才的遴选条件。

（一）培养对象应具备以下基本条件

1. 为了更好地开展中西医临床研究工作，参加培训的传染病中医从业人员或者西医人员必须热爱中医、认同中医，愿意从事传染病相关的中医药工作。

2. 正在医疗机构中从事传染病的中医或者西医临床工作，具有大学本科以上学历的中医、西医、中西医结合执业医师，年龄不超过 50 周岁。

3. 学员尽量全覆盖 41 个国家中医药管理局传染病重点研究室。

4. 中医理论基础扎实，熟练掌握传染病西医防治理论及临床技能，具有良好的中国传统文化基础，知识面较宽。近 5 年在国内外期刊上发表过与中医临床相关的本学科的论文，或出版过相关专著，或承担过地市级以上中医临床科研课题。

5. 中医临床诊疗水平较高，善于运用中医辨证思维解决临床问题，疗效良好，运用中医手段治疗传染病有见解、有特色。

6. 具备良好的沟通和协作能力，医德医风、服务质量等受到患者和群

众赞誉。

7. 有培养前途，在学习与实践中有较高的悟性和刻苦钻研的精神，努力钻研，有志献身于中医药防治传染病事业。

符合上述条件并获得第一、二、三批全国老中医药专家学术经验继承工作出师证书的继承人、省级以上中医药重点学科、专科（专病）带头人以及第一、二批优秀中医临床人才者优先考虑。

（二）推荐程序与方法

1. 计划在各省市的传染病医院推荐80名培养对象候选人基础上，专家组根据全国各行政区域从事传染病中医、中西医结合执业医师的有关情况和全国中医药防治疫病体系的部署和2009年专项的人才支撑的客观需求，确定60名培养对象及名额分配。

2. 各省市中医药管理局负责组织培训学员的推荐工作，并于2010年4月30日前，将《传染病中医临床科研人才培训项目推荐书》（以下简称《推荐书》文字材料一式两份，附电子版上报。

3. 各省市的传染病医院（国家中医药管理局传染病重点研究室）负责对被推荐人的《推荐书》进行审核。

4. 被推荐人需要填写《推荐书》。说明推荐理由，表述个人条件、特长和志向，提出培训计划。

5. 专家组于2010年5月统一组织有关专家对候选人进行相应的审核，按照统一审评标准，择优录取并确定、公布培养对象名单。

最终推荐参加培训的学员基本均来自临床一线，以中医、中西医结合科室为主。参加培训人员中医专业与西医专业人员比例约为3∶1。

（三）中医药防治传染病专业人才队伍的培训

1. 培训原则 中医药防治传染病专业人才队伍的培训内容、培训目的、学习要求、培训方式、考核目标以及精读、泛读医籍的确定，均经过相关方面的权威专家论证。并遵循如下三个原则：

（1）教学注重转化医学理念，要为医改向前、向下的核心理念服务。

（2）双规方针的把握，长短结合、平战结合、系统复习与应对疫情结合。

（3）培养学术团队为主体，教授要深入浅出。对西医参与中医药防治的学员予以照顾和鼓励。要以实战教学为主，急用先学。

2. 培训内容

（1）中医温病学系统理论的学习。中医药要在传染病救治中取得疗效，就必须重视从中医经典理论中进行总结提炼，汲取精华，因此需格外重视中医经典的复习尤其是温病理论的学习。培训学员根据自身的实际情况，在有关专家的指导下选定精读与泛读的古典医籍书目，其中以温习温病相关经典著作为主要内容，制定读书计划，深入学习钻研、领悟和发掘古典文献精华，做好读书笔记，写出学习体会。采取以自学为主、集中培训学习为辅的办法。

（2）传染病中医临床能力的强化。结合临床实际，运用中医药思维，创造性地开展临床实践，切实提高临床疗效。通过系统的理论学习与临床实践的有机结合，在名师的有效指导下，正确地运用科学思维的方法等有效途径，不断提高解决传染病急危重症及疑难病症的临床能力；通过各种形式和渠道科学地研究传染病发病特点及其证治规律，提高综合解决各种临床问题的能力与水平。

（3）中医临床科研能力的培养。为建立中医药防治突发传染病临床科研体系的人才支撑，临床一线中医药人员要在实际工作中运用中医药的思维应对未知、突发传染病。这就要求培训学员必须掌握科学的思维方法和创新性的工作模式及规范的临床研究方法，只有具备良好的医学科研素质，才能保证科学地解决临床上出现的医疗问题。

3. 培训形式

（1）集中培训与辅导。每年组织两次有针对性的集中培训与辅导，旨在解决培训学员在学习中遇到的困难。请名家讲授其临床经验、科学的思维方法、相关的理论等。

（2）理论授课与临床实习相结合。注重理论与实际相结合，故在培训的过程中，在授课的同时，安排学员到专门的传染病医院进行临床实地学习、考察，以加深对传染病理论的理解。

（3）学员分组讨论。将学员按不同地区分为四组，每一组推选组长，由组长带领小组成员针对特定话题进行讨论。另安排一名辅导员，对小组讨论进行详细记录，并对讨论内容进行适当的引导。

（4）建立网络教育平台。鉴于集中培训与辅导的时间过短，学员与专家、学员与学员、学员与工作组之间的实时交流不便，特设立网络教育平台，提供一定的学习素材并安排专家网上远程答疑。

（5）学员互动演讲。采取自愿报名的方式，根据传染病相关内容划定一定的演讲范围，学员上台演讲30分钟，然后学员自由讨论。

4. 培训目的

（1）通过重点学习中医临床疫病学的相关典籍以及现代相关学术专著，拓展学员知识面，加强对中医药古籍的理解，培育深厚的传统文化基础，强化中医药思维模式及理念，努力提高中医药理论水平和科学的思辨能力。

（2）强化中医临床实践，结合目前临床岗位，参加2009年专项的临床研究，提高临床疗效和临床应急能力。

（3）现代社会的突变性十分明显，通过对科学思维方法与团队建设的相关培训，以掌握并提高中医药应对新发、突发公共卫生事件的能力。

（4）设立科研方法的培训，可以保障培训学员掌握现代中医药临床科研的基本原理与方法、标准的操作规程与质量控制，进而达到运用中医思辨模式去应对突发、新发公共卫生事件，适时开展临床研究和创造性地解决临床实践问题，制定和优化临床防治方案。

5. 考核指标

（1）系统自学中医典籍，完成预定学习计划，并写出读书心得笔记（每2周至少记录一次）；参加集中培训学习、专题讲座培训班，每年两次，每次3~4个工作日。培训期间至少参加9个工作日的集中培训；2年至少撰写1篇学习古典医籍指导临床实践的学术论文。其中，2年培训期间需要在国内核心期刊以第一作者或通讯作者公开发表与课题相关学术论文1篇。

（2）培训期间内，学员临床实践时间不得少于150个工作日，在临床实践中，要结合系统的理论学习和临床研究，写出心得笔记。完成20份体现本学科疾病中医药诊疗全过程的医案或跟师临证医案。医案要体现辨证论治、理法方药，并有病证分析，且能体现本人的学术与诊疗水平；公开发表反映本人中医临床诊疗水平的论文或专著；省市中医药管理局及培训学员所在单位对培训学员的门诊量、区域外患者就诊率以及医德医风、社会评价等进行考核。

（3）科研方法和科学思维与团队建设的培训均需在结业前提交相关学习心得体会或论文，提交组建或加入相关团队的证明材料，提交1篇中医临床科研设计方案。

（4）策论的撰写：古代考试将问题书之于策，令应试者作答，称为"策问"，也简称为"策"、"射策"，后来就成为一种文体。《后汉书·边韶传》："著诗、颂、碑、铭、书、策凡十五篇。"策论在古时指议论当前政治问题、向朝廷献策的文章。宋代以来各朝常用作科举试士的项目之一，清末科举废八股文，用策论代替。特点是以论点作为写作的中心，分条析理，解纷排难，一事一议，一篇文章只表达一个观点，简洁而有力，犀利而练达。通过2年的培训，无论是温病的复习或是科研方法或思维的学习，最终要求学员以所培训的内容或本学科的问题为策，提交一份策论，以此来衡量或考察学员在掌握培训内容等诸方面的熟练和创新程度。

二、培训调研

为摸清当前中医传染病工作者的临床、科研基础知识，为今后的人才培养做准备，做到有的放矢，制定调查问卷，进行调研，以了解培训前学员的知识结构情况。具体内容如下：

（一）对象与方法

1. 调查对象　调查对象为国家中医药管理局中医药防治传染病的 34 家重点研究室（临床基地）和 2 家其他单位的 61 名中医传染病临床工作者。本次调查共发放 61 份，回收 60 份，回收率 98.4%。其中学士 24 人，占 40%；硕士 24 人，占 42%；博士 11 人，占 18%。住院医师（药师）18 人，占 29%；主治医师（讲师）16 人，占 27%；副主任医师（副教授）16 人，占 27%；主任医师（教授）10 人，占 17%。中医专业 28 名，占 47%；中西医结合 23 名，占 38%；西医 5 名，8%；其他 4 名，占 7%。

2. 调查方法和质量控制　采用自编调查问卷，共 22 个题目，其中包括温病学理论（6 个题目）、传染病临床（6 个题目）、传染病科研（7 个题目）和科学思维（3 个题目）四大知识块。问题采用开放式问答的方式，最后有两位专家对问卷进行打分，取平均值作为每个题目的最终分数，然后计算出每个题目的正确率。

选择责任心强的调查员，认真学习调查目的，熟悉问卷的基本内容，统一调查方法，强调注意事项。实行集中填写、当场收回调查问卷的方式，由调查员统一讲解调查目的、问卷内容和填写要求。问卷收回后，由调查员复查，对填写不足者进行及时补充，以保证填写质量。

（二）调研结果

为了保障人才培养的科学、有效，以温病学、传染病临床、传染病科研、科学思维四个方面的内容，通过调查问卷的形式对学员的整体水平及相关需求进行调查。通过对回收问卷的分析，显示问卷信度效度较好。从调查结果看，总体情况较差，温病学理论、传染病临床、传染病科研和科学思维四大方面知识欠缺，中医传染病临床工作者的知识匮乏，问题比较严重。

从温病学理论方面来看，温病的基础知识较差，对公认的温病学名著有 70% 的人不知道或仅能答出 1 部著作；对基本的温病四大家，也只有 40% 的人能全答对，50% 以上的学员没答或答不全；在临床常用方剂白虎汤的问题上，有 63% 的人不知道其为辛凉重剂的代表方；在治疗临床常见病的治疗禁忌上，有 42% 的人不知道吴鞠通对湿热病的治疗禁忌，有 33% 的人仅知一点；很多传染病都存在伏邪的问题，但在关于"伏气"的调查中，有 49 人基本答不出，仅有 9 人能基本答对；对经典方剂的服用方法问题上，情况也不容乐观，在"银翘散的服用方法"一题中，有 93% 的人不能答出具体的服用方法，基本答对者只有 1 人。这些可以说明：目前中医传染病工作者是很难利用温病理论指导传染病的中医临床治疗的。

今后对中医传染病临床工作者的培养，一定要加强温病、瘟疫理论的系统学习，尤其要加强相关学术思想的解读，指导他们把理论性的知识有机地与临床实际相结合，更好地指导临床，提高中医药防治传染病的疗效。

从传染病临床来看，有75%的人没有接受过系统的中医防治传染病的培训，说明开展中医防治传染病的培训非常必要。有68%的人未参加过中医抢救急危重症传染病，这一方面说明目前中医在危重症的抢救中技能匮乏，另一方面也说明中医在传染病急症抢救中是很少介入的。95%的人不知道禽流感乏力病人的中医治疗方法，70%的人对手足口病儿口疮外治法有哪些知之甚少或不知，说明中医传染病防治知识的匮乏。在调查诊疗传染病的中医特色和学术见解问题中，有一半以上的人没有中医特色或学术见解，充分说明了当前中医传染病临床工作者的中医功底较差，较之于中医在常见病防治方面有很大的差距，国家应当在中医防治传染病方面加大扶持力度！

从传染病科研来看，有42%的人没有中医药防治传染病临床科研的经历；对医疗工作如何产生临床证据的问题，65%的人不能正确回答；对常用的医学统计软件，也有四分之一的学员完全不能答出；88%的人不能答出临床科研中样本含量的计算方法，说明他们的科研能力和科研基本水平很低，这也可能与不同地区的科研现状有关，有些单位申请到课题都很难。

据此，以后必须要加强科研方法的培训。要结合传染病实际情况和不同人的科研水平，围绕循证医学，重点学习科研思路、课题选择和设计、研究对象选择、数据分析及论文撰写等内容，进一步贴近基层临床及科研工作。同时，要充分利用网站系统，及时发布相关科研项目信息及最新进展。

从科学思维方面来看，92%的人没有接受过高新技术培训，说明当前中医传染病临床工作者在科学思维方面知识极度匮乏。科学思维在四个方面中是最薄弱的一个环节。

总之，当前中医传染病临床工作者的临床和科研基础知识比较匮乏，不能满足中医药防治传染病体系建设与发展的需要。因此，国家中医药管理局投入专门力量进行中医药防治传染病人才培养与队伍建设，开展多种形式的培训工作，并形成稳定的机制，以期建立一支稳定的中医药防治传染病的人才队伍。

第五节　西部地区中医药防治传染病能力建设

国家中医药管理局在全国确定了41家中医药防控传染病重点研究室（临床基地），这些研究室大多依托各省级传染病医院的中医科室，但是有不少地区传染病医院的中医科室人员配备不齐，条件简陋落后，这种情况在西部省份与少数民族地区更为明显。因此，为快速提高西部地区中医药应对新发、突发传染性疾病的临床防控和科研能力，2009年行业专项特开展了"西部中医药防治传染病重点研究室建设"项目，将西部地区作为重点地区进行中医药防治传染病的能力建设，希望通过集中力量、重点扶植，全面提高该地区中医药防治传染病的综合能力，也进一步推进中医药防治传染病临床科研体系建设。

专项的实施有效促进了西部地区省级传染病医院中医科室的建立和完善，初步构建了中医药防治新发、突发传染病数据库，组建了专业人才队伍，初步建立了中医药疫病防治研究体系，形成了较完善的新发、突发传染病中医药工作机制，建设了开放性临床科研一体化的共享技术与信息平台，初步形成了从临床一线到国家防控指挥层面的网络系统，有效提高了西部地区中医药疫病防治能力和研究水平，同时为西部培养了一批中医药防控新发、突发传染病的高素质临床和科研人才。

一、基础建设

（一）基础设施建设

受地域因素、历史原因和经济条件的影响，西部地区传染病中医防治基础薄弱，基础设施配置不完备，在面对新发、突发传染病防治时，中医药常处于被动跟随、配合西医的情况。在西部地区防控新发、突发传染病能力建设项目启动后，西部地区各传染病防治单位通过对中医、中西医结合临床科室和研究室进行规划，依托中医药防控传染病重点研究室建设，扩大中医临床科室和研究室规模，扩展中医科、中西医传染病病房及研究室仪器设备，加强中医科基础设施，从而促进中医药临床、科研工作的开展。通过一系列措施，西部地区各传染病防治单位的中医和中西医临床科室硬件建设已基本完善，配置了PCR荧光定量分析仪、流式细胞仪、全自动生化分析仪、全自动电泳分析仪、酶标仪等仪器设备，能满足病毒学定性定量分析、病毒基因分型测定、病毒耐药位点测定、感染性标志物的定性检测、血清和脑脊液蛋白电泳分析、尿蛋白电泳分析和免疫固定电泳分析等实验要求，从而满足目前临床、科研需求。人员、病房、门诊、中药房、研究室、仪器设备等软硬件建设已基本达到国家中医防治疫病网络系统建设目标的要求。同时，建立并完善了开放性临床科研一体化的硬件设施配备和共享技术，搭建信息平台，为中医、中西医合作临床、科研工作的开展奠定了基础。

"西部中医药防治传染病重点研究室建设"项目启动后，西部地区的各参研单位纷纷开展科室的调整及人员的配备工作，以保证传染病重点研究室的建设。例如，成都市传染病医院设立了中医科和病房，为研究室开展临床科研工作提供工作场地，安排专职研究人员分别从事新发、突发传染病及肝病、艾滋病、手足口病、结核病的研究。每个研究方向设置 1 名负责人，将中医或中西医结合专业人员分配到各临床科室，各临床科室专为中医设置床位。此外，西部各地区重新整合了区域内中医药防治单位的优势，取长补短，将中西医紧密结合，为持续稳定发挥中医药防治传染病的特色和作用提供了基地保障。再如，兰州大学附属医院单独设立中西医结合传染科，扩大中西医结合科病房，开展中医门诊、住院治疗及临床研究，加强中医基础设施，促进中医药防治传染病临床、科研工作的开展。新疆兵团总医院采购了开放性临床科研一体化网络平台建设配套设施，确保中医药防治传染病临床科研一体化平台的软硬件配置齐全。在工作开展期间，西部各省区还建成了三级中医药科研实验室，配备信息技术设备，能为中医药防治传染病临床一线救治和预防提供基地保障。

（二）人才队伍建设

人才是医疗事业发展的源泉，是推动中医药发展的重要资源。在西部中医药防控新发、突发传染病能力的建设中，人才的培养得到了各传染病防治单位的高度重视，各单位以人为本，积极构筑人才建设平台。西部各省区通过开展中医药防治疫病高素质临床和科研人才培训，培养了一批中医药防治疫病高素质临床和科研人才，逐渐组建起专业的人才队伍。通过引进高素质中医药人才（中医、中西医结合专业博士、硕士研究生和具有中高级职称的医生和科研人员），提高西部中医药防治传染病队伍的整体科研能力和水平。通过实战锻炼出一批能对新发、突发传染病做出紧急处理、经得起考验的高素质人才队伍。并加强人才创新意识，不拘一格发现人才，选拔人才，培养人才，使研究室成为人才成长的摇篮。通过举办院内外业务培训班、学术讲座和在职学习、脱产学习、进修深造、委培研究等多种形式培养人才，组建西部地区传染病中医药防治工作的人才梯队，积极为各省区下属区县培养传染病专业技术人才和业务骨干。通过这些系列措施，使人才培养真正成为中医药防治传染病临床科研体系的重要组成部分，成为面对新发、突发传染病中医药临床救治的重要力量，成为深入开展中医药防治传染病科学研究的主力军，也为西部地区今后依托重点研究室（临床基地）开展科研工作奠定了人才基础。

西部地区中医药防治传染病单位还通过选送优秀人才参加国内外高水平的学术研讨会议和高级培训班提高理论水平，并紧跟学术动向培养中医药防治传染病的学术带头人。同时，通过要求学术带头人承担科研任务、撰写论文提高其业务水平，并要求培养对象承担对中级、初级人员的培训和继续教育讲座任务，提高其业务指导能力。对初级青年科技人员，注重加强其基础知识、基本技能及基本业务素质的培养，使他们尽快适应和熟悉日常临床工作，在应对新发、突发传染病时能在最短时间内进入防治队伍。

西部地区中医药传染病临床防治和研究平台的人才建设加强了当地传染病疫情控制的能力，全面提高传染病临床医疗技术和研究水平，尤其是县级医疗机构和乡镇卫生院、社区卫生服务中心等基层医疗机构从事传染病防治工作的医护人员的医疗技术水平，建立一支快速反应、高效应对的临床科研综合性人才队伍，从而形成具有中国特色、中西医结合的新发、突发传染病防治模式。

（三）学术交流

"西部中医药防治传染病重点研究室建设"项目实施期间鼓励相关地区积极开展和参与区域内和国内外的相关学术会议、培训等交流活动，与国内外高水平传染病领域的专家学者进行交流学习，跟进学科发展新方向，了解学术新动态，快速提高西部地区中医药防治传染病的学术水平和学术影响力。中医药在传染病防治方面结合各省区实际情况开展特色治疗，并开展区域内的学术交流，促进本地区中医药在传染病防治方面的交流与合作。及时组织开展预案演练，不断提高防治能力和水平。同时，组织开展防治疫病学术交流活动，邀请著名专家、学术带头人进行讲座和培训，建立培训学习的长效机制。此外，积极开展与国内外医疗机构及科研院所的科研合作，参与国家中医药治疗传染病等重大专项合作与研究，提高中医药人才防治传染病的临床水平和科研能力。

西部各省区中医药防治传染病单位积极组织人员到省（区）内外各医疗机构、科研单位和生产企业调研学习，了解中医防控传染性疾病的特色疗法和经验，借鉴应对新发、突发传染病的成功经验，倾听专家、学者的意见和建议，为传染病防治工作的深入开展奠定基础。研究人员深入到各医疗机构、科研单位和民族药生产企业，了解民族医药防控甲流、禽流感、病毒性肝炎等传染病的特色疗法和经验，倾听民族医药专家、学者就民族医药、中医药参与传染病防控治方面的意见和建议。通过收集、整理、分析中医药防治疫病的经验和理论，将传统古方与现代药理研究相结合，继承而不泥古，积极与省区内及全国传染病医院合作，共同开展中医药防治传染病的科学研究工作。继承名老中医专家防治传染病的学术思想和临床经验，以提高临床疗效为核心，挖掘、整理、总结中医药防治传染病的方法，为制定相应诊疗规范提供参考。

（四）相关数据库与平台建设

西部各省级传染病防治单位通过购买国内外期刊数据库、与中医药防治疫病信息平台进行对接，基本建立了各自的中医药防治传染病文献库及相关信息平台，为开展相关研究奠定基础；建立网络信息化管理系统，开展网络信息化管理、临床诊治、试验报告的信息共享；在区域内疾控中心、医院、医学院校、科研机构和图书馆间，通过互联网连接，实现网络资源共享和建立专家分析平台，以方便浏览传染病及中医领域国内外研究动态及热点，及时快捷传递和沟通信息，对传染病情况动态分析并及时反馈，提高传染病临床救治效率。此外，部分地区开展中医诊治传染病的中医临床数据采集系统建设和临床科研信息共享系统的建设，促进中医药临床研究。

此外，通过开展"全国中医医疗与临床科研信息共享关键技术及应用研究"，进行中医医疗与临床科研共享系统的关键技术的研究和中医医疗机构共享系统的建设与应用研究，为西部传染病中医药信息网络平台建设也奠定了基础。通过该研究能实现医疗与临床科研信息共享，整体提高中医临床研究能力和效率，建立完善的中医药应急决策支持系统，做好顶层设计，实现中医药防治传染病的科学化、系统化管理，在国家中医药服务和科技创新体系中发挥作用。

（五）制度建设

1. 建立中医药应对新发、突发传染病领导机制、规范流程　第一，面对新发、突发传染病疫情，各医院迅速成立领导小组，设立信息、医疗、后勤保障、医院感染控制、监督宣传等小组，规定职责，明确分工，落实责任，使防控工作有序展开。第二，建立新发、突发传染病患者收治的绿色通道，协调各科室人员、设备和应急物品的调配，做到对所有患者及时接诊，妥善处置。第三，成立专家组，制定并下发《防控新发、突发传染病中医药应急手册》，分发给每个应急人员，制定医院感染控制指南、防控指南，制定各种制度、职责等文件，并根据卫生部防控方案的调整及时进行修订。第四，按科室建制组建新发、突发传染病病房，合理分工，明确责任。第五，预检分诊和发热门诊、肠道门诊 24 小时专人负责，合理排班，落实岗位责任制。第六，用不同颜色标识将隔离病区分为清洁区、半污染区和污染区。第七，对病区、病房及各种设施、设备进行消毒处理，为患者设置特定活动区域，医护人员按规定程序进行个人防护后从事医疗活动。第八，病区医疗废弃物按环保部门的要求分类收集、装箱，统一处理。第九，做好应急备用病区各项准备工作，建立相应的审核制度。通过上述各项措施确保在新发、突发传染病发生时，中医人员能在第一时间参与到医疗救治中，了解新发、突发传染病的病因病机和传变规律。

2. 建立中医药应对新发、突发传染病协作网络　通过建立中医药防治新发、突发传染病信息数据库和传染病信息数据库，确定医院外部联系和内部联防、联控的工作机制，成立院内防控办公室与上级应急领导小组、各级疾控部门、急救中心等的协作网络。加强与当地卫生行政部门的沟通协调，健全中西医统一领导、统一指挥、密切配合、协调一致的运行机制。做好疫情上报和汇总工作，各传染病防治单位以医院公共卫生科／医务科为基础，联合传染科、中医科、重症监护室等多个职能科室，负责本院传染病及中医药防治传染病临床科研信息的收集、汇总分析，做到相关科室信息沟通及时，并积极协调及联合各省疾病预防控制中心，进一步收集省区内传染病发病率、新发传染病情况、传染病地区分布、患者的临床信息、中医药救治方案等，畅通信息渠道，完善中医药防治传染病信息数据库，做到资源共享、有效协调。

3. 建立中医药应对新发、突发传染病保障制度 为确保中医药治疗传染病工作规范、科学、高效运转，构建区域内中医药传染病防治体系，进而建立从临床一线到国家防控指挥层面的网络系统，西部各省区传染病防治单位积极行动，在中医药防治传染病重点研究室成立后，遵循国家中医药管理局提出的"转观念、建体系、创机制、育队伍、升能力、见实效"的基本原则，并坚持"临床科研结合、中西医结合、平战结合、继承创新结合、管产学结合"的思路，建立了一系列工作机制保障西部中医药防治新发、突发传染病工作的有效开展。

（1）健全传染病重点研究室管理制度：以国家中医药管理局确立的中医药防治传染病重点研究室（临床基地）为核心，整合当地传染病临床和研究机构共同构建各地区"传染病重点研究室"，聚集区域内的中西医人才、临床资源、科技资源，整合区域内优势单位，取长补短，将中西医紧密结合，构建区域性的传染病临床防治和研究平台，为持续稳定发挥中医药防治传染病的特色和作用提供了基地保障。

在"中医药防治传染病重点研究室"管理上，进一步加强管理，完善相关的各项规章制度，制定各种标准操作流程（SOP），建立健全管理制度，确保研究室工作顺利开展。研究室制定了《中医药重点研究室管理委员会章程》、《中医药重点研究室管理暂行办法》等规章制度，做到有章可循，标准化、规范化管理。同时，建立起中医药防治传染病的临床、科研协作机制和信息沟通机制。在中医药防治传染病重点研究室成立后，西部各省区传染病防治单位进一步建立及健全中医科参与传染病临床工作的相关制度，协调并建立传染病防治中西医联合工作机制，促进中西医交流，建立中医专业人员参与传染病及发热门诊、肠道门诊等传染病临床工作，参加传染病科及传染病重症监护室查房的工作机制，保障中医药在防治传染病工作中能参与第一线工作。

（2）明确传染病重点研究室运行机制：在中医药防治传染病重点研究室运行机制方面，实行主任负责制并成立专家组。研究室主任负责领导和落实研究室建设规划、科学研究、学科建设、队伍建设、文化建设等工作，优化内部资源配置，协调各研究方向的合作，强化科技创新和服务能力，形成优势领域，建立先进系统开放的技术平台，集中有效力量，实行社会效益和经济效益双突破，为临床和科研提供良好的环境，应急时负责组织相关人员和物资进行急救。研究室专家组负责实验平台的规划设计，负责审议研究室的目标、任务和研究方向，审议年度科研工作计划，组织重大学术交流活动，审批开放课题等。特别在面对新发、突发传染病时，在专家组指导下临床医务人员能够认清形势，强化责任意识，充分准备，提高应急能力，做到有效应对。

在不同传染病应急救治预案的启动方面，西部各省区能利用省内的专家资源和已搭建的信息平台，组织专家组成员针对性地调研、规划科学研究思路和试验，能在国家层面的救治方案颁布前进行有效的新发、突发传染病中医药防控工作。此外，研究室建设把人才建设作为研究室建设的重点，进一步完善人员培养机制，在各省区内形成中医药防治疫病快速反应、高效应对、平战结合、中西医结合、中央与地方结合的临床科研组织模式和稳定的人才队伍。

（3）制定平战结合的工作模式：中医药防治传染病重点研究室实行院长领导下的研究室主任负责制，坚持平战结合、科研临床结合、中西医结合的工作机制，制定了日常工作机制和应急救治工作预案。通过建设中西医合作的临床、科研平台，挖掘、整理、总结中医药防治传染病的方法，制定相应的诊疗规范。同时将运用中医或中西医结合治疗的情况纳入科室目标考核，确保"平时"能根据各自的专业方向进行医疗、科研，"战时"能迅速汇集共同开展新发、突发传染病的救治和科研。

在平时，由各研究组组长带领各组专家定期研究专业发展方向，并到省内传染病防治单位指导研究工作，中医药防治传染病重点研究室负责收集和整理病例资料，做好资料的总结和分析工作。日常诊疗中，针对具有治疗优势的肝病病种和特色病种，研究制定中医药、中西医结合诊疗常规，突出中医药诊疗方法的综合运用；定期对重点病种的疗效及中医药特色优势进行分析、总结和评估，不断优化治疗方案，并保证优化的治疗方案在临床全面应用，不断提高研究室中医药防治传染病的临床服务能力，提高研究室中西医临床救治水平。在传染病发生时，为保证中医药能够在第一时间参与新发、突发传染病疫情的处置，在按国家规定上报疫情的同时，须及时报省区传染病防控机构，以便紧急启动中医药防治传染病应急预案，并组织省、市专家在第一时间参与新发、突发传染病的诊疗工作，现场讨论并制定防治方案，及时观察和总结疗效，发挥中医药在传染病中的重要作用。

通过西部中医药防治传染病能力建设，初步建立了西部地区传染病中医药防控体系，在应对新发、突发传染病时基本能做到：第一，建立较完善的从基层中医药防治传染病单位到省区内、国家层面的突发公共卫生事件应急措施，进一步建立及健全中医科参与传染病临床工作的相关制度和中医药防治传染病疫情上报制度；第二，保障中医药在防治传染病工作中参与第一线工作，安排中医专业人员参与传染病及发热门诊、肠道门诊及病房的临床工作，并组织中医专业人员进行传染病科及重症监护室查房；第三，在传染病疫情发生时，立即成立中医专家组，制定并下发初步中医药诊疗方案、医院感染控制指南、防控指南，并跟踪参考卫生部防控方案及时进行修订；第四，对全院尤其是医疗救治组医护人员进行现场应急训练和演练，强化病区分区观念，熟练救护程序等；第五，针对疑难病例、严重病例及时请专家组成员会诊，必要时请省区内其他专家或借助传染病临床防治和科研一体化平台组织全国专家会诊，以提高医疗质量，保证医疗安全，及时发现重大流行性和传染性疾病；第六，适应疫情变化，及时调整应对措施，完善、修订、补充初步的中医药防治新发、突发传染病的诊疗方案，对医疗组成员的防控知识、操作技能、个人防护、抢救设备使用等进行再培训，及时分析疫情变化，必要时调整、补充防控专家小组成员。

通过西部中医药防控新发、突发传染病能力建设，相关单位建立了中西医结合的临床、科研平台，提高了应对新发、突发传染病的防控工作能力。西部各省区传染病防治单位在甲流、禽流感、手足口病、艾滋病等传染病疫情处理中，集中传染病及中西医结合研究的所有力量，有序联合出击，成效明显，中医药防治传染病的临床、科研框架已初步完成。各相关单位建立中医药防治传染病研究平台，打破院墙，聚集区域内的中西医人才，为持续稳定发挥中医药防治传染病的特色和作用建立了基地保障。同时，西部地区也开展了挖掘、整理、总结中医药防治传染病方法的工作，推动了西部中医药防治传染病工作的开展。此外，西部地区能利用新发、突发传染病疫情中医药信息网络进行中医药防治新发、突发传染病的疫情通报和学术交流，优化中医药防治新发、突发传染病的诊疗方案，保障中医药防治新发、突发传染病工作有效开展。

二、临床能力建设

在传染病的治疗过程中，各参与医院坚持突出中医药特色和中西医结合互补、中医中药并重的原则，探索中医临床科室与其他临床科室密切配合的协作机制，充分发挥中医药特色优势，在治疗传染病方面不断创新和优化临床诊疗方案，尤其在甲流、病毒性肝炎、手足口病、布鲁菌病等疾病治疗方面已取得显著的临床效果。

（一）发挥中医药特色

西部地区地域辽阔，具有特殊的气候条件和人群，传染病也呈现出独特的病机和临床表现。因此，西部地区新发、突发传染病的中医药防治只有结合该地区特点，发挥中医理论特色，才能取得良好的临床效果。

在应对新发、突发传染病的过程中，西部地区在认真总结 SARS 防控经验的基础上，积极开展甲流的中医药防治工作，做好临床资料的收集、分析和总结，确保中医医疗人员早介入、早参与，积极运用中医药技术方法开展临床救治工作，并准确记录临床表现，结合地域特点和人群特征研究分析证候特点，制定省区内甲流中医药、中西医结合处置实施方案等。如在 2009 年甲流防治过程中，成都地区根据该病的风温证候特点，开具预防处方用于医务人员和密切接触者的预防用药，期间无二代病例出现，亦无 1 例医务人员发生感染；广西壮族自治区收治的甲流患者、中医辨证以风热犯卫多见，故多以银翘散加减治之，取得了良好的社会效益和经济效益。2010 年 4 月至 7 月，广西壮族自治区都安两所住宿中学发生甲肝暴发疫情，该地区中医药防治传染病重点研究室迅速反应，在第一时间选派专家进驻当地半个月，结合当地气候及自然条件，运用中医药对 174 例患病学生进行治疗，并使用中医药对高危易感人群 7760 人进行了有效的预防，充分发挥了中医药对突发传染病的早期介入作用，使疫情得到有效控制。此外，青海省传染病专科医院针对青海地处青藏高原，具有海拔高、低氧、干燥、紫外线强等气候特点，在传染病流行、多发时期，病人组织器官的病理改变较平原地区复杂，临床症状重，病情变化迅速，专家根据这些特点充分发挥本省中医药优势，积极研制、开发提高机体耐缺氧能力的药物。临床实践证明，在辨证准确的前提下，中医药治疗传染病能发挥缩短疗程，提高疗效的作用。同时，依托西部地区丰富的中药资源，可达到降低医疗成本、节约卫生资源的目的，对于西部地区医疗体系的建设具有积极的意义。

（二）发掘民族医药经验

少数民族医学对人体生理、病理有不同的认识，对疾病的诊断和治疗有独特的方法，以其独特的疗效成为祖国医药学的重要组成部分。西部地区由于气候和地理环境特殊，各区域内人们体质差别较大，甲流等传染病的发病特点和病情演变规律各有不同，各种少数民族医学特色疗法在当地的广泛应用，使得发掘具有特色的民族医药、研究民族医药疫病诊治经验具有特殊的意义。在构建全国中医药防治疫病网络系统中充分考虑了西部地区的特点，积极整理藏医、壮医、苗医等民族医药防治传染病的特色诊疗方法，探寻少数民族医学治疗传染病的方法和诊疗规律，充分发挥各民族医药的特色，丰富新时期中医药防治传染病的方法与手段。

西部地区积极探索中医药、民族医药治疗各类新发、突发传染病的新方法，开发特色方药和诊疗手段，设立相应的传染病临床防治预案，为应对甲流、流行性乙型脑炎、手口足病等聚集性发病疫情做好准备，推进传染病中医药诊疗特色研究。例如，西藏自治区藏医院积极挖掘藏医药治疗传染病的理论和方法，邀请藏医药专家到科室讲授有关藏医"粘仁"的理论及有关青泻疗法治疗病毒性肝炎的经验，传授青泻疗法的药物配方及实际操作技术，并指导临床实践；组织研究人员深入到各藏区医疗机构、科研单位和藏药生产企业，了解藏医药防控甲流、禽流感、病毒性肝炎等的特色疗法和经验，倾听藏医药专家、学者关于藏医药参与传染病防控工作的意见和建议，及时总结藏医药在防控甲流方面的认识及经验。广西壮族自治区则积极开发防治传染病的壮药，进一步整理各壮医医院的民族特色诊疗技法，结合中医药、中西医结合防治方案，用于我国或东盟国家发生新发、突发传染病时的治疗。贵阳医学院附属医院则开发了苗药防感香囊，并深入开展了该药的免疫作用及机制研究，初步研究结果显示对机体非特异性免疫有一定的影响。

西部地区在防治甲流、手口足病等传染病的过程中，重视中医、中西医结合疗法运用，充分发挥中医药在防治传染病中疗效可靠、不良反应小、不易耐药、价格低廉、减轻西药治疗的不良反应等优势，将中西医"病"和"证"紧密结合，取长补短，逐渐建立健全中西医协调机制，在疫情处理中集中传染病及中医、西医两方面的力量，中西医有序组合，全线出击，逐步彰显中西医结合特色和优势。

三、科研能力建设

（一）临床科研一体化平台建设

依托中医药防控传染病重点研究室，加强中药治疗传染病的科研投入，西部各省区通过整合省区内中西医人才、临床资源、科技资源，联合优势单位，取长补短，初步构建了开放性传染病临床防治和科研一体化信息平台。为应对甲流、手足口病的大流行以及新发、突发传染病提供有效防治方法和技术储备，为应急救治时的政府决策、专家指导提供循证依据。依托该平台，西部地区临床研究水平也有较大提高，即将开展中医药防治传染病的大规模随机对照临床研究，为中医药治疗新发、突发传染病获取循证医学证据。并且，依托部分地区现有传染病研究所，开展了重点传染病、新发传染病的诊断、治疗、预防及研究工作，以及中西医结合协同治疗的临床研究，初步建立中医药治疗传染病的评价指标和体系。以中西医结合为基础，积极探索发病机制、优化诊疗方法，明确评价指标，有重点地进行中医药方面的研究，指导临床治疗，提供预防对策。

（二）临床科研项目开展

西部各中医药防控传染病单位在完善中医及中西医临床科室和研究室建设、建立开放性的临床科研一体化平台基础上，积极开展中医药防治传染病相关科学研究，承担、参与了国家级、省部级、地区级的各类中医药防治传染病课题研究。在甲流流行期间，西部地区中医药防治传染病机构开展了对甲流人群特征性分析、新型甲流患者的证候学特点研究、甲流患者的临床特征分析、甲流危重症中医药治疗临床研究等具有中医药特点的临床科研，对甲流的病因病机、传变规律、临床特征、辨证论治、疗效评价有了更深刻的认识，在提高临床治疗效果的同时，也提高了科研能力，建立了一支科研人才队伍。

西部各传染病防治单位积极开展了手足口病、流行性乙型脑炎、病毒性肝炎、结核病等常见传染病的研究，积极参与并完善中医防治上述疾病的中医诊疗方案。例如，兰州大学附属医院在建设中医药防治传染病重点研究室的同时，依托研究室平台参与了北京地坛医院、东直门医院、广州中医院等单位牵头承担的国家中医药管理局 2009 年行业专项课题，在甲流、手足口病等传染病的中医药临床治疗和科研能力方面均有提升；成都市传染病医院在积极开展中西医结合防治甲流工作的同时，还开展了"中医药治疗手足口病普通型临床方案制定及疗效评价研究"和"双香草喷雾剂预防手足口病临床方案规范及效果评价研究"，为中医药防治手足口病提供有效证据；陕西省传染病医院手足口病流行期间，对收治的手足口病患儿的发病和中医证候特点也进行了总结，提出该地区手足口病的中医学发病特点，进一步锻炼了临床能力和科研能力。此外，针对目前艾滋病疫情的严峻形势，西部各地区中医药防治传染病重点研究室与当地疾控部门及开展抗病毒治疗的机构合作，参与国家级、省部级的中西医结合防治艾滋病的临床研究。

在积极参与各级科研课题的同时，很多医院针对本地区特点开展了有特色的研究工作。如新疆石河子大学医学院第一附属医院，利用现有的实验室设备和技术人员优势进行新发、突发传染病的发病机制及病因学诊断研究，并针对新疆兵团各团场的地域特点，进行了新发、突发传染病的地域差异性调查研究以及新疆哈、维、汉三个民族新发、突发传染病的发病差异性调查及药物治疗后的疗效观察；对新疆当地药材在应对新发、突发传染病中的药物作用开展了相关研究；开展了中医辨证治疗疫病的经方新用、老方开发方面的工作；立足中医辨证论治，充分发挥中西医结合的优势，做好新发、突发传染病的防控工作。针对新疆地区脊髓灰质炎病毒输入性疫情，派出传染病专职管理人员参加疆内脊髓灰质炎防治工作的培训，并在院内进行工作部署，同时在院内开展临床医护人员培训，做好了充分的疫情监测及应急准备。内蒙古呼和浩特第二医院，通过中西医结合治疗探索手足口病病例的中医症候群、核心病机和诊疗规律，制定中医防治方案。并通过临床观察和实验室研究，探索手足口病普通型转化为重型的危害因素和可能的免疫发病机制，通过中医药治疗手足口病形成了对中医药有效性、安全性和经济学指标进行评价的体系。西部地区还发掘、推广具有特色的民族医药，进行中药新药研发，目前有多项防治传染病的中药新药处于研发阶段。

总之，通过"西部中医药防治传染病重点研究室建设"项目的开展，西部地区中医药防治传染病的基础设施配备、研究人才队伍不断壮大，应对新发、突发传染病的临床和科研能力均得到有效提升，自主开展了各种富有创新性的科研工作，在国内外核心期刊发表了众多高质量的科研论文。西部地区有较为完善的中医药防治传染病的临床、科研协作机制和信息沟通机制，面对新发、突发传染病，已能做到高效、稳定、有序应对。

四、中药新药和道地药材的研究

随着全球经济和科技的迅速发展，我国医药事业面临巨大的机遇与挑战，特别是中药及天然药物的研发遇到了前所未有的机遇。在面临化学合成药研发成本越来越高，抗生素存在耐药性并带来各种副作用的情况下，国际上对传统医药表现出越来越大的兴趣，尤其是在传染病的防治方面，国际上更对传统医药冀以厚望。我国药用植物资源丰富，以中医药理论为指导，采用现代研究手段，对天然中药进行系统、深入的药化和药理研究，开展组分中药研究，寻找新的药用成分或从中发现新的先导化合物，寻找有效的组方，是我国新药研发的独特优势。西部地域辽阔，药物资源丰富在研发应对传染病的新药物或新组方方面具有独特的优势。

西部各参与单位结合当地中医药资源情况，积极进行西部道地中药材的开发和中药新药的研发，开展中医药的临床治疗及研究。例如，新疆石河子大学第一附属医院根据新疆地区的发病特点以及中医药在调节免疫、抗病毒方面的良好效果，在病毒性肝炎和手足口病治疗中，确立以本地药材为主、内治与外治结合、针对不同证候的免疫调节方法，缩短了患者住院时间，降低了治疗费用，获得了满意疗效。新疆维吾尔自治区传染病医院专门针对布鲁菌病研制了中药"清补通络丸"，取得良好效果，并经临床验证，获得制剂生产批号，已开始批量生产投入临床使用。呼和浩特第二医院以临床有效方为基础，开发专科、专病特色医院制剂，研发了一批针对传染病的中药新药。这些研究都为研发适合西部高原及少数民族地区，针对不同民族、不同人群的防治传染病新药奠定了基础，为提高中医药治疗新发、突发传染病的临床应用提供了依据。

通过中医药防治传染病重点研究室建设，西部中医药防治传染病能力建设已初见成效，提升了西部地区中医药防治传染病的临床能力，初步构建了开放的临床科研一体化平台。这一平台的建设以提高中医药应对传染病的临床防治能力为核心，在中医药理论指导下，充分体现了中医药在防治传染病方面的特色和优势，围绕重点，整合资源，不断探索和总结中西医结合防治传染病的方法和规律，主动承担防治重大传染病的任务，增强了应对突发公共卫生事件的能力。今后，如何进行中医药防治传染病临床科研一体化平台的进一步建设、实际运作和维护，支持重点研究室发展方向的科学研究，促进中医药学与现代医学有机结合，为人民的健康带来更大的福音，是下一步工作的重点。应进行技术方法、人才队伍、平台基地和模式机制保障的学习及培育，使临床科研一体化平台得到充分利用，发挥中医药防治传染病的特色和优势，促进西部地区传染病防治能力的提高、健康和医学事业的发展。

第六节　中医药在 2009 年甲型 H1N1 流感应对过程中的作用

在应对 2009 年甲流过程中，为加大力度进行中医药防控新发、突发传染病体系建设，进一步发挥中医药在传染病防治中的作用，并强化科研工作对中医药防治传染病工作的支撑作用，国家中医药管理局提出了建设中医药防治传染病临床科研体系的设想，并于 2010 年 2 月 4 日向各省、自治区、直辖市卫生厅局、中医药管理局、新疆生产建设兵团卫生局、局各直属单位和中国疾病预防控制中心等单位印发了《中医药防治传染病临床科研体系建设方案（试行）》（以下简称《方案》），并发布了《国家中医药管理局关于印发中医药防治传染病临床科研体系建设方案（试行）的通知》（国中医药发〔2010〕2 号）。《方案》明确提出了中医药防治传染病临床科研体系的指导思想、工作思路及原则，体系中各系统的具体组成、职责和任务，以及体系的总体目标与建设任务，并提出组织、人员、经费、制度等多方面的保障措施，进一步深化和加强了中医药防治传染病体系建设。主要表现在以下几个方面：

一、提前出台相关措施，保障中医药早期介入、全程参与

与中医药应对 2003 年 SARS 时期稍显被动不同，通过近几年不断积累传染病防控经验，并积极进行传染病防控体系建设，中医药在应对 2009 年甲流过程中准备充分、从容不迫。在 2009 年 4 月，当墨西哥、美国等地甲流呈现不断扩散的趋势后，为应对我国可能出现的疫情，国家中医药管理局

未雨绸缪，全面展开防控工作的各项部署。为确保中医药早期、全程参与甲流防控，在 2009 年 4 月 24 日，甲流尚未传入我国时，国家中医药管理局即会同卫生部向全国发布了《卫生部、国家中医药管理局关于在卫生应急工作中充分发挥中医药作用的通知》（国中医药发〔2009〕11 号），以确保中医药及时介入、充分发挥作用。此后，又分别于 2009 年 5 月 1 日、11 月 3 日与 2010 年 1 月 28 日先后发布了《国家中医药管理局关于进一步做好甲型 H1N1 流感中医药防控工作的通知》（国中医药发〔2009〕14 号）、《国家中医药管理局关于切实做好甲型 H1N1 流感中医药防控工作的通知》（国中医药发〔2009〕32 号）以及《卫生部办公厅、国家中医药管理局办公室关于在甲型 H1N1 流感防控工作中进一步发挥中医药作用的通知》（国中医药办发〔2010〕5 号），这些通知的发布，在政府与管理层面保证了中医药的早期介入、全程参与，确保了中医药防治传染病作用的发挥。

二、迅速制定预防方案，遏制疫情扩散

"未病先防"是中医药理论特色之一，中医药对传染病的预防有着系统的理论与丰富的方法。在"甲流"尚未传入我国前，国家中医药管理局即组织中医药相关专家，根据国际报道的疫情特点与症状特征，制定了《甲型 H1N1 流感中医药预防方案（2009 版）》，及《甲型 H1N1 流感诊疗方案（2009 年试行版第一版）》（中医药方案），并上报卫生部，在 5 月 8 日向全国发布，有效指导全国预防药物储备，为保护健康人群、降低甲流发病率进行了积极的准备。在甲流暴发后，全国多家中医院向公众免费提供中药预防汤药，并针对儿童、老人、孕妇等易感人群，以及在校学生、部队官兵等聚集人群采取免费发放中药预防药物的措施，取得了良好效果。研究显示：健康人群、易感人群有针对性地使用预防中药可降低甲流的发病率。此外，中医药工作者还研发出甲流预防香囊、含片及香薰制剂等多种产品，为甲流的预防、疫情的控制提供了积极有效而又独具特色的措施与方法。

三、及时制定、修订中医药治疗方案，有效指导临床实践

在近几年应对新发、突发传染病过程中，中医药防治新发、突发传染病体系逐渐形成了一套稳定的方案制定与更新机制。在应对 2009 年甲流过程中，这一机制发挥了重要作用，共形成 1 版中医药预防方案与 4 版治疗方案，为全国中医药临床救治工作提供了保障。2009 年 5 月 11 日，当四川出现第一例甲流确诊病例后，国家中医药管理局迅速组织中医专家赶赴成都进行会诊，及时掌握了第一手临床资料，并根据此后甲流在我国的发病与流行特点，先后在 2009 年 7 月 20 日、10 月 12 日及 2010 年 4 月 30 日对中医药治

疗方案进行更新，均与西医方案一起由卫生部向全国颁布，有效指导了中医药防治甲流临床救治工作，规范了中医药临床实践，确保了中医药救治水平及安全、合理使用。

四、快速反应，集中优势力量、及时开展系统研究

在全面组织中医药广泛参与甲流临床救治的同时，开展了系统的中医药防治甲流临床与基础研究。特别是 2009 年 9 月，国家中医药管理局针对甲流在我国不断流行的情况，及时启动了中医药行业科研专项——"中医药防治甲型 H1N1 流感、手足口病与流行性乙型脑炎的临床方案与诊疗规律研究（以下简称 2009 年专项）"，设立专门经费，保障中医药防治甲流临床与基础研究的开展。2009 年专项的及时启动，抓住了甲流在国内流行的高峰期，开展了系列中医药治疗方案与相关中药的临床研究，肯定了中医药疗效；并通过基础研究，及时筛选研发了针对甲流的有效中药，并明确了有效中药的作用与机制。同时，在 2009 年专项的带动下，中医药防治甲流研究在全国范围内全面展开，有效推进了中医药防治传染病的临床科研体系建设。

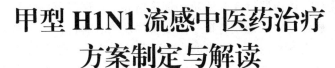

第二章

甲型 H1N1 流感中医药治疗
方案制定与解读

第一节 甲型 H1N1 流感中医药治疗方案制定

一、甲型 H1N1 流感中医药治疗方案制定背景

2009 年 4 月甲型 H1N1 流感暴发伊始，墨西哥与美国的临床资料显示，这种变异的新的流感病毒毒力较强，青壮年人病死率较高，随后的临床流行病学调查预测这种甲流病毒极有可能导致全球大流行。随后，动物实验证实奥司他韦可以有效抑制新型甲型 H1N1 病毒的复制，但临床试验尚未及时开展，而针对性疫苗的研发尚需数个月。这时，国外相关药物制造商推波助澜，宣称目前奥司他韦的生产量只能满足流感流行期间欧美国家的需求，并预测中国这样的人口大国如果暴发流感，将出现无药可治的状况。2009 年 5 月 11 日后，我国甲流也很快呈流行态势，一时间，由于疫苗开发遥遥无期，奥司他韦的药物储备面临重重困难，一药难求，多种因素导致社会人心惶惶，担忧 SARS 情景再现。我国面临的甲流防控形势十分严峻。

疫情的防控刻不容缓，面对一种新的变异了的甲流病毒及其大流行的态势，面临即将到来的暑期学生大流动以及盛大的 60 周年国庆，如何在传统中医温病理论指导下，发挥中医药的优势和特色，制定符合我国国情的适合在全国不同地域推广的中西医并重的防控方案，对中医药工作者来讲，既是历史赋予的重大机遇，也是一场严峻的挑战。

国家中医药管理局迅速启动了公共卫生突发事件应急机制，甲流防控专家委员会在 2009 年 4 月 30 日召开第一次会议。专家委员会认为，中医药在几千年来的临床实践中积累了较为成熟的季节性流感治疗经验，对于急性呼吸道传染病，也有应对成功的经验值得借鉴，特别是 2003 年、2004 年的 SARS 救治工作中，面对传染性强、病情演变急剧、无对抗 SARS 病毒药物的紧急情况，中医药从审因论治的疫病认识观出发，总结归纳了 SARS 的中医药证候特征和演变规律，并将成功的救治经验迅速地推向全国，中医药的及时介入得到了 WHO 的肯定。2004 年实验室暴发了 7 例 SARS 疫情，中医药早期、全程介入，取得了零死亡的成绩，再次证明了中医温病理论对于新发、突发传染病救治的重大价值。因此，面对尚无针对性疫苗和抗病毒药物储备的现状，还应坚持在外感热病理论指导下，保障第一时间介入，科学认识新流感病毒的中医证候特征、演变规律及核心病机，尽快总结中医药治疗甲型 H1N1 流感的经验，初步形成中医药证治方案，继而整合全国中医药应急资源，开展符合循证医学原则的临床试验，并获得具有较高级别的中医药疗效证据支持，优化、完善中医药证治方案，进而推向全国。在上述工作基础上，还应高度重视流感大流行不同阶段的特点，探索不同季节、不同人群、不同地域的流感证治规律，不断修订甲流中医证治指南，为控制流感疫情服务。

二、甲型 H1N1 流感中医药治疗方案制定原则

在科学、有序、规范的防治原则指导下，国家中医药管理局甲流防治专家委员会根据甲流疫情发展不同阶段的防治重点，起草、修订了 4 版中医药证治方案。其方案制定的基本原则主要有：

（一）遵循指南、共识、方案制定的循证医学原则

专家委员会一致认为，甲流中医药指南、共识、方案的制定一定要遵循循证医学基本原则。中医药证治方案必须具备一定的临床治疗的证据支持，以保障中医药防治方案制定过程和决策的科学性。在疫情初期，可初步回顾总结中医药治疗季节性流感的证治经验，结合新病毒的证候特点，根据中医温病学理论展开医理分析，初步达成业内专家的基本共识。继而从典型个案入手，开展队列研究，探索其证治规律及核心病机，尽快组织全国力量，开展随机、对照、大样本、多中心的临床试验，客观评价中医药证治方案的疗效，积累高质量、高级别的证据资料，以不断修订、完善中医理法方药。

（二）遵循中医药审因论治的认知疾病原则

《灵枢·本脏》："视其外应，以知其内脏，则知所病矣"。钱天来在《伤寒溯源集》中提出瘟疫认知疾病病源特征的原则是"受本难知，发则可辨，因发知受"。因此传染病的中医论治宜以"象"为开端，注重症象的医理分析，据象言证，认识未知疾病病源的中医特征。

瘟疫除了具有特定的病原体、传染性之外，与内科杂病的最大区别是疾病发展的阶段性。《伤寒论》即论述了"寒"性瘟疫发展的六经传变规律。《瘟疫论》详细描述了疫病"九传"理论，而《温热论》和《温病条辨》则阐述

了"热"性瘟疫的卫气营血和三焦传变规律。甲型 H1N1 专家委员会强调，对于"甲流"，应在中医传统疫病理论指导下，重视趋向的分析，分析新发疫病的阶段性特征，尤其要强调"拐点"的作用，整体把握疾病的发展方向、转归与预后，减少重症、危重症的发生。

在强调瘟疫发病规律的同时，中医还重视三因治宜，重视疫病在不同时间、地域、人群等方面的特征性表现，从而制定甲流个体化的辨证治疗方案，4 版方案的制定与更新，即是以此为原则进行的。

（三）充分发挥不同领域专家团队的作用

甲流专家委员会由临床、基础和方法学领域的专家组成，在这个专家团队中，不仅有享誉国内外、临床疗效卓著的名老中医和造诣深厚的温病学理论大家，还有在中药药物筛选方面做出突出成就的药学专家，以及多年致力于中医临床方法学研究的学者，构建了专家团队会诊与交流、国内外信息提取与利用、临床方案评价与整合的平台。在疫情防治工作中，专家团队分工明确，疫情信息的搜集整理，中青年专家分批赴国内各地对疫情抢救的指导，名老中医团队的会诊讨论分析，各地资料的汇总统计、经验提炼，中成药药物的试验室筛选验证，多中心临床试验的组织管理与数据分析、疗效评价等等，荟萃中医界临床、科研、基础诸领域菁华的国家中医药管理局专家委员会在中医药应对甲流的防治全程发挥到了核心、引领作用。

三、甲型 H1N1 流感中医药治疗方案制定过程

（一）回顾季节性流感的诊疗经验，结合国外最新疫情信息资料，制定第一版方案

2009 年 4 月 24 日，国家中医药管理局成立了"中医药防治甲型 H1N1 流感专家委员会"，由中国中医科学院王永炎院士任组长，中日友好医院晁恩祥主任医师、北京地坛医院王融冰主任医师、中国中医科学院刘保延首席研究员任副组长。专家委员会广泛搜集整理了美国、墨西哥流感的报道资料，重点讨论了中国中医科学院广安门医院李国勤主任医师从美国呼吸年会带回的甲流系列病例的最新信息，结合既往中医药防治季节性流感的经验，制定了第一版甲流中医药治疗方案。卫生部 2009 年第一版甲型 H1N1 流感防治指南将中西医治疗方案一并刊发，为中医药第一时间全面介入奠定了良好的基础。

（二）典型个案分析与专家讨论辅助决策相结合，指南及时修订

由于在国家层面上贯彻了中西结合、整合资源、统一领导、密切结合的原则，甲型 H1N1 救治实现了中医介入突发公共卫生事件工作机制方面的突

破。卫生部专家组中纳入了 4 位中医专家，中日友好医院晁恩祥主任医师担任了副组长，实现了信息的及时沟通和中西医专家间的协调配合，有力地保障了中医药得以在不同的疫情发展阶段第一时间介入、参与。国家中医药管理局启动了 2009 年专项，全国近 30 个省传染病院参与了甲流中医药临床和科研工作，为开展中医药临床工作搭建了实践的平台。科学、规范、有序开展的临床研究为指南的修订奠定了扎实的基础。

1. 典型病案研究探索了甲流轻症的证候学特点和核心病机，制定了中医治法方药　在以输入性和轻症病例为主的初期流行阶段，中医药防治甲流的工作高度重视了典型病案的救治和经验总结工作。北京地坛医院王融冰主任医师，北京中医药大学东直门姜良铎教授、刘清泉教授赴济南、成都、福州，现场调研、指导了国内输入性的甲流患者的救治。周平安教授指导了北京地坛医院第 1 例输入性病例的中西医结合救治。5 月 21 日，专家委员会集中对国内"甲流"确诊病例进行了讨论。讨论过程中，各位专家对患者的证候学特点、核心病机、理法方药等开展了深入、细致的分析，既讨论了病例的共性，又讨论了不同患者的个性。专家委员会一致认为，确诊甲流轻型病例证属毒袭肺卫，卫气同病，体温最高点均超过了 38.5℃，热型表现为发热重，无恶寒或伴轻度恶寒；里热证候较重，表现为高热、面色红赤、咽干、咽痛、口渴喜饮、咳嗽痰黄等；表卫症状较轻。与会专家对中医药救治的疗效进行了客观评估。患者在确定诊断之前均服用了中成药物，其中 3 例在体温最高时加用了西药解热镇痛药，并在体温降至 38℃以下之后加用了达菲。北京第 2 例患者杨某在发病 29 小时（入院 5 小时），体温达到 39.1℃时，未加用西医退热药物，服用了以麻杏石甘汤、银翘散和柴葛解肌汤加减的中药汤剂，并采用了中药频服的方法（2 日 3 剂），1 小时后体温即呈下降趋势，9 小时候后体温复常。临床观察中药汤药退热起效缓慢，在遍身小汗后热退，体温下降后无明显反复。

专家委员会对 4 例患者的讨论达成了共识，与季节性流感相似，甲流的证候属于风热疫毒袭肺，中成药、中药汤剂早期干预甲流有效，可明显改善患者发热、咳嗽、乏力等症状，缩短了病程。鉴于患者表证较轻，专家委员会认为应采用清热解毒、宣肺透邪为主要治法，以辛凉重剂麻杏石甘汤合银翘散加减治疗较为适当。

2. 回顾性队列分析肯定中医药疗效与达菲相当，在循证医学证据支持下，修订了二版甲流指南　在疫情进入以本土和社区轻症病例为主的流行阶段后，国家中医药管理局组织开展了全国中医药参与治疗 406 例连续病例的回顾性临床研究。数据分析显示，将广东、成都和北京的 406 例患者分为单纯中医药治疗组、中药加达菲治疗组与达菲组，三组患者在核酸阴转方面无明显差别；分层统计表明：中医药治疗组、中药加达菲组有缩短发热时间、住院时间的趋势。单纯中医药是治疗甲型 H1N1 流感轻症病例的一种安全、有效的方法；中药与达菲合用对于重症病例的应用具有潜在价值。

随着甲流的流行警告级别提高到 6 级，全球 75 个国家发现病例，确诊病例达到 2 万 7 千余人，死亡 140 余人，这标志着流感已进入全球大流行阶段，我国二代病例也在大量出现。6 月 12 日，国家中医药管理局与甲流专家委员会及时组织全国参与甲流救治的专家，在北京召开了甲流防治专家委员会扩大会议，各地中医一线救治人员汇报了甲流的具体治疗情况，充分发扬学术民主，尊重非共识意见，与会专家深入总结分析了甲流的证候特征、核心病机和证治方案，修订、完善了第一版甲流中医治疗方案，该方案还适当增加了预防内容，并对重症病例的治疗提出相应的应对方案。

根据国家中医药管理局的统一部署，中国中医科学院迅速组织力量，对符合甲流核心病机的方药，即麻杏石甘汤合银翘散，以及疏风解毒胶囊、香菊胶囊、银翘解毒类、桑菊感冒类、双黄连类制剂等开展了甲流病毒的体外及体内试验，在第一时间证实连花清瘟胶囊、麻杏石甘汤和银翘散合方，以及疏风解毒胶囊、银翘解毒类药物具有一定的抗新型甲流病毒的作用，并对甲流导致的肺炎动物具有保护作用。

3. 相时而动，科研先行，探索重症、危重症病例的救治方法，更新、制定三版指南　随着疫情的不断扩大，2009 年 10 月 4 日，中国大陆报告第一例甲流死亡病例，各地甲流重症、危重症病例不断涌现，国家流感防治策略逐渐转移为"强化预防措施，突出重点环节，加强重症救治，减少疫情危害"。国家中医药管理局和专家委员会根据疫情的变化，相时而动，及时开展了甲流重症、危重症和甲流重症高危人群的中医药治疗的典型病案研究和系列病案研究。

因重症病例仍在甲流定点医院集中收治，国家中医药管理局向传染病中医临床研究基地发出通知，要求积极开展甲流重症和危重症的中西医结合救治工作，同时 2009 年专项及时启动，制定了甲流重症、危重症的中医药证治研究规范，以典型病案研究和队列研究、临床随机对照研究相结合的方式为主，重点在于探索重症、危重症甲流的中医证候学规律，初步制定中医药专家共识，并得到中医药干预的疗效证据。

在甲流重症、危重症的典型病案研究中，北京地坛医院发现，该院早期诊治的 21 例重症和危重症病例中，15 例在发病的第 3~5 天均有咯血表现，而咯血出现的时间越早、咯血量越多，疾病的病情越重。根据这一临床表现，以王永炎院士为主任委员的国家中医药管理局甲流防治专家委员会组织专家组认真讨论学习，温习了《温病条辨》上焦篇第十一条："太阴温病，血从上溢者，犀角地黄汤和银翘散主之。其中焦病者，以中焦法治之。若吐粉红色血水者，死不治。血从上溢，脉七八至以上，面反黑者，死不治，可用清络育阴法"，认为随着现代医学的发展，"吐粉红色血水"以及"面色黑者"通过积极的对症治疗措施，大多可以治愈，但中医学应在温病上焦血证理论的指导下，早期干预，积极采取中西医结合的方法，帮助病人平稳度过疾病的高峰期。

国家中医药管理局和甲流专家委员会随后多次召开会议，及时总结了北京地坛医院、成都传染病院、北京佑安医院和广东省中医院重症、危重症甲流的救治经验。专家委员会经讨论认为，甲流重症、危重症病例病程发展具有一定的阶段性，在疾病发展的不同时间段表现为不同的中医证候。

初期证候特点为热毒袭肺，病程 1~2 天，以高热、咳嗽为主要表现，发热重，多不恶寒，无汗，伴咽干痛、肌肉酸痛，初期见恶寒、乏力症状重者，提示病情较重，舌质红，多厚苔，脉象浮数或滑。

进展期证候特点为毒热壅肺，出现在病程的 3~5 天，持续发热，剧烈咳嗽，咯痰，伴胸闷憋气、气促，若极度乏力、脉促、气短，提示向危重症进展，舌质红、绛或暗淡，苔多见厚腻、黄厚腻。多数病例经积极救治进入恢复期。

极期病情证候特点为毒热闭肺、毒损肺络。壮热不退，伴痰中带血、咯吐粉红血水，舌红或黯淡，苔黄腻厚，或舌淡胖多津，苔灰腻水滑或见秽浊。脉数、沉、细。

危重症病例病情继续恶化，出现毒邪内陷、内闭外脱证，极少数救治无效，可死于继发的细菌感染、中毒性休克、肺水肿、肺实变、心肺功能衰竭、原发病恶化等。

重症及危重症患者的极期以热、咳、喘症为主，证候特点为毒热壅肺、毒热闭肺、气营两燔，可出现从气分到营血传变过程。如果病情恶化，将出现毒热内陷，内闭外脱。概括其证候演变规律依次为热毒壅肺，热毒闭肺，毒损肺络，喘脱厥脱，气阴两伤。其核心病机为毒热壅肺、闭肺，肺失宣降，毒瘀互结，肺气壅闭，毒损肺络，肺不主气，化源竭绝。

4. 发挥中医优势特色，着眼于总结归纳甲流高危人群和危重症病例的证治规律，修订四版指南　2010 年 4 月，甲流流行进入了后甲流时代。随着甲流流行范围的逐步扩大，流行病学证实甲流已经在普通人群中大范围流行，甲流疫苗接种也逐渐覆盖到社区学校。但这一阶段甲流疫情突出表现为甲流重症高危人群即老人、儿童、妊娠妇女和肥胖者发病为主要的甲流重症人群，同时危重症病例不断在全国各地散发。甲流防治专家会员会组织了妇科、儿科专家，汇总甲流儿童和妊娠妇女的病例，根据高危人群的特点，发挥中医辨证论治的特色，制定了高危人群的中医证治方案，同时根据全国危重症病例的诊治经验，修订了重症证治方案，制定了四版指南。

第二节　甲型 H1N1 流感中医药治疗方案解读

一、第一版方案（2009 年 5 月 8 日）

（一）毒袭肺卫

症状：发热、恶寒、咽痛、头痛、肌肉酸痛、咳嗽。

治法：清热解毒，宣肺透邪。

参考方药：炙麻黄、杏仁、生石膏、柴胡、黄芩、牛蒡子、羌活、生甘草。

常用中成药：连花清瘟胶囊、银黄类制剂、双黄连口服制剂。

解读：中医传统疫病理论将流感称之为"时行感冒"或者"天行感冒"，主要考虑到流感传染性。与普通感冒相比较，流感还具有病情重、传变快的特点，根据墨西哥、美国甲流病例初起病死率较高的资料文献，专家委员会认为宜将这种新型病毒邪气命名为疫毒之邪。

甲流发病之初主要表现为卫气同病，故选择辛凉重剂麻杏石甘汤和小柴胡汤加减，以清热解毒，宣肺透邪。中成药则选择了以麻杏石甘汤和银翘散合方的连花清瘟胶囊，而银黄、双黄连主要针对咽痛、头痛、发热等情况，适用于卫气同病，清热、宣肺、透邪。

（二）毒犯肺胃

症状：发热或伴有恶寒、恶心、呕吐、腹痛、腹泻、头痛、肌肉酸痛。

治法：清热解毒，化湿和中。

参考方药：葛根、黄芩、黄连、苍术、藿香、姜半夏、苏叶、厚朴。

常用中成药：葛根芩连微丸、藿香正气制剂等。

解读：据墨西哥报道的病例资料，甲流病人消化道症状表现较多、较重，多在恶寒、发热、肌肉酸痛基础上，出现恶心、腹痛、腹泻等不适，符合温邪上受，首先犯肺，顺传及胃的传变规律，在病邪顺传胃肠之后，选择葛根芩连汤和平胃散为主，清热解毒，化湿和中。

（三）毒壅气营

症状：高热、咳嗽、胸闷憋气喘促气短、烦躁不安、甚者神昏谵语。

治法：清气凉营。

参考方药：炙麻黄、杏仁、瓜蒌、生大黄、生石膏、赤芍、水牛角，必要时可选用安宫牛黄丸以及痰热清、血必净、清开灵、醒脑静注射液等。

解读：因重症和危重症病例资料匮乏，专家委员会根据温病传变特点和既往 SARS、禽流感等规律，以宣白承气和犀角地黄汤合方，清气凉营。

二、第二版方案（2009 年 7 月 20 日）

（一）风热犯卫

主症：发病初期，发热或未发热，咽红不适，轻咳少痰，无汗。

舌脉：舌质红，苔薄或薄腻，脉浮数。

治法：疏风清热。

基本方药：金银花 15g　连翘 15g　桑叶 10g　杭菊花 10g　桔梗 10g　牛蒡子 15g　竹叶 6g　芦根 30g　薄荷$^{（后下）}$3g　生甘草 3g

煎服法：水煎服，一日 1~2 付。

加减：苔厚腻加广藿香、佩兰；咳嗽重加杏仁、枇杷叶；腹泻加川黄连、广木香。

常用中成药：疏风清热、辛凉解表类中成药如疏风解毒胶囊、香菊胶囊、银翘解毒类、桑菊感冒类、双黄连类制剂；藿香正气、葛根芩连类制剂等。

解读：第二版方案的修订，主要根据甲流流行期轻症病例与既往的季节性流感的证候基本相似。因此将第一个中医证候修订为风热犯卫，改用辛凉平剂银翘散疏风清热。选择的中成药物，疏风解毒胶囊、香菊胶囊、银翘解毒类、桑菊感冒类等，经过中国中医科学院动物实验证明均有一定的抗甲流的作用。

（二）热毒袭肺

主症：高热，咳嗽，痰黏咳痰不爽，口渴喜饮，咽痛，目赤。

舌脉：舌质红，苔黄或腻，脉滑数。

治法：清肺解毒。

基本方药：炙麻黄 3g　杏仁 10g　生甘草 10g　生石膏$^{（先煎）}$30g　知母 10g　浙贝母 10g　桔梗 15g　黄芩 15g　柴胡 15g

煎服法：水煎服，一日 1~2 付。

加减：便秘加生大黄。

常用中成药：清肺解毒类中成药如连花清瘟胶囊、银黄类制剂等。

解读：二版方案根据国内甲型 H1N1 病例流行病学资料统计，甲流进入气分阶段，患者消化道症状并不突出，疫毒之邪在气分仍然以肺经为主，故将第一版的毒犯肺胃修订为热毒袭肺，以辛凉重剂麻杏石甘汤合小柴胡汤为主清肺解毒。而中成药也选择了以麻杏石甘汤和银翘散类。

（三）气营两燔

主症：高热，烦躁不安，甚者神昏，咳嗽，胸闷憋气，或喘促气短。

舌脉：舌质红绛，苔黄，脉细数。

治法：清气凉营。

基本方药：水牛角 15g 生地黄 15g 赤芍 10g 金银花 15g 丹参 12g 连翘 15g 麦冬 10g 竹叶 6g 瓜蒌 30g 生石膏（先煎）30g 栀子 12g

煎服法：水煎服，一日 1~2 付。

加减：便秘加生大黄；高热肢体抽搐加羚羊角粉。

常用中成药：安宫牛黄丸、喜炎平、痰热清、血必净、清开灵、醒脑静注射液等。

注：以上药物应在医师指导下使用；剂量供参考，儿童剂量酌减；有并发症、慢性基础病史的患者，随证施治。

解读：鉴于国内重症病例仍较为罕见，二版方案仍将重症和危重症的证候称之为气营两燔，治疗方药不变。但此版方案的重症选择了喜炎平、痰热清、血必净、清开灵、醒脑静等注射液，主要目的是保障中医药在甲流危急重症中能够及时发挥作用。

三、第三版方案（2009 年 10 月 12 日）

解读：三版方案根据疫情的最新变化，根据国内外甲流最新的分类方法，将本病分为轻症和重症、危重症。其中，根据全国传染病临床基地重症危重症的中医药的诊疗经验，重点调整了重症与危重症的诊治方案。

（一）轻症辨证治疗方案

1. 风热犯卫

主症：发病初期，发热或未发热，咽红不适，轻咳少痰，无汗。

舌脉：舌质红，苔薄或薄腻，脉浮数。

治法：疏风清热。

基本方药：金银花 15g 连翘 15g 桑叶 10g 杭菊花 10g 桔梗 10g 牛蒡子 15g 竹叶 6g 芦根 30g 薄荷（后下）3g 生甘草 3g

煎服法：水煎服，每剂水煎 400ml，每次口服 200ml，1 日 2 次；必要时可日服 2 剂，每 6 小时口服 1 次，每次 200ml。

加减：苔厚腻加广藿香、佩兰；咳嗽重加杏仁、枇杷叶；腹泻加川黄连、广木香；咽痛重加锦灯笼。

常用中成药：疏风清热类中成药，如疏风解毒胶囊、香菊胶囊、银翘解毒类、桑菊感冒类、双黄连类口服制剂；藿香正气、葛根芩连类制剂等。

2. 热毒袭肺

主症：高热，咳嗽，痰黏咯痰不爽，口渴喜饮，咽痛，目赤。

舌脉：舌质红，苔黄或腻，脉滑数。

治法：清肺解毒。

基本方药：炙麻黄 3g　杏仁 10g　生甘草 10g　生石膏^(先煎)30g　知母 10g　浙贝母 10g　桔梗 15g　黄芩 15g　柴胡 15g

煎服法：水煎服，每剂水煎 400ml，每次口服 200ml，1 日 2 次；必要时可日服 2 剂，每 6 小时口服 1 次，每次 200ml。

加减：便秘加生大黄；持续高热加青蒿、丹皮。

常用中成药：清肺解毒类中成药如连花清瘟胶囊、银黄类制剂、莲花清热类制剂等。

（二）重症与危重症辨证治疗方案

1. 热毒壅肺

主症：高热，咳嗽咯痰、痰黄，喘促气短；或心悸，躁扰不安，口唇紫黯。

舌脉：舌质红，苔黄腻或灰腻，脉滑数。

治法：清热泻肺，解毒散瘀。

基本方药：炙麻黄 5g　生石膏^(先煎)30g　杏仁 10g　知母 10g　鱼腥草 15g　葶苈子 10g　金荞麦 10g　黄芩 10g　浙贝母 10g　生大黄^(后下)10g　丹皮 10g　青蒿^(后下)15g

煎服法：水煎服，每剂水煎 400ml，每次口服 200ml，1 日 2 次；必要时可日服 2 剂，每 6 小时口服 1 次，每次 200ml。

加减：持续高热，神昏谵语加安宫牛黄丸；抽搐加羚羊角、僵蚕、广地龙等；

腹胀便结加枳实、元明粉。

常用中成药：喜炎平、痰热清、清开灵注射液。

解读：第三版中医药证治方案重症、危重症部分增加了热毒壅肺证候，根据国内重症病例的证候特征与核心病机研究，此期主要出现在病程 3~5 天，持续高热，咳嗽剧烈，痰量增多，喘促、乏力，舌质红绛，苔多厚腻。此期主要表现为病毒性肺炎，部分病例处于急性肺损伤阶段。根据热毒瘀滞于肺的核心病机，拟定了清热泻肺、解毒散瘀的治法，拟宣白承气之义，选择麻杏石甘汤和葶苈大枣泻肺汤合方，遴选了金荞麦、鱼腥草加强清热解毒的力量，以丹皮凉血化瘀，同时根据肺与大肠相表里的理论，以大黄清肠保肺。

2. 气营两燔

主症：高热，口渴，烦躁不安，甚者神昏谵语，咳嗽或咯血，胸闷憋气气短。

舌脉：舌质红绛，苔黄，脉细数。

治法：清气凉营。

基本方药：水牛角^{（先煎）}30g　生地黄 15g　赤芍 10g　金银花 15g　丹参 12g　连翘 15g　麦冬 10g　竹叶 6g　瓜蒌 30g　生石膏^{（先煎）}30g　栀子 12g

煎服法：水煎服，每剂水煎 400ml，每次口服 200ml，1 日 2 次；必要时可日服 2 剂，每 6 小时口服 1 次，每次 200ml。

加减：便秘加生大黄；高热肢体抽搐加羚羊角粉。

常用中成药：安宫牛黄丸、血必净、醒脑静注射液等。

注：以上药物应在医师指导下使用；剂量供参考，儿童剂量酌减；有并发症、慢性基础病史的患者，随证施治。若见休克、多器官功能障碍综合征或合并其他严重疾病者，在应用西医治疗的同时，根据实际情况随证施治。

解毒：此期大致相当于甲流病毒性肺炎合并细菌感染，处于呼吸窘迫综合征和多脏器功能衰竭阶段。鉴于甲流危重症病情凶险，需要在重症监护条件下采取多种综合治疗措施，针对毒热闭肺、毒损肺络的核心病机，此期的治疗调整为以清营汤为主辅助治疗。

四、第四版方案（2010 年 4 月 30 日）

（一）轻症辨证治疗方案

1. 风热犯卫

主症：发病初期，发热或未发热，咽红不适，轻咳少痰，无汗。

舌脉：舌质红，苔薄或薄腻，脉浮数。

治法：疏风清热。

基本方药：金银花 15g　连翘 15g　桑叶 10g　菊花 10g　桔梗 10g　牛蒡子 15g　竹叶 6g　芦根 30g　薄荷^{（后下）}3g　生甘草 3g

煎服法：水煎服，每剂水煎 400ml，每次口服 200ml，1 日 2 次；必要时可日服 2 剂，每 6 小时口服 1 次，每次 200ml。

加减：苔厚腻加藿香 10g、佩兰 10g；咳嗽重加杏仁 10g、炙枇杷叶 10g；腹泻加黄连 6g、木香 3g；咽痛重加锦灯笼 9g。若呕吐可先用黄连 6g，苏叶 10g 水煎频服。

常用中成药：疏风清热类中成药如疏风解毒胶囊、银翘解毒类、桑菊感冒类、双黄连类口服制剂、藿香正气类、葛根芩连类制剂等。

儿童可选儿童抗感颗粒、小儿豉翘清热颗粒、银翘解毒颗粒、小儿感冒颗粒、小儿退热颗粒。

解读：甲流的中医证候学调查证实，儿童甲流病例轻症主要以咽喉部症状为主，因此本版方案增加遴选了适于儿童的，以疏风清热利咽为主的风热类感冒中成药。

2. 热毒袭肺

主症：高热，咳嗽，痰黏咯痰不爽，口渴喜饮，咽痛，目赤。

舌脉：舌质红，苔黄或腻，脉滑数。

治法：清肺解毒。

基本方药：炙麻黄 5g　杏仁 10g　生石膏(先煎)35g　知母 10g　浙贝母 10g　桔梗 10g　黄芩 15g　柴胡 15g　生甘草 10g

煎服法：水煎服，每剂水煎 400ml，每次口服 200ml，1 日 2 次；必要时可日服 2 剂，每 6 小时口服 1 次，每次 200ml。

加减：便秘加生大黄(后下)6g；持续高热加青蒿 15g、丹皮 10g。

常用中成药：清肺解毒类如连花清瘟胶囊、银黄类制剂、莲花清热类制剂等。

儿童可选小儿肺热咳喘颗粒（口服液）、小儿咳喘灵颗粒（口服液）、羚羊角粉冲服。

（二）重症辨证治疗方案

1. 毒热壅肺

主症：高热不退，咳嗽重，少痰或无痰，喘促短气，头身痛；或伴心悸，躁扰不安。

舌脉：舌质红，苔薄黄或腻，脉弦数。

治法：解毒清热，泻肺活络。

基本方药：炙麻黄 6g　生石膏(先煎)45g　杏仁 9g　知母 10g　鱼腥草 15g　葶苈子 10g　黄芩 10g　浙贝母 10g　生大黄(后下)6g　青蒿(后下)15g　赤芍 10g　生甘草 3g

煎服法：水煎服，每剂水煎 400ml，每次口服 200ml，1 日 2 次；必要时可日服 2 剂，每 6 小时口服 1 次，每次 200ml。也可鼻饲或结肠滴注。

加减：持续高热加羚羊角粉 0.6g(分冲)；腹胀便秘加枳实 9g、元明粉 6g(分冲)。

中药注射剂：喜炎平 500mg/d 或热毒宁注射剂 20ml/d，丹参注射液 20ml/d。

解读：根据中医药治疗重症的证治经验，本版方案将三版中热毒壅肺证调整为毒热壅肺证，将丹皮易为赤芍，同时更明确了中药注射剂的用法用量，以便临床应用。

2. 毒热闭肺

主症：壮热，烦躁，喘憋短气，咳嗽剧烈，痰不易咯出，或伴咯血或痰中带血，咯粉红色血水，或心悸。

舌脉：舌红或紫黯，苔黄腻，脉弦细数。

治法：解毒开肺，凉血散瘀。

基本方药：炙麻黄 6g　生石膏（先煎）45g　桑白皮 15g　黄芩 10g　葶苈子 20g　马鞭草 30g　大青叶 10g　生茜草 15g　丹皮 10g　生大黄（后下）6g　西洋参 10g　生甘草 3g

煎服法：水煎服，每剂水煎 400ml，每次口服 200ml，1 日 2 次；必要时可日服 2 剂，每 6 小时口服 1 次，每次 200ml。也可鼻饲或结肠滴注。

加减：咯血或痰中带血加生侧柏叶 30g、仙鹤草 30g、白茅根 30g；痰多而黏加金荞麦 20g、胆南星 6g、芦根 30g。

中药注射剂：喜炎平 500mg/d 或热毒宁注射剂 20ml/d，丹参注射液 20ml/d。可加用参麦注射液 20ml/d。

解读：根据国内甲流极期病情证候特点和核心病机分析，以毒热闭肺、毒损肺络为主，以热、咳、喘症为主，而痰中带血、咯吐粉红血水是本病由重症转为危重症的预警症状和体征，若病情继续恶化，将很快出现毒邪内陷，内闭外脱证，多数病例继发感染、感染中毒性休克、肺水肿、心肺功能衰竭、原发病恶化等。证候逐渐出现从气分到营血传变过程，并出现了毒热伤及气阴的情况。因此本版方案增加了毒热闭肺证候，强调以解毒开肺，凉血散瘀为治疗法则，在加用马鞭草 30g、大青叶 10g、生茜草 15g、丹皮 10g 加强清热凉血化瘀作用的同时，宜适当佐用西洋参等扶正药物，预防正气衰脱。

3. 危重症辨证治疗方案

（1）气营两燔

主症：高热难退，咳嗽有痰，喘憋气短，烦躁不安，甚至神识昏蒙，乏力困倦，唇甲色紫。

舌脉：舌质红绛或黯淡，苔黄或厚腻，脉细数。

治法：清气凉营，固护气阴。

基本方药：羚羊角粉 1.2g（分冲）　生地黄 15g　元参 15g　黄连 6g　生石膏（先煎）30g　栀子 12g　赤芍 10g　紫草 10g　丹参 12g　西洋参 15g　麦冬 10g　竹叶 6g

煎服法：水煎服，每剂水煎 400ml，每次口服 200ml，1 日 2 次；必要时可日服 2 剂，每 6 小时口服 1 次，每次 200ml。也可鼻饲或结肠滴注。

加减：痰多加天竺黄 10g；神识昏蒙加服安宫牛黄丸；大便秘结加生大

黄^{（后下）}10g；痰中带血加生侧柏叶 15g、生藕节 15g、白茅根 30g。

中药注射剂：喜炎平 500mg/d 或热毒宁注射剂 20ml/d，丹参注射液 20ml/d，参麦注射液 40ml/d。

解读：危重症病例的典型病案研究显示，此期核心病机为毒热壅肺、闭肺，肺失宣降，毒瘀互结，肺气壅闭，毒损肺络，肺不主气，化源竭绝。中医药治疗必须在祛邪的基础上，加强扶正力量，在这一指导原则下，拟定了清气凉营，固护气阴治法，修订了三版气营两燔证的治疗方案，治疗以凉营为主，选择生地、元参、黄连、栀子、赤芍、紫草、丹参等，同时以西洋参、麦冬固护气阴。

（2）毒热内陷，内闭外脱

主症：神识昏蒙、淡漠，口唇爪甲紫黯，呼吸浅促，咯粉红色血水，胸腹灼热，四肢厥冷，汗出，尿少。

舌脉：舌红绛或黯淡，脉沉细数。

治法：益气固脱，清热解毒。

基本方药：生晒参 15g　炮附子^{（先煎）}10g　黄连 6g　金银花 20g　生大黄 6g　青蒿 15g　山萸肉 15g　枳实 10g　郁金 15g　炙甘草 5g

煎服法：水煎服，日 1 剂，口服或鼻饲。

加减：胸腹灼热、四末不温、皮肤发花加僵蚕 10g、石菖蒲 10g。

中药注射剂：喜炎平 500mg/d 或热毒宁注射剂 20ml/d，丹参注射液 20ml/d，参附注射液 60ml/d，生脉注射液或参麦注射液 40ml/d。

解读：此期病例表现为毒热内陷，内闭外脱，多脏器功能衰竭，正气衰败，中医药治疗是综合治疗方案的一部分，重点在于扶正固脱。

4. 恢复期辨证治疗方案

气阴两虚，正气未复

主症：神倦乏力，气短，咳嗽，痰少，纳差。

舌脉：舌黯或淡红，苔薄腻，脉弦细。

治法：益气养阴。

基本方药：太子参 15g　麦冬 15g　五味子 10g　丹参 15g　浙贝母 10g　杏仁 10g　青蒿 10g　炙枇杷叶 10g　生薏苡仁 30g　白薇 10g　焦三仙各 10g

煎服法：水煎服，日一剂。

注：妊娠期妇女发病，治疗参考成人方案，避免使用妊娠禁忌药，治病与安胎并举，以防流产，并应注意剂量，中病即止。儿童用药可参考成人治疗方案，根据儿科规定调整剂量，无儿童适应证的中成药、注射液不宜使用。

甲流中医药治疗方案几版指南的制定与更新，本着应对新发、突发传染病的科学、规范、有序的原则，在中医传统经典温病理论指导下，结合新发、突发疫情的临床特征，以"受本难知，发则可辨，因发知受"的中医审因论治的认识论特点，探求甲流的核心病机，在早期、全程参与疾病一线救治的基础上，以循证医学的原则确立了中医药临床方案，为甲流的成功防治作出了重大贡献。

第三章
中医药防治流行性感冒的文献研究

第一节　中医学对流行性感冒病名的认识

流行性感冒简称"流感"，相当于中医学中的"时行感冒"，属于中医学"瘟疫"、"疫病"的范畴。感冒之名，首见于北宋杨士瀛《仁斋直指方》。其在论述参苏饮时，记有"治感冒风邪，发热头痛，咳嗽声重，涕唾粘稠"。后世医家逐渐把"感冒"一词定为病名，沿用至今。清代林佩琴在其《类证治裁》中提出"时行感冒，寒热往来，伤风无汗，参苏饮、人参败毒散、神术散"。至此，有了"时行感冒"的病名。在历代中医文献中，类似流感的描述不胜枚举。如《伤寒杂病论》序载"余宗族素多，向余二百，建安纪年以来，犹未十稔，其死亡者三分有二，伤寒十居其七"。《伤寒例》中也提出"时行寒疫"的概念。明、清时代温病学家所描述的一些温病病种在病因、发病特点等方面与流感十分相似。

古人对于疾病的观察和认识有着独到的见解。运气学说是古人探讨自然变化的周期性规律及其对疾病影响的一门学问。运气学说对于疾病的整体认知，尤其是对疫病的整体认知具备系统的思辨模式，成为中医学论治疾病的理论依据之一。《素问·本病论》云："已上五失守者，天虚而人虚也，神游失守其位，即有五尸鬼干人，令人暴亡也。"其中，尸鬼干人已经蕴含后世邪毒伤人之意。据此认为，天虚、人虚、邪毒干人是疫病发生的重要条件。古人已认识到"五疫之至，皆相染易，无问大小，病状相似"（《素问·刺法论》）。

流感属于中医学中具有传染性、流行性的外感热病的范畴，在两千多年的临床实践中，中医学积累了丰富的治疗经验，对外感热病的理论认识也在逐步深化和不断完善。

一、《伤寒杂病论》与《肘后备急方》对流感的认识

在《黄帝内经》时代，外感病统以"伤寒"名之。如《素问·热论》说："今夫热病者，皆伤寒之类也。"《难经》提到"伤寒有五"，认识到外感病有

不同的种类，但当时尚未明确提出具有传染性和流行性的特殊外感病。

东汉张仲景所著的《伤寒论》是中医学第一部以外感病为切入点的辨证论治专著，详细阐发了外感病由表至里的传变过程、治则、治法和方药。其六经辨证体系和治疗思想对外感病的治疗具有普遍的指导意义，其中也包括具有传染性和流行性特点的外感热病在内。《伤寒论·伤寒例》中明确提出："凡时行者，春时应暖，而复大寒；夏时应大热，而反大凉；秋时应凉，而反大热；冬时应寒，而反大温。此非其时而有其气，是以一岁之中，长幼之病多相似者，此则时行之气也。"这是对外感热病传染性、流行性的较早描述，已经从病因角度进行了思考。晋代的葛洪《肘后备急方》指出："伤寒、时行、温疫，三名同一种耳，而源本小异，其冬月伤于寒，或疾行力作，汗出得风冷，至夏发，名为伤寒；其冬月不甚寒，多暖气及西风，使人骨节缓堕受病，至春发，名为时行；其年岁中有疠气兼夹鬼毒相注，名为温病。如此诊候并相似，又贵胜雅言，总名伤寒，世俗因号为时行。"至此，具有传染性、流行性特点的外感热病开始从外感病中独立出来，古代医家提出了相应的预防与治疗方法。

二、不同历史时代对流感的认识

隋代巢元方的《诸病源候论》明确地将外感病分为伤寒、时行、热病、温病、疫疠五类，将具有传染性、流行性特点的外感热病独立描述。特别是在论述疫疠时提到："皆由一岁之内，节气不和，寒暑乖候，或有暴风疾雨，雾露不散，则民多疾疫。病无长少，率皆相似，如有鬼厉之气，故云疫疠病。"这些认识为后世温疫理论的发展奠定了基础。

唐代孙思邈的《备急千金要方》在前人认识的基础上，积累了大量预防和治疗疫病的方法和方药。其所载治疗伤寒的方剂，如解肌汤、葳蕤汤等，可以视为治疗传染性外感热病的另一法度，对临床实践具有很大的借鉴和指导意义。

宋代研究《伤寒论》的学者结合自己的临床实践，对中医外感热病理论有所创新。如庞安时在之前医家论述的基础上提出了"时行寒疫"之说："从春分以后至秋分节前，天有暴寒，皆为时行寒疫也"，并且详细论述了其发展过程和治疗方法，记载了大量方药，为这类疾病的治疗积累了宝贵的经验。朱肱在《类证活人书》中明确地将外感热病分为伤寒、热病、温病、温疫、温毒等类别，并分别进行论述，创制了大量的治疫方剂，其中就包括治疗四时伤风、温疫的名方败毒散。

金元时代，名家辈出，很多医家的理论创新也是在外感病的实践中实现的。刘完素立足运气学说，对外感病的病因病机进行了深入的阐发，用药力主寒凉，创制了双解散、防风通圣散等表里双解剂，为后世外感病的辨治开启了新的思路。李杲所处年代正当金、元之交，兵荒马乱，疫病流行，其脾胃学说正是在这种社会背景下形成的。《脾胃论》和《内外伤辨惑论》大部分内容是李杲对当时疫病认识和治疗的总结。

明代的吴有性在《温疫论·自叙》中指出："夫温疫之为病，非风、非寒、非暑、非湿，乃天地间别有一种异气所感。"这种异气，吴氏名之为"疠气"，"疫气者，亦杂气中之一，但有甚于他气，故为病颇重，因名之疠气"。他又指出："伤寒与中暑，感天地之常气，疫者，感天地之疠气。"这就从病因角度，对一般的外感热病和有传染性、流行性的特殊外感热病做了区别。吴氏对"疠气"的致病特点、传播途径、传变方式、辨证论治，总结出较为成熟的理论体系和丰富的治法方药，自此，疫病治疗进入了一个新的时期。

随着清代温病学派的崛起，温病从伤寒的框架中独立出来。基于叶桂、薛雪、吴瑭、王士雄等一批温病学大家的智慧和创新，温病学形成了成熟、完善而独特的辨治体系，形成了完备的理、法、方、药的理论认识和临床诊疗方法。温病除了包括传染性、流行性极强的瘟疫外，还包括传染性、流行性不甚强以及没有传染性、流行性的外感热病。温病学中总结的辨治规律，对当今流感类疾病的治疗有着重要的指导意义。

第二节　中医学对流行性感冒辨证论治理论体系的认识

从中医学对外感热病的认识过程可以看出，中医学的历史文献中记载了大量具有传染性、流行性类似流感的外感热病，并形成了系统的辨证论治理论。这些理论并非出自一时一地一人之手，而是不同时代、不同学派的医家对同一类疾病从不同角度、不同层面的认识，其中较为重要的有以下两种辨证论治体系。

一、伤寒辨证论治理论体系

《伤寒论》所创立的六经辨证，以太阳、阳明、少阳、太阴、少阴、厥阴来划分外感病的证治，是一个包括正邪、阴阳、气血、脏腑、经络、气化、发展阶段等理论以及治法、方药在内的综合性临床辨证论治体系。

六经辨治规律，尽管对于外感病具有普遍的指导意义，但并不是对每一种外感病都能万举万当。晋、唐、宋的一批医家在继承《伤寒论》辨治思想的基础上，结合自己的临床实践，提出了很多富有创见的理论认识，对于治疗具有传染性、流行性的外感热病更有针对性。

（一）病因与发病机制

伤寒学派的医学家将"寒邪"作为外感病的致病邪气，他们认为冬季感受寒邪即病的是伤寒，没有即病而是深伏体内，至来年春天阳气升发，正邪交争而发病的便是温病（春温），至夏季发病的便是暑病。宋代的庞安时总结道："其病本因冬时中寒，随时有变病之形态尔，故大医通谓之伤寒焉。"这是当时对于外感病的病因和发病的总体认识。

对于具有传染性和流行性的外感热病，他们认为是感受一种时行之气，这种时行之气往往在不正常的气候条件下产生，正如《备急千金要方》所言："凡时行者，是春时应暖而反大寒，夏时应热而反大冷，秋时应凉而反大热，冬时应寒而反大温，此非其时而有其气，是以一岁之中，病无长少多相似者，此则时行之气也。"他们将这类疾病分作两个时间段讨论。

从春分至秋分以前，天气变化应该是逐渐温暖至酷热、再到温暖、直至开始凉爽的过程，如果这段时间天气出现不正常的寒冷，就会出现具有传染性和流行性的外感疾病，巢元方称其为"时行伤寒"，庞安时将其命名为"时行寒疫"，并详细总结其在不同时间的病变特点："从春分以后至秋分节前，天有暴寒，皆为时行寒疫也。三月、四月，或有暴寒，其时阳气尚弱，为寒所折，病热犹轻；五月、六月，阳气已盛，为寒所折，病热则重；七月、八月，阳气已衰，为寒所折，病热亦微，其病与温病、暑病相似，但治有殊耳"。

冬季天气本该寒冷，却出现了非时之暖，人感受了这种邪气，也会出现这类具有传染性和流行性的外感热病。庞安时、朱肱等医学家将其名之为"冬温"，"其冬有非节之暖者，名为冬温"。这是对经典伤寒病因理论的突破，为后世温病学派以温立论奠定了基础。

（二）辨治方法

伤寒六经辨证以太阳、阳明、少阳、太阴、少阴、厥阴来划分外感病的阶段和证治。太阳病为外感病初期，病邪以寒邪为主，正气能够抗邪，或暂时被寒邪所遏，病变部位主要在体表，营卫受病，主症为发热、恶寒、脉浮，治疗大法是解表法。阳明病为外感病热盛期，邪已化热，热邪亢盛，正邪斗争激烈，病变多涉及胃肠，治疗大法为清、下两法。少阳病为外感病亚热盛期，病邪已基本化热，正气略有不足，但有抗邪能力，正邪斗争互有进退，病变多涉及胆与胃，治疗大法是和解。以上三阳病都属于外感病的正盛邪实阶段，病邪由表入里，由寒化热，正气能够抗邪，病变部位由体表逐渐深入，一般预后良好。治疗以祛邪为主，适当扶助正气，防止转入三阴病。太阴病为外感病正衰期的轻证，病邪主要是寒湿，正气抗邪能力轻度不足，病变部位主要涉及脾胃，治疗大法是温中健脾。少阴病为外感病的衰竭期，病邪或寒或热，正气严重虚衰，抗邪无力，病变多为心肾阳虚或阴虚，治疗大法是温阳或滋阴。厥阴病为外感病终末期，病邪为寒热夹杂或寒热转化，正气严重虚衰，无力抗邪，病变多涉及肝肾，治疗大法或回阳救逆或清热泻火或寒温兼施，灵活多变。三阴病都属外感病的正衰邪盛阶段，正气无力抗邪，病变在里，治疗以扶助正气为主，适当驱邪外出。

然而这类具有传染性、流行性的外感热病和一般的外感病在病因和发病机制上有着明显的区别，需要一套原则性和灵活性相统一的新的治疗理念。对此宋代的朱肱有一段精辟的论述："盖伤寒者，伤寒气而作。冬温者，感温气而作。寒疫者，暴寒折人，非触冒之过。其治法不同，所施寒热温凉之剂亦异，不可拘以日数，发汗、吐、下，随证施行。要之治热以寒，温而行之；治温以清，冷而行之；治寒以热，凉而行之；治清以温，热而行之。以平为期，不可以过，此为大法。"

从文献记载来看，在《肘后备急方》、《备急千金要方》中已经保存了大量这类疾病的治疗方剂，由于疾病的特殊性，治疗的个性化也比较强，缺少系统性，没有上升到治法的高度。宋代的伤寒学派医学家韩祗和、朱肱、庞安时、许叔微等，在此基础上结合自己的实践，对此进行了深入的研究，尤其在庞、朱二人的著作中有了比较系统的论述，在此以二人的著作为基础，对该病的治法进行勾勒。

1. 时行寒疫　朱肱在总结前人治疗经验的基础上，提出按发病时间处方用药的思维很值得借鉴。

（1）"若春应暖而清气折之，则责邪在肝。三、四月或有暴寒，其时阳气尚弱，为寒所折，病热犹轻。升麻散、解肌汤主之"。尽管感受的是寒邪，但是此时人体阳气已经生发起来，所以寒热交争剧烈，发热与恶寒都很明显，单纯用辛温解表已不适合，多与辛凉解表药如葛根、苦寒清热药如黄芩配伍。在两方中均伍用芍药，显然是承桂枝汤配伍之旨，散中有收。另外在解肌汤中少量伍用桂心，也有一定助阳的用意，鼓舞初生之阳气，托邪外出。

（2）"夏应暑而寒气折之，则责邪在心。五月、六月阳气已盛，为寒所折，病热则重"。这一段朱肱并没有处方，笔者将《伤寒总病论》的相关方剂桂枝石膏汤、葛根龙胆汤补入。这两方在之前的辛温、辛凉、苦寒配伍的格局下，加大了寒凉药的比重，重用石膏，并针对不同病证伍用栀子、大青叶、龙胆草等寒凉之品。由于阳气亢盛，外邪化热也剧，所以清热药的用量也要加大，石膏辛寒，清中有透，最为合拍。庞安时言："此方（桂枝石膏汤）可夏至后代桂枝证用之；若加麻黄一两，可代麻黄、青龙汤用之。"这也体现了他对六经辨证的继承和发挥。

（3）"七月、八月阳气已衰，为寒所折，病热亦微。调中汤、射干汤、半夏桂枝甘草汤可选而用之"。此时阳气已衰，所以热势不甚，寒邪易于入里伤及阳气。调中汤证中就有了"寒伤于胃则下利，或血，或水，或赤"的表现，由于这种下利与非时之气的侵袭有关，单纯健脾显然不够，所以在苓、术健脾燥湿的基础上加用大黄通腑泄热，"得快利，壮热便歇"，这也是对六经辨证三承气汤的变通。射干汤"治初秋夏月暴雨冷，及天行暴寒，其热喜伏于内，咳嗽曲折不可得气息，喉哑失声，干嗽无唾，喉中如哽"。该方在辛温透邪的基础上，注重宣肺理气，不用一味寒凉之品，却伍用肉桂，意在顾及阳气。这种根据天阳的盛衰，适时调整寒热药物比例的思想，是朱肱、庞安时治疗这类时行病的主要思维，值得认真继承、实践。

2. 冬温　朱肱认为："冬应寒而反大温，抑之则责邪在肾。其冬有非节之暖者，名为冬温。此属春时阳气发于冬时，则伏寒变为温病，宜葳蕤汤。"葳蕤汤是《备急千金要方》收录的名方，明言其治疗风温之功。风温在《伤寒论》中已论及，但未给出方药，该方恰好补充了仲景之未备。由于此时阳气入于里，阴气趋于表，感受的热邪极易伤阴，所以该方虽然依旧是寒温互投之剂，与前方不同的是没有温阳的药物，而是用了甘寒养阴的葳蕤，在清热之品中选用了石膏、白薇，这反映了对温热病邪伤阴的认识。虽然仍是寒热互投，但立意大变，此中微妙不可不察。

二、温病辨证论治理论体系

运用温病理论对流感的病因及发病机制进行分析，从而指导临床治疗，取得了良好的临床疗效。古代医家对温病病因与发病有不同的认识，在不同的历史时期，形成了独特的理论体系。对于温病的病因，中医学认为主要有以六淫命名的风热病邪、暑热病邪、暑湿病邪、湿热病邪、燥热病邪、伏寒化温病邪等。此外，还有疫疠病邪、温毒病邪等。

（一）对病因的认识

温邪致病具有共同的特性，主要表现在以下几个方面：①从外感受。温邪通过口鼻或皮毛从外而侵袭人体，引起发病。②性质属热。温邪致病后，会出现发热及相关的热象。③致病迅速。温病的发病较急，在病变过程中发展较快，一般来说，病程较短。④季节相关。各种温邪的发生及致病多与一定的季节有关，因此温病的发生多有季节性，所以温邪又称为时令温邪，或简称时邪。⑤病位有别。不同的温邪各有不同的主要病变部位，如风热病邪侵犯的部位主要在肺，暑热病邪的主要病位在心与心包，湿热病邪则多犯足太阴脾等。温病相当于现代医学中具有发热性的多种急性传染病和感染性疾病，中医学长期以来把六淫作为外感热病的发生主因，并在长期实践中已形成了一整套"辨证求因，审因论治"的理论体系，在临床上有效地指导立法用药。这一病因学说是有实用价值的，目前仍在辨证论治体系中发挥着重要作用。

风热病邪是指具有风热性质的外感病邪。风热病邪的致病特点主要有以下几方面：多从口鼻而入，首先犯肺；易损伤肺胃阴津；变化迅速，易逆传内陷。

暑热病邪是在炎夏盛暑的高温条件下形成的，具有强烈的火热性质的一种致病温邪。对暑邪的认识，历代都强调其属火热之邪，暑邪又称"暍"，可知暑、热、暍三者的含义有相通之处。当然，不发生于暑季的火热之邪不能称为暑邪。暑热病邪的致病特点主要有以下几方面：伤人急速，径犯于里；暑性酷烈，耗气伤津；易犯心包，闭窍动风；易夹湿邪，郁阻气分。

湿热病邪是兼具湿与热两重特性的一种外感病邪。湿属阴邪，弥漫于天地之间，流布于四时之内，故湿热病邪四时均有。但长夏季节因气候炎热，雨水较多，湿气较重，湿易蒸动，故湿热病邪更易形成，并伤人尤甚，所以湿热病邪致病以长夏为多见。湿热病邪的致病特点主要有以下几方面：传变较慢，病势缠绵；病位以脾胃为主；易困阻清阳，闭郁气机。

燥热病邪是发生于秋季，既具有干燥之性，又具有温热之性的一种致病温邪。燥热病邪的致病特点主要有以下几方面：病位以肺为主；易伤津液而致干燥；易从火化。

伏寒化温病邪是一种能引起在春季发病，病初即以里热炽盛为主要特点的病邪。《素问·生气通天论》云："冬伤于寒，春必病温。"即认为冬季感受寒邪，当时未发病，寒邪内郁日久化热，到春季再发病，称之为伏寒化温。伏寒化温病邪的致病特点主要有以下几方面：邪自里发，病初即见里热证，如有新感引发则可见表里同病，但以里热为主；病情复杂多变，易闭窍、动风、动血；易耗伤阴液，后期多伤肝肾阴液。

疫疠病邪（疠气）是具有强烈传染性，并能引起播散、流行的一类致病因素。疠气又称为厉气，或疫疠之气，因其致病暴戾，亦称戾气。疠气分为温热性质和寒凉性质两大类，属温热性质者能引起温疫的发病、传染、流行。疫疠病邪的致病特点是：致病力强，常常无分老幼，众人触之即病；多从口、鼻而入，有特异的病变部位，即所谓专入其脏腑经络，专发为某病；具有强烈的传染性，易引起流行；为病严重，病情凶险，传变迅速，症状复杂多变。

温毒病邪是指属性为温热性质并有"温毒"特点的一类致病因素。因其致病与时令季节相关，并能引起流行，故又称为温热时毒。温毒病邪包括风热毒邪、暑热毒邪、湿热毒邪（暑湿毒邪）、燥热毒邪、温热毒邪等。温毒病邪的致病特点是：攻窜流走，蕴结壅滞；易出现局部红、肿、热、痛。

以上是温病的常见致病因素及其致病特点，其中温毒、疫疠与六淫邪气也同具外感病邪的致病特点。通过"审证求因"能分辨出不同温毒病邪及疫疠病邪的六淫属性，可按"审因论治"的方法进行有针对性的治疗；对于温毒病邪导致的肿毒特征，还须注重清热解毒；对于疫疠病邪的传染和流行，应采取有力的防治措施，预防传染，控制蔓延、扩散。

（二）对发病的认识

温病发病学的内容包括发病因素、感邪途径及发病类型等，即主要从人体为感受温邪的条件、温邪侵犯人体的途径和发病后临床表现的类型等进行讨论。

1. 发病因素

（1）体质因素：中医学认为，外感病的发生与人体正气不足有直接关系，即《黄帝内经》所说"正气存内，邪不可干"。温病的发生首先是由于各种温邪对人体的致病作用，但温邪能否侵入人体并导致发病，取决于人体的抗病能力。身体健康，脏腑功能正常，正气内固，抗御温邪能力强，温邪往往不得入侵。所以，张景岳在《景岳全书·杂证谟》中说："瘟疫乃天地之邪气，若人身正气内固，则邪不可干，自不相染。"吴又可在《温疫论》中也说："本气充满，邪不易入，本气适逢亏欠，呼吸之间，外邪因而乘之。"若人体正气不足，防御力低下，温病则易发生及流行。

（2）自然因素：温病发病的自然因素主要是指气候因素、环境因素及地域因素。气候变化异常，不仅可影响人体的抗病能力，而且也会影响温邪的产生和致病。如非其时而有其气，骤冷暴热，疾风霾雨，人体不能适应寒暖的骤然变化，则易感邪发病，故巢元方《诸病源候论》说："皆因岁时不和，温凉失节，人感乖戾之气而生病，则病气转相染易，乃至灭门，延及外人。"如长夏季节气候炎热，雨水亦多，这种气候条件不仅极易产生湿热病邪，还会影响人体的脾胃运化功能，所以较易感受湿热病邪而发生湿温。气候反常，或久旱、大涝等自然灾害之后，温邪也易猖獗而广泛传播，从而引起温病的暴发流行。古人所说的"大灾之后，必有大疫"，就反映了自然灾害与疫病的关系。此外，空气中存在的放射性物质、粉尘污染、刺激性气体或其他有毒物质，可降低人体防病抗病能力，增加温邪的易染机会。

（3）社会因素：人体所处的社会状况，包括经济条件、营养调配、体育锻炼、卫生习惯、卫生设施、防疫制度等，都会影响到人体的健康水平和防御温病的能力。从瘟疫流行的资料可知，中国古代社会，人民生活贫困，严重营养不良，人体体质差，抗病力弱，且经济文化落后，卫生及防疫设施缺少，加上战争频繁，社会动荡，人口流动迁徙，导致了温病的频繁发生和流行，这就是一般所称的"大兵之后，必有大疫"。新中国成立后确立了"预防为主"的方针，对传染病采取了一系列防治措施，从而有效地控制和降低了多种急性传染性温病的发生与流行。

2. 感邪途径

（1）空气相染，从气道入侵：古代医学家很早就认识到："一人病气，足充一室"。也就是说人经气道吸入被污染的空气就可以受邪发病。通过空气相染的温病有风温、烂喉痧等。由于鼻气通于肺，所以从呼吸道入侵的温邪，初起病变多在上焦手太阴肺。

（2）饮食相染，从口入侵：口气通于胃，温邪从口腔而入，可直犯胃腑及肠道。邪从口腔而入，多系饮食不洁所致，如《诸病源候论》说："人有因吉凶坐席饮啖，而有外邪恶毒之气，随食饮入五脏，沉滞在内，流注于外，使人肢体沉重，心腹绞痛，乍瘥乍发，以其因食得之，故谓之食注。"湿温、霍乱等湿热性质的温病，感邪途径多属于这一类型。

（3）接触相染，从皮毛而入：与某些具有传染性的温病患者直接接触，病邪可从皮毛而入，染易其人。此外，接触疫水而感邪发病，也属于接触相染之列。在温病学说产生之前，主要认为病邪是从皮毛而入的。而温病学家提出的"邪从口鼻而入"，较之前人有了发展。但应注意的是，古人对外邪感受途径的认识，往往是通过其发病初起的症状特点而推断出来的。如初起时出现表证，则认为外邪是从皮毛而入的；初起时出现肺卫症状，则认为外邪是从鼻而吸入的；如初起时出现腹痛、腹泻等症状，就认为外邪是从口通过饮食而入的。

3. 发病类型

（1）新感温病：新感温病，是指感邪后立即发病的一类温病。新感温病的特点是：初起病邪在表，一般无里热证，以发热、恶寒、无汗或少汗、头痛、咳嗽、舌苔薄白、脉浮数等卫分症状为主。由于体质因素不同，抗病力有差异，以及感邪轻重有区别，故温邪的传变情况各有不同：有按卫气营血层次呈渐进性深入者；有自肺卫内陷心营者。总之，传变趋向是自表入里，由浅入深。一般新感温病较伏气温病病情轻、病程短。初起治疗以解表透邪为大法。若治疗得当，邪自外解，预后较好。应注意的是，有的温病虽然初起时也以里热证为主要表现，但其临床特点若与当时的时令主气致病特点相符合，也属于新感温病。如暑温，初起时可表现为阳明里热见证，但其发生于夏暑之时，与暑邪的致病特点相符，所以属于新感温病。属新感温病的有风温、暑温、秋燥、湿温、大头瘟、烂喉痧等。

（2）伏气温病：伏气温病又称伏邪温病，是指感邪后未即发病，邪气伏藏，逾时而发的温病。阴精不足的体质易患伏邪温病。伏邪温病的特点是：

病发即显现一派里热证候，若无外邪诱发，一般无表证。初起以灼热、烦躁、口渴、尿赤、舌红等里热表现为主。其传变趋向是：伏邪由里达表，则邪势衰退，病情好转；伏邪进一步内陷深入，则病情加重。伏气温病病情较重，病程较长。若伏邪不能外达或透邪不尽则病情反复，变证迭起，病难速愈。伏气温病的治疗，初起即以清泄里热为主。属伏气温病的有春温、伏暑等。

以上两种发病类型，属于一般发病规律和证候类型，临床上也有特殊表现者，例如新感温病中的暑温，初起即病多在里而少表证。

新感与伏邪的概念，是根据感邪后是否立即发病而相区别，但实际上对感邪的迟早难于确定，主要还需通过对临床表现的分析，以明确温病初起病发于表或病发于里。病发于表者为新感温病，病发于里者多系伏气温病。当然，还要参照发病的季节。新感和伏邪学说，主要是用以说明不同类型温病的发病和证候特点。如，叶天士既提出了"温邪上受，首先犯肺"的新感温病概念，又提出了"冬令收藏未固……寒邪深伏，已经化热"的伏气温病概念。提出新感温病和伏气温病的目的，主要是把临床上各种各样复杂的温病进行分类，执简驭繁，有利于区别病位浅深、判断病情轻重、掌握传变趋势、确定治疗方法。

（三）辨证方法

温病的辨证方法由明、清温病学家所开创，虽导源于中医的基础理论，但又不同于《伤寒论》的六经辨证，主要包括卫气营血辨证和三焦辨证理论。

1. 卫气营血辨证　卫气营血辨证理论是清代温病学家叶天士创立的。叶氏根据自己的临床实践，对温病病机的演变规律、病程发展的阶段性等进行了深入的观察，并结合《黄帝内经》及历代医学家有关营卫气血的论述，将其引申发挥，形成了卫气营血辨证理论。卫气营血辨证对温病的病理变化及证候类型进行了高度概括，从而有效地指导了温病的治疗。

卫气营血本来是指维持人体生命活动的精微物质，其分布有表里层次的区别：卫敷布于肌表，气充养全身，营、血行于脉中，血是营气注于脉化赤而成。卫、气分布的层次较浅，营、血分布的层次较深。卫气营血的作用各不相同。叶天士所创建的卫气营血理论，以卫气营血来概括病变的浅深部位及病情的轻重程度，即外邪先犯于卫，继则发展至气，再影响到营，最后深入到血，分别称为卫分证、气分证、营分证和血分证。温邪一旦入侵人体，一方面体内防御机能被激发，出现一系列的正邪相争的反应，另一方面是温邪导致卫气营血及有关脏器功能失调及实质损害。一般而言，病邪在卫分、气分以功能失调为主，营分、血分的病变则以实质损害为主。卫气营血代表了温病发展过程中的几个主要阶段，卫属表，气、营、血都属里，其中气较浅，营较深，而血更深。

卫分证是温邪初袭人体，引起以卫外功能失调为主要表现的一种证候类型，属于外感病表证的范畴。气分证是温邪在里，引起人体脏腑或组织气机活动失常的一种证候类型，属于外感病里证的范畴，同时也包括了半表半里证在内。气分证的病变较广泛，凡温邪不在卫分，又未传入营（血）分，都属气分证范围，涉及的病变部位主要有肺、胃、脾、肠、胆、膜原、胸膈等。营分证是温邪犯于营分，引起以热邪盛于营分，灼伤营阴为主要病理变化的一类证候，也属于外感病里证范畴。温邪入营，脏器组织的实质损害较为明显，而有关的功能障碍更为严重，特别是以营热阴伤，扰乱心神为主要特点。血分证是热邪发展到血分，引起以血热亢盛、动血耗血为主要病理变化的一类证候，也属于外感病里证范畴。温邪深入血分，病变已属极期或后期，病情较为危重。卫气营血辨证的意义，一是明确病变的浅深层次，二是确定证候类型及病变性质，三是为确立正确的治法提供依据。

卫分证包括温热犯卫、湿温犯卫和燥热犯卫等证候；气分证包括热邪壅肺、热郁胆腑、热郁胸膈、热炽阳明经、热结阳明腑和湿热内郁脾胃等证候；营分证包括热伤营阴、卫营同病、气营两燔、热入心包等证候；血分证包括热盛动血、气血两燔、热盛动风、阴虚生风、真阴亏损等证候。

2. 三焦辨证　三焦辨证理论是清代温病学家吴鞠通所倡导的，主要用以阐述温病发病过程中三焦所属不同脏腑的病变及其传变规律，并在此基础上揭示温病不同阶段的治则。

三焦是上焦、中焦、下焦的合称，早在《黄帝内经》中就已用三焦概念将胸、腹腔分为上、中、下三部，同时，《黄帝内经》还论及了三焦的功能。上焦的生理功能是输布水谷精微于全身，故云"上焦如雾"。中焦的生理功能是饮食在体内的消化、吸收和营养物质的输布，故云"中焦如沤"。下焦的生理功能是排泄食物的糟粕，即粪便和小便，故云"下焦如渎"。此外，三焦还参与机体的水液代谢过程。

吴鞠通系统论述了三焦所属脏腑的病机及其相互传变的规律，从而确立了三焦辨证纲领，并总结出了相应的治疗方药，至此三焦病机辨证学说臻于完善。三焦辨证的重点在于阐明三焦所属脏腑的病机变化、病变部位、证候类型及性质等，所以三焦辨证实质上也是一种脏腑辨证。但是温病学中的三焦辨证还反映了温病的发生、发展及传变规律，也就是说，上焦、中焦、下焦的病变基本分别反映了温病初期、中期、后期的病机特点及温病发展变化过程的大体规律。三焦辨证中的上、中、下三焦分别代表了人体胸、腹内各种脏腑的病变范围，即上焦主要包括胸部的手太阴肺、手少阴心及手厥阴心包，中焦主要包括上腹部的阳明胃、肠及太阴脾，下焦主要包括下腹部的足少阴肾及足厥阴肝。三焦辨证的意义，一是揭示温病的病理变化，二是标示温病在其发病过程中的病位和温病的态势，三是阐明温病的演变趋势。

上焦病变主要有温邪犯肺、逆传心包、湿热阻肺和痰热蒙蔽心包等证候；中焦病变主要有温热入胃、温热结肠、湿热困阻脾胃和湿热结于肠腑等证候；下焦病变主要有肾精亏损、虚风内动和湿热下注等证候。

目前，临床医生在流感的治疗过程中，运用以上病因及发病学说对临床病例进行分析，进而采用不同辨治方法对患者进行治疗，取得了良好的疗效。

第三节　流行性感冒的中医临床诊疗实践

一、流感的临床特点

在所有涉及疾病流行特点的文献中，都对流感的发病季节、人群感染比例以及传播方式进行了详细的记载。流感的流行与当年气候特点密切相关，综合文献记载，一般来说如果当年气候变化异常，应寒反暖，或多雨潮湿等，都可以给疫疠之气的形成提供环境。疫疠邪气性质猛烈，传变迅速，可引起大范围的流行，一般冬春季节多发。近年来随着大气环境破坏和污染的影响，生物物种变化规律变得紊乱，夏秋季节也时有流行，治疗时应当考虑不同季节的不同致病特点。

中医认为，天虚、人虚、邪毒干人是传染性疾病发病和流行的必要条件。现代温室效应、暖冬等气候大环境的改变，人们生活方式和防病治病观念的转变，新的用药习惯的形成，都使人们的体质受到相应影响。气候环境的改变所致病邪性质的变化，也是当代疾病谱变化的主要原因。流感属于当代的常见病、多发病，随着社会的发展，流感的发病也呈现出新的变化和特点，疾病表现更加复杂。

多数人在发病前使用过流感疫苗、抗生素和输液等治疗，人们体质有所改变，"阳常有余，阴常不足"的特点不再明显，阴寒内盛，阳气受累较为多见。随着生活水平的提高，粗茶淡饭，艰苦劳作者已不再多见，取而代之的是肥甘厚味，以车代步和养尊处优，以致湿热内蕴，里热内盛，若风寒侵袭肌表，极易形成客寒包火之象。生活节奏加快，社会竞争加剧，情志抑郁致内热易盛，劳倦思虑致脾虚气弱，熬夜费脑致肾虚早衰，一遇外邪则易内外感召，出现多经合病、并病的复杂表现。其时表邪犹存，内热已炽，邪毒未尽，正气已虚，已非麻、桂、银、翘所能当。人们体质或者表现为阴寒内盛，阳气受损；或者表现为里热内盛，阴津不足。加上部分患者习惯于自疗、就近投医和首先接受西医治疗，寻求中医诊治者常常已经过西药治疗或者迁延时日，导致中医临诊时，单纯风寒外感、风热外感并不多见，临床表现多较复杂，病邪由表及里，甚则充斥三阳，深入营血。有学者认为，近几年流行外感最显著的特点是：①表寒里热；②卫气同病兼有血热；③化热入里肺经传变为必经之路。所以，症状表现具有共同的特点：发热，恶寒，舌红苔黄厚腻。治疗流感时，必须明确病机，辨证论治，因人而异。

二、流感的中医辨证论治

本病的特点是来势凶猛，传变迅速，发病后人体三阳经，首先受邪，单纯以卫表症状出现的很少。也就是说，卫表症状出现的时间很短，甚至没有单纯的表证期，大多是在表证出现不久很快就出现里热证的表现，表现为表证和里热证并存的现象。但如治疗得当，则较少特殊病理传变发生。也有少量患者因邪气过盛或治疗不及时导致邪气入里，出现热邪壅肺、高热惊厥等情况，以小儿多见。

（一）流感的治疗原则

中医治疗学中的方法很多，有审因论治、谨守病机、通常达变，对外感温热病的治疗具有普遍指导意义。临证时必因人、因时、因地进行具体分析，辨证求因，抓住病机。证同法同，证变法异，知常达变，既遵原则，又不墨守成规，灵活运用，方能切中变化多端的病情。

1. 未病先防，既病防变　流感是邪从外受，故病变初起邪气多在太阳或肺卫，偏肌表，病轻邪浅，治疗较易。倘若延误治疗或失治，正气受伤，或因邪气暴戾，正不敌邪，则可内传，从而使病证由表入里，由浅到深，由轻变重，由局部发展至全身，复杂难治，甚至形成病久传化、良医弗为的局面。

流感常常染及他人，甚至阖家沿街。因此，当流感流行之时，不病之人除加强身体锻炼，增强正气卫外能力外，还应服药预防，抵御邪气侵袭，做到《素问·四气调神大论》所说的"不治已病治未病，不治已乱治未乱"。既病之人，则应做到早期发现，及时治疗，救治于萌芽之时，防止其传变。

2. 天人相应，三因制宜　《灵枢·岁露论》说："人与天地相参也，与日月相应也。"人类疾病的发生和发展变化，受着天地间自然界变化规律的影响。因此，对于流感的治疗，要掌握天时，了解地域，熟悉体质特点，做到因时、因地、因人治宜。

（1）因时制宜：四时气候各不相同，即使是由同一种邪气所致的感冒，因发病季节不同，治疗也应有所区别。如春夏之时，表散宜轻，以防伤正；秋冬之日，表散宜峻，以利逐邪。就致病特点而论，不同季节，亦各有不同，如春月偏温，病多风热为患；夏季炎热，病多暑热；长夏湿气偏胜，病多湿热而成；秋季主气为燥，病多风夹燥邪所致；冬季寒冷，病多风寒外袭而生。因此春夏用药多寒凉，长夏多用芳化，秋季多用辛润，冬季多用辛温，各随其时，区别用药，才能收到满意效果。

不但四时不同的气候对人体有着不同的影响，就是同一季节，每日之间，由于风雨、寒热、晦明有别，对人体的生理、病理也有着不同的影响。因此，在确定治法、遣方用药时，亦应有所区别。比如，同是冬季感受风寒之证，当天阴雪飘，寒风凛冽时，治疗当用辛温峻剂；然天晴日朗，温和偏暖之时，虽然仍用辛温发散之剂，但用药宜轻宜缓。又如，同是夏季暑湿之证，若天气晴朗，气温不高，此时用药宜轻宜缓，不可清透太过，徒伤正气；若淫雨不止，酷暑不消之时，用药宜重宜速，清热解暑，轻宣芳化并施，方可使邪去正安。

另外，昼夜晨昏，正气消长不同，疾病的轻重变化也随之而异。就感冒而论，一般早晨至午前较轻，午后至夜半加重。这与《灵枢·顺气一日分为四时》"夫百病者，多以旦慧昼安，夕加夜甚"的论述是相符的。这是因为，"朝则人气始生，病气衰，故旦慧；日中人气长，长则胜邪，故安；夕则人气始衰，邪气始生，故加；夜半人气入藏，邪气独居于身，故甚也"。说明昼夜晨昏的变化不仅影响着人体的正气消长，同时与病理变化和证候的微甚亦密切相关。因此，治疗时又需参考昼夜晨昏的变化而确定不同给药剂量。一般来说，晨起给药，其量宜轻；午间给药，次之；黄昏给药，宜重。

（2）因地制宜：不同地区，气候环境不同，人们的生活习惯不同，因而对发病特点和治疗也有一定的影响。比如，东南地势卑湿，选方用药多参祛湿之品；西北地高寒凉，选方用药多伍辛温之味等。

（3）因人制宜：人的禀赋不同，体质有差异，脏腑有偏阴偏阳之区别，正如《医学心传》所说："凡人阴脏、阳脏、平脏，本性使然。"此外，后天生活习性不同，也能使机体内在环境有所差异，如偏嗜辛辣肥甘者，其体阳热偏盛；恣啖寒凉者，其体阴气偏盛。由于机体阴阳、寒热有别，治疗时亦应有所区别，如阳虚阴盛者，表散之中多配伍温阳之品；阳盛阴虚者，表散的同时多配伍滋阴药物。就感冒而言，一般阳虚阴盛之人，多易感受风寒，治当辛温发散；阳盛阴虚之人，多易感受风热，治当辛凉解表；痰湿偏盛者，又宜配合燥湿化痰之品。

区分长幼，辨别强羸，也是因人制宜不可忽略的一个方面。一般来说，体质强壮者，肌肤致密，正气强盛，汗散可峻；体质羸弱者，肌肤疏松，正气不足，汗散应缓。垂暮老人，阳气已虚；童稚之子，阴气未长。因此，老人感冒，汗散之中注意养阳；小儿感冒，汗散之时应顾护阴液。知其强羸有别，童叟有异，治疗方不致误。

因人制宜还要注意男女有别。在通常情况下，妇女感冒，其治疗方法大致与男子相同。但在经、孕、产、乳期间，治疗就有异于男性。月经期间，需要加入养血升散之品。妊娠期间，在解表散邪的同时，应当注意顾护胎气，凡药有伤胎之弊者，均不可用。产、乳期间，汗散不但宜轻宜缓，而且亦应加入养血之品，如过于汗散，必危殆立至。

3. 明辨标本，治分缓急　流感在治疗时要辨标本，就是要弄清楚病变过程中的各种现象和本质，因为只有在明白了标本以后，才不至于被错综复杂、变化万端的各种临床表现所迷惑，治疗才能步骤井然，有条不紊。正如《素问·标本病传论》所说："知标本者，万举万当；不知标本，是谓妄行。"

（1）治病求本：一般来说，流感的治疗，首先是治本。因为本质问题解决了，标象也就会自然消失。如外感风热，邪在肺卫，出现发热、恶风、咳嗽痰黄、咽燥、头痛、舌苔薄黄、脉浮数时，其发病原因是本，临床表现是标。治疗时只要抓住病因"风热"，疏风泄热，轻宣肺气以治本，作为标象的各种临床表现即可解除。

（2）急则治标："治病必求于本"这是一般的规律，如果标急且重，就要舍本治标，即《素问·标本病传论》所说："病发而不足，标而本之，先治其标，后治其本。"比如，原患风寒感冒，寒热身痛，误下后伤及脾胃，以致表证未除，又见大便溏泄、清谷不化之里虚寒证。以标本而论，感冒是本，下利是标。此时，里气已虚，不但不能抗邪外出，且有虚脱、亡阳之虞。因此，治疗当舍本治标，先治里虚寒证，待里气恢复，溏泄已止，再治感冒，即所谓"急则治其标，缓则治其本"。倘若先行解表，不但感冒不愈，反因汗散更虚其阳，导致上下两脱之危候。

（3）标本同治：流感的治疗，有时需要从本图治，有时又要先治其标。但其病变之中，标本相移，相互影响，若单治其标，其本不解；但顾其本，其标不除，治疗时必须标本同治。如素有咳嗽痰喘之人，又患风寒感冒，由于风寒束肺，肺气失宣，必使咳喘加重；痰饮内伏，壅遏肺气，必使感冒难愈。当此标本相互影响之时，治疗就应解表散寒，化痰平喘，做到标本兼顾，方能使疾病痊愈。

4. 明辨病位，治分表里　对外感热病的治疗，早在《素问·热论》中就提出了"未满三日者，可汗而已；其满三日者，可泄而已"。这就是根据病程把外感热病分为表里两大类型，未满三日者病在表，故用发汗透邪法可以治愈，已满三日者病在里，可通过泄热而治愈。这里所说的治分表里，实际上是指明确病变部位和病变阶段，并不意味只需分表里就可以了。特别是里证，包括的内容相当广泛，即使在表证中也有不同性质的病症。另外，同时在表证和里证之间又可能出现有一种过渡性质的表里同病之证。例如：张仲景在《伤寒论》中所论述的六经辨证，其中太阳病属表证，少阳病属半表半里证，阳明病属里证。在病变过程中，三阳病既可以单独出现，也可以见两经、三经同病、合病或并病，如明太同病、太少同病、明少同病或三阳同病。叶天士提出的卫气营血辨证，其中卫分证属表证，气分证、营分证、血分证属里证。在病变过程中，四类证候即可以单独出现，也可以见卫气同病、卫营同病。由于病变部位有表里不同，并发生各种病理变化，所以有各种不同的治法。当病邪在表时，不论是太阳病还是卫分证，治疗的原则都应使病邪从外而解，所以都用解表法治疗。此时若投用攻逐里邪的药物，可能会导致正气损伤，并引起在表的病邪内陷。当病邪入里而出现各种里证时，又应视病变具体部位和性质的不同而采用各种治法。

在外感热病的治疗中，明确病变部位和病变阶段是至关重要的。然而，在临床上对于病变部位和病变阶段的划分却往往没有截然的界限，有时可出现数个病变部位同时存在的情况，使得病情较为复杂，此时就要求各种治法能适应病情而灵活配合。以表里而言，有表证未罢而里证已现，或里证阶段又兼见表证者，在治疗时就有"先表后里"、"先里后表"、"表里同解"等治法。以外感热病的六经传变而言，有两经或三经证候同时出现的"合病"，也有一经证候未罢而又出现另一经证候的"并病"。以卫气营血传变而言，也有卫气同病、卫营同病、气营两燔、气血两燔等复杂病证。以三焦传变而言，既有上焦证未解而中焦证已著的肺胃热盛等证，又有中焦热邪燔炽或热实互结而下焦阴液已伤的土盛克水之证。以脏腑病变而言，虽然外感热病多数是以某一脏腑为病变中心，但在病变过程中却往往又可波及其他脏腑，造成多脏腑的病变，如风温以肺为病变中心，但可发生胃热亢盛、热结肠腑、逆传心包等其他脏腑的病证。对于上述这类病情复杂的病证，在治疗立法时，必须按照各脏腑、经络病变的轻重缓急，把各种治法酌情配合起来运用或分先后而用，或合并而用。因此，提出治分表里，还要求在分清病变部位和病变阶段的前提下，能知常达变，灵活确立治法。

5. 把握分寸，方法适度　正气有强弱，受邪有轻重，所以感冒之后，其病变轻重、浅深各不相同。因此，治疗应当把握证情变化的分寸，恰当施法，才能提高治疗效果。

（1）辨别寒热，治分温凉：六淫中的风邪是感冒的主要病因。然四时气候不同，风邪往往夹不同的时气为患，其中以风寒和风热为多见。所以，最常见的证候是风寒证和风热证。治疗时，首先辨清病变是偏于风寒，还是偏于风热，风寒宜辛温，风热宜辛凉，这是两大基本治法。临证时尚需灵活运用，如风寒化热而寒邪未尽，表现寒热错杂之候，又宜在辛凉解表之中，略佐辛温透邪之品，温凉同用，则寒热自除。

（2）权衡轻重，汗分缓急：发汗虽可散邪，若汗不得法，则伤阳耗液。所以，阳气不足，或阴血衰少之人，虽病感冒，亦不可强行发汗，纵有需要发汗者，亦应补散兼施。至于体实不虚之人，发汗虽属正治，但应如《伤寒论》所说："遍身漐漐微似有汗者益佳，不可令如水流漓。"《景岳全书·伤寒典上》中说得更明白："取汗之法，当取于自然，不宜急暴。但服以汤剂，盖令温暖，使得津津微汗，稍令久之，则手足俱周，遍身通达，邪无不散矣。若一时逼之，致使如淋如洗，则急遽间卫气已达，而营气未周，反有不到之处，且恐大伤元气，非善法也。"一般来说，以发汗治疗感冒时，若体壮邪实，表证急重者，可峻药急汗。在使用峻汗药的同时，应"吸粥助药，温覆助汗"，使汗散邪解，病可自除。若体质偏虚，或表证轻缓者，应投轻剂、小剂，或峻剂缓投以缓汗，使正气充沛，药力周行，则邪随缓汗而解，且正气不伤。另外，邪在三阳宜汗者，因邪浅正盛，可以急汗；邪在三阴宜汗者，因邪深正怯，治当缓汗。

（3）三阳合病，治其主经：感冒之中，常有三阳合病发生，即太阳、阳明少阳三经证候同时出现。对于此类病证的治疗，应辨清主次而治其主经。如三阳合病，以太阳经证为主者，虽有阳明、少阳经证，但证情轻微，治疗当小发其汗，待汗出表解，少阳之郁可从表散，阳明里热亦可从表外泄。如果三阳合病以少阳经证为主，而太阳、阳明经证轻微，治疗则应和解少阳。因为少阳为枢，当枢机和利，上下宣通，内外畅达，则三阳之邪均可得解。《伤寒论》99条"伤寒四五日，身热，恶风，颈项强，胁下满，手足温而渴者，小柴胡汤主之"，即属此类例证。如果三阳合病，热邪充斥上下内外，而以阳明里热为主者，则应以清泄阳明为治。因为热盛于里，若从太阳之表发汗，则津液愈伤，而胃热愈深；若从少阳而行和解，则里热难达，只有清泄阳明，方可折其热势，保津护从阴不使生变。《伤寒论》219条以白虎汤治疗"三阳合病，腹满身重，难以转侧，口不仁，面垢，谵语遗尿……若自汗出者"，即是三阳合病重在阳明的例证。

（4）两感寒邪，寒温有序：如果机体阳气不足，感冒风寒，阴阳两经表里同病，即称两感寒邪，对于本类证候，由于里虚不耐发散，故治应温阳散寒并施，以冀祛邪救正。但应明确，温阳的方法应随病情而异，若中阳虚而外感者，宜温中阳解表邪；若肾阳不足而外感者，宜温肾阳解表邪。解表的方法也应随邪之微甚而有所区别，如寒邪较重，可用辛散；如寒邪轻缓，可以辛甘相合。《伤寒论》麻黄附子细辛汤、麻黄附子甘草汤即为太少两感而设。前者表邪较重，后者表邪较轻。两感寒邪，温、汗并施是其常法。倘若里虚严重，不救其里，则正气不支，又应先行温里，或温中阳，或温肾阳，俾阳气恢复，若表邪仍在，尚可再解表邪。由此可知，对于两感寒邪之感冒的治疗，应当做到汗、温有序，才能邪去正安。

6. 祛邪扶正，相宜而施　外感热病是正邪对立斗争的过程，因而在治疗时除了要重视祛邪外，还必须顾护人体的正气，做到祛除病邪和顾护正气二者兼顾。

首先要明确"祛邪以安正"。在外感热病治疗中所采取的一切祛邪措施，其最终目的都是为了使正气不受病邪的损害，通过祛除病邪来保护正气。同时，在运用祛邪法时，必须处处注意不可妄用攻伐，以免损伤正气，更不能"只见病不见人"，不管正气的盛衰存亡，而一味攻邪，这样不仅达不到祛邪的目的，还会导致各种变证，严重时可造成病人正气外脱而亡。因此，在运用攻邪法时应时时顾及正气，做到中病即止，不可过剂。早在《素问·五常政大论》中就提出了"大毒治病，十去其六，常毒治病，十去其七，小毒治病，十去其八，无毒治病，十去其九。骨肉果菜，食养尽之，无使过之，伤其正也"。张景岳进而明确指出："用攻之法，贵乎察得其真，不可过也。"也是强调用攻邪法时，必须恰到好处，不能过用以伤害正气。

其次，在使用祛邪法时，必须注意病人的体质和正气状况。叶天士在《温热论》中说："如面色白者，须要顾其阳气，湿胜则阳微也。法应清凉，然到十分之六、七，即不可过于寒凉，恐成功反弃。何以故耶？湿热一去，阳亦衰微也。面色苍者，须要顾其津液，清凉到十分之六七，往往热减身寒者，不可就云虚寒而投补剂，恐炉烟虽熄，灰中有火也。"这一段论述指出了对素体阳气不足而感受湿热之邪者，在使用清热法时应特别慎重，以免寒凉之品更伤阳气；素体阴虚内热者，在热清之后，如妄用补剂，特别是甘温补气之品往往容易余热复起。

此外，如果在外感热病过程中出现了人体阴液或阳气明显耗伤，则应考虑使用扶正之法，包括养阴和助阳。在必要的情况下使用扶正，不仅可以补充正气的损伤，而且通过扶正能够调动机体内部的抗病能力，有助于驱邪外出，即所谓"扶正达邪"。至于到外感热病后期，正气耗伤较明显而病邪已衰，此时扶正法更是主要的治法。由于外感热病易化燥伤阴，所以顾护阴液在外感热病的治疗中有特别重要的意义。然而，也有因病人素体阳虚，或热邪耗伤阳气，或寒邪、湿邪等阴邪损伤阳气，或阴伤及阳等原因而造成阳气受伤，所以在外感热病的治疗中也不可忽视保护或补益阳气。正如戴天章所说："疫邪为热症，伤阴者多。然亦有用药太过而反伤阳者，则补阴补阳又当酌其轻重，不可偏废。"

在外感热病的治疗中，要正确处理好祛邪与扶正的关系，就必须掌握好病变过程中正邪双方力量的消长情况。以外感热病来说，在病变过程中表现为纯实或纯虚者并不多见，往往是邪实与正气有不同程度的受伤二者并存。从外感热病的发展过程来看，正邪双方消长的总趋势是由实转虚，具体来说，在病的前期邪气盛而正气较为充实，正邪抗争剧烈，故呈实证表现。此时如正胜邪祛，病变即终止发展而转愈；如邪胜而正气不敌，病变可继续发展。在这一阶段，正气的受伤多不显著，所以治疗以祛邪为主，必要时可适当配合扶正之法。在病变的后期，病邪多减退而正气亦虚，故呈虚证表现。此时如果邪退正复则愈；如邪虽衰而余邪久留不去，正气已虚，多表现为虚衰病证，尤以阴虚而余热不尽多见；如正气大衰而病邪乘机内陷，则会出现一系列危重见证，甚则正气外脱而亡。这一阶段的治疗，多以扶正为主，并视病邪的多少盛衰而佐以祛邪。吴鞠通在《温病条辨》中根据温病三焦不同阶段而分别运用祛邪与存阴之法，他指出："在上焦以清邪为主，清邪之后，必继以存阴；在下焦以存阴为主，存阴之先，若邪尚有余，必先以搜邪。"由此可见，掌握正邪双方的消长，是为了正确地运用祛邪和扶正的治法，即以正邪虚实为依据，确定攻补的主次轻重。当然，以上所说的是外感热病过程中正邪消长的一般情况，但由于病邪和人体正气的情况各不相同，临床上也常有例外的情况。如有些外感热病患者在疾病的早期即有正虚不能敌邪，甚至发生亡阴、亡阳之变，此时就必须急予扶正之剂以救阴回阳，然后再用祛邪之法，有时亦可祛邪与扶正并用。对外感热病过程中正邪双方的消长情况掌握不准，就会在运用祛邪与扶正治法的尺度上发生错误。若邪盛时误投补剂可出现资助病邪或病邪胶着不去的后果。反之，若正气已大虚而施用汗、下、清等祛邪法太过或不当用而用之，必然进一步耗伤正气，造成病邪深陷或正气外亡。另外，在正气大虚之时，运用祛邪药也每可发生"正虚不能运药"的情况，即祛邪药不能发挥药效。因而对外感热病的治疗，在祛邪时不能忽略正气的状况，必要时可佐以扶正；在扶正时不能忽视邪气的存在，有邪者则应配合祛邪。

7. 证有兼夹，治当兼顾 感冒虽是六淫致病，但人体各异，内在环境有别，在发病过程中，又多兼他邪为患。治疗时，既要解散表邪，又要兼顾其他兼夹邪气。依据所夹邪气的不同，其常用治法，主要有解表化饮、解表消食、解表化湿、解表清里、理气解表等。

（二）流感常见证候的辨证论治

流感的共同之处是：发病急，全身中毒症状明显；均有发热恶寒，发热一般在39℃以上；呈现头痛、全身酸痛、乏力、鼻塞、流鼻涕、伴咳嗽、咽痛、纳呆等症状。通过主症分析统计表明，发热出现率为100%；其次是头痛、身痛、恶风寒、咽红、舌红、尿黄等，均占70%以上；大约20%患者出现口渴、咳嗽、鼻塞、项强、呕吐、腹痛、鼻衄、脉濡数或浮数或洪数等。

流感由于感染的疫疠之邪毒性强弱不同，发生的季节和地域环境的差异，兼夹六淫时气的致病特点各异，必然导致临床见证的复杂性。治疗时应当圆机活法，不可拘泥。综合临床所见及各家的论述，可归纳为以下证候及治法。

1. 风寒束表证

主症：①恶寒重，发热，无汗；②肢体酸痛或头项强；③鼻塞声重，时流清涕。

兼症：①咳嗽，痰多稀薄；②头重，身困；③胸闷，喘促，泛恶，不食。

舌脉：舌苔薄白或薄腻，脉浮紧。

治法：辛温解表。

方药：麻黄汤、荆防败毒散或香苏散。

2. 风邪伤卫，营卫不和证

主症：①发热，恶风；②汗出；③头项强痛。

兼症：①鼻流清涕；②咳嗽。

舌脉：舌淡红苔薄白，脉浮缓。

治法：调和营卫，祛风解肌。

方药：桂枝汤或桂枝加厚朴杏子汤。

3. 风热袭卫证

主症：①发热，微恶风寒，无汗，头痛；②鼻塞，流黄涕，咳嗽，咽红干痛。

兼症：微汗，干渴，咯痰黄稠。

舌脉：舌尖红苔薄黄，脉浮数。

治法：辛凉解表。

方药：银翘散或清解汤。

4. 热郁肺卫证

主症：①发热，微恶风寒；②有汗；③咳嗽、咽干、口渴。

兼症：①头痛身楚；②心烦。

舌脉：舌边尖红苔薄黄，脉浮数。

治法：辛凉解表，宣肺止咳。

方药：桑菊饮。

5. 风寒表湿证

主症：①恶寒发热；②头胀如裹。

兼症：①鼻塞流涕；②咳嗽；③肢体疼痛或一身尽痛。

舌脉：舌苔白润或薄白而腻，脉濡。

治法：发汗祛湿。

方药：羌活胜湿汤、九味羌活汤、神术散、麻黄加术汤或藿香正气散。

6. 湿热郁表证

主症：午后发热，身热不扬，头痛头胀，头重如裹，恶寒，身重疼痛，口不渴，胸闷不饥。

舌脉：舌苔白腻，脉濡

治法：清热化湿解表。

方药：三仁汤或甘露消毒丹。

7. 暑湿证

主症：①身热不扬，微恶风寒，汗出热不解；②头身重，胸脘痞满，纳呆。

兼症：口干不欲饮，心烦，倦怠，小便黄少，或大便溏泄。

治法：祛暑解表。

方药：新加香薷饮、六一散、白虎加苍术汤或东垣清暑益气汤。

8. 暑热证

主症：①发热，微恶风寒，汗出热不退；②心烦，口渴，咽痛。

兼症：骨节疼痛，头昏或头痛，倦怠，小便短赤。

治法：清热解暑，益气生津。

方药：清络饮、竹叶石膏汤、王氏清暑益气汤或白虎加人参汤。

9. 凉燥犯肺证

主症：①发热轻恶寒较重；②头痛无汗；③鼻燥咽干；④咳嗽痰少。

兼症：唇燥不渴，皮肤干燥。

舌脉：舌淡红苔薄白少津，脉浮。

治法：轻宣凉燥，理肺化痰。

方药：杏苏散或止嗽散。

10. 温燥伤肺证

主症：①发热而微恶风寒，头痛，少汗；②无痰；③咽干鼻燥，口渴。

兼症：咽痛，咳甚胸痛，鼻出血，皮肤燥热。

舌脉：舌尖边红苔薄黄而干，脉浮数。

治法：清燥润肺，益气养阴。

方药：清燥救肺汤、桑杏汤、沙参麦冬汤或翘荷汤。

11. 气分热盛证

主症：发热不恶寒，反恶热，心烦，汗多，口渴。

舌脉：舌红，苔薄白或薄黄，脉滑数或洪大。

治法：清泄气热。

方药：白虎汤。

12. 阳明腑实证

主症：汗出热不退，潮热谵语，腹胀满，便秘。

舌脉：舌红苔黄腻，脉沉实或滑数。

治法：清热攻下。

方药：大承气汤。

13. 邪居半表半里证

主症：①寒热往来；②胸胁苦满；③口苦，咽干，目眩。

兼症：①默默不欲食，心烦喜呕；②耳聋，目赤。

舌脉：舌淡红苔薄白或薄黄，脉弦。

治法：和解清热。

方药：小柴胡汤或蒿芩清胆汤。

14. 邪犯膜原证

主症：发热，微恶风寒，恶心呕吐，腹痛腹泻，尿黄而少。

舌脉：舌淡红，脉浮滑而数。

治法：开达膜原。

方药：达原饮。

15. 表寒肺热证

主症：①恶寒发热；②咳嗽，气喘，鼻扇息粗；③汗出烦躁，口渴。

兼症：①鼻塞声重；②尿黄，便秘；③身痛。

舌脉：舌红苔薄白或薄黄，脉浮数。

治法：散寒清热。

方药：大青龙汤、麻杏石甘汤或定喘汤。

16. 脾气虚兼外感

主症：①恶寒，发热，鼻塞流清涕；②恶风汗出；③食欲不振，食后脘腹胀满，大便溏；④肢倦无力，少气懒言。

兼症：头痛，肢节酸痛，面色苍白或微黄，咳嗽吐痰。

舌脉：舌淡或淡胖有齿痕苔薄白，脉弱无力。

治法：益气健脾，祛风解表。

方药：参苓白术散加荆芥、防风；四君子汤加苏叶、苍耳子；补中益气汤加味。

17. 肺气虚兼外感

主症：①恶风或恶寒，发热；②自汗，鼻塞，流清涕；③咳嗽无力，身楚倦怠；④呼吸短促，动则尤甚。

兼症：头痛头昏，胸痞满闷，痰涎清稀。

舌脉：舌质淡，苔薄白，脉浮虚。

治法：益气补肺，疏风固表。

方药：玉屏风散或黄芪桂枝五物汤。

18. 脾肺气虚兼外感

主症：①恶寒发热，或恶风自汗；②鼻塞流清涕；③咳嗽吐痰，痰多稀白；④气短，声低神疲，倦怠无力；⑤食少，脘腹胀满；⑥大便稀溏。

兼症：胸闷喘息，头身疼痛，面色㿠白或萎黄。

舌脉：舌淡苔白，脉细弱。

治法：健脾补肺，益气解表。

方药：六君子汤加味或七味白术散加味。

19. 脾阳虚兼外感

主症：①畏寒发热；②鼻流清涕，头痛身楚；③食少便溏，四肢不温；④脘腹胀满。

兼症：面色少华，腹痛喜暖喜按，面浮肢肿。

舌脉：舌胖嫩而淡苔白薄腻，脉浮缓。

治法：温中健脾，益气解表。

方药：黄芪建中汤、桂枝人参汤或理中汤加味。

20. 肾阳虚兼外感

主症：①恶寒发热，寒重热轻；②鼻流清涕，形寒肢冷；③腰痛膝软，神疲嗜卧。

兼症：无汗，足寒，声低，面色苍白，夜尿频且清长。

舌脉：舌淡苔白滑，脉沉微或浮大无力。

治法：温阳解表。

方药：麻黄细辛附子汤、桂枝加附子汤或桂枝去芍药加麻辛附子汤。

21. 脾肾阳虚兼外感

主症：①恶寒发热，寒重热清，鼻塞流清涕；②头身冷痛，四肢不温；③腰酸膝冷；④神疲欲卧。

兼症：①无汗，咳嗽痰稀薄，或气逆而喘，动则尤甚；②小便频数，余沥不尽，或夜尿多，或大便溏泄；③男子阳痿，女子带下清稀。

舌脉：舌胖嫩质淡或有齿痕苔白滑，脉沉迟细弱或浮大无力。

治法：温阳解表。

方药：再造散或真武汤加味。

22. 血虚兼外感

主症：①发热恶寒，鼻塞喷嚏；②头痛，无汗或少汗；③唇甲色淡，头晕心悸。

兼症：①鼻流清涕，咳嗽声嘎，颈项拘急；②肌肤枯燥，面色不华，手足麻木，目涩眼干，视物昏花。

舌脉：舌淡苔薄白，脉浮细无力。

治法：养血祛风。

方药：七味葱白饮、荆防四物汤或桂枝四物汤。

23. 肺阴虚兼外感

主症：①发热，微恶风寒，无汗或微汗或盗汗，头痛鼻塞；②口干咽燥；干咳少痰。

兼症：①痰中带血，声音嘶哑；②形体消瘦，颧红，午后潮热。

舌脉：舌红少津苔薄黄，脉细数或浮细而数。

治法：润肺养阴，清热解表。

方药：桑杏汤加味、养阴清肺汤加味或秦艽鳖甲汤。

24. 肾阴虚兼外感

主症：①发热微恶风寒，头痛；②口干咽燥；③盗汗；④腰膝酸软。

兼症：①头晕耳鸣；②足跟疼痛。

舌脉：舌红苔薄白或少苔，脉细数或浮数。

治法：养阴解表。

方药：加减葳蕤汤或青蒿鳖甲汤。

25. 肺肾阴虚兼外感

主症：①发热恶风，头痛；②干咳少痰，或痰中带血，口燥咽干；③腰膝酸软，五心烦热；④盗汗、颧红。

兼症：①头昏乏力，耳鸣，声哑；②或有遗精，或月经量少。

舌脉：舌红少苔或无苔，脉浮数无力或细数。

治法：润肺补肾，清热解表。

方药：百合固金汤加味。

26. 气阴两虚兼外感

主症：①恶寒发热，头痛身楚；②气短汗出，手足心热。

兼症：①鼻塞流涕；②口燥咽干；③神疲懒言，口渴喜饮。

舌脉：舌红少苔、无苔或花剥苔，脉浮细数无力。

治法：益气养阴，祛邪清热。

方药：竹叶石膏汤或白虎加人参汤加玄参。

三、流感的方药使用

在流感辨治的临床研究文献所用的方剂中，共涉及中药 160 多种，其中使用较多的中药有甘草、金银花、黄芩、连翘、板蓝根、柴胡、石膏、桔梗、薄荷、荆芥、大青叶、杏仁、防风等。

古代经典方使用情况：累计使用古代经典方25种，分别是麻黄汤、银翘散、藿香正气散、新加香薷饮、小柴胡汤、大柴胡汤、柴胡桂枝汤、柴平汤、正柴胡饮、达原饮、柴胡达原饮、柴葛解肌汤、葛根芩连汤、三仁汤、三石汤、大青龙汤、小青龙汤、麻杏甘石汤、黄连解毒汤、人参败毒散、荆防败毒散、参苏饮、升降散、甘露消毒丹和清瘟败毒饮。

经验方使用情况：1980年以前使用的经验方有流感合剂、协同处方、三黄石膏汤、流感煎剂和抗流感丸。1981—1990年期间使用的经验方有生石膏煎剂、柴胡升麻滑石汤、感冒合剂、感冒汤、退热解毒饮和解肌退热汤。1991年以后使用的经验方有湿感汤、柴银汤、流感1号方、香薷饮、蓝银汤、羌蒿白虎汤、三阳清解汤、柴葛清透汤、清热解毒饮、清毒退热散、解肌透邪汤、清解汤、邵老经验方、解毒凉血汤、流感合剂、宣解清感饮、银黄石防汤、疏表解毒饮、羌荆石甘汤、银翘板柴汤、抗感袋泡剂、升降解毒汤合柴胡石膏汤、柴胡解热饮、双解汤、抗感Ⅰ号或Ⅱ号、荆防银翘汤、银翘解毒汤、芦青颗粒、清瘟解毒汤、蒿芩板蓝根汤、抗流感颗粒剂、抗流感合剂和通天达地汤。

中成药使用情况：文献中累计使用较多的中成药有13种：双黄连制剂、穿琥宁注射液、银花解毒颗粒、莪术油注射液、小儿咽扁冲剂、痰热清注射液、感康合剂、鱼腥草注射液、清开灵注射液、散寒解热口服液、抗病毒颗粒、复方鱼腥草口服液。

风寒证所用方剂有：穿琥宁注射液、麻黄汤（加减）。较多使用的药物为炙麻黄、桂枝、杏仁。合并肺炎者加鱼腥草、大青叶、板蓝根、金银花、连翘。

风热证所用方剂有：银花解毒颗粒、抗病毒颗粒、小柴胡汤（加减）等。较多使用的药物为金银花、连翘、藿香、板蓝根、大青叶、黄芩、牛蒡子、千层纸、马勃。

风湿证较多使用的药物为板蓝根、大青叶、贯众、茵陈、野菊花、藿香等。

肺热壅盛证所用方剂有：双黄连制剂（气雾剂\注射液\口服液）、升降散、柴葛解肌汤等。较多使用的药物为生石膏、黄芩、杏仁、金银花、板蓝根、大青叶。

阳明热盛证所用方剂有：白虎汤（化裁）。较多使用的药物为黄芩、生石膏、柴胡、知母、金银花、板蓝根。高热者加用紫雪丹等。

暑湿或湿温证所用方剂有：穿琥宁注射液、三石汤（加减）、甘露消毒丹（加减）。较多使用的药物为生石膏、连翘、板蓝根、金银花、茵陈、佩兰、大青叶、石菖蒲、黄芩；为增强清热、解暑、除湿的作用，常加滑石、木通、白茅根、竹叶、六一散等。

"客寒包火"证所用方剂有：柴胡桂枝汤（加减）。较多使用的药物为柴胡、荆芥、防风、桔梗、杏仁、锦灯笼。

卫气同病所用方剂有：双黄连制剂、柴葛解肌汤、银翘散、麻杏石甘汤、白虎汤。较多使用的药物为金银花、连翘、柴胡、黄芩、葛根、石膏、麻黄、板蓝根、大青叶、贯众、牛蒡子、羌活。损气伤阴者加知母、地骨皮、羚羊角粉。

二阳或三阳合病证所用方剂有：银翘散、小柴胡汤、白虎汤、麻杏甘石汤。较多使用的药物为石膏、黄芩、荆芥、葛根、防风。

四、流感中医治法的继承与发展

流感虽然可以不经治疗而自愈，但是对于人类来说，有时似乎并不猛烈的传染病却能造成巨大的危害。中医称流感为时行感冒，多参考时行感冒、风温等辨证论治，长期以来，中医药对流感的防治积累了丰富的经验。针对流感的复杂表现和新变化，当代中医药在继承原有理论的基础上，结合现代流感的特点对中医理论进行了发展和创新，临床治疗总体具有如下趋势和特点。

（一）辛凉辛温，并用除邪

辛温辛凉并施，主要用于温病初起表证郁闭较重者，或表寒表热辨证不明显者，既可提高疗效，又可避免凉遏冰伏之弊。如清末名医张子培有银翘散加麻黄法，何廉臣有桑菊饮加麻黄法，邵步青有银翘散加防风法等。这种治法验之于临床确有很好的效果，随着发热的解除，其他表证亦很快消失。因此在解表法的应用中，有学者认为采取辛凉和辛温并用效果胜过单用辛凉解表。麻黄虽温燥，有多汗伤阴之弊，但不能因此禁锢医家思想，如麻黄与石膏相配，宣肺泄热，相制为用。临床证明，所谓用麻黄之弊，其实不在药而在用，只要运用合理，对于治疗急性热病，同样可以起到"轻可去实"的效果。

邪在卫气营血各个阶段，都须贯穿透邪外达的思想，治疗时应当把握这个原则，务求展布气机，使热邪得以透发，而不可一见火热之证，动辄下苦寒降泄之品，否则药过病所，冰伏气机，闭门留寇，反致邪不外透而内炽，变证蜂起，拖延病程，故提倡银翘散中配荆、麻等辛温之品辛温辛凉同用。有医者于1999年—2004年3月自拟银翘板柴汤治疗流感105例取得较好疗效。方中金银花、连翘、荆芥、防风疏风解表，温凉同用，只要用量适当，善为配伍，并无助热化火之弊，却可增强辛散表邪之力。

（二）卫气同治，表里双解

流感发病初起，表证未除，内热已炽，显属卫气同病，治疗当卫气双解，表里兼顾，因势利导，给邪以出路，不可拘泥于先表后里。若在发热初期只注重表证而忽视里证，易致贻误病机。因为仅用解表法，表邪虽去而里邪不易解，反而会使里热更炽，热邪深入，病情加重。治疗时在解表的基础上兼以清气或凉营，可以明显提高退热效果，又可防止病邪内传，减少并发症，缩短病程。有医者自拟双解汤治疗冬季流感 50 例，其方剂组成为：生石膏 30g^(先煎)、知母 10g、金银花 30g、连翘 10g、荆芥穗 6g^(后下)、薄荷 6g^(后下)、羚羊角粉 0.3g^(分冲)、柴胡 10g、牛蒡子 10g、桑枝 10g、芦茅根 60g、生甘草 6g。此方在疏散外邪的同时，直清气分热毒，可收卫气同治，表里双解之功。与口服抗生素和百服宁对照组 30 例相比较，结果治疗组总有效率 91%，对照组总有效率 80%，疗效明显优于对照组。

清代名医杨栗山指出，伤寒邪气是自外传内，温疫邪气是由内达外。因此，"伤寒多表证，初病发热头痛，未即口燥咽干"；疫邪直行中道，发病即呈现一派里实热毒证候，但在体表也决不可能不发生相应变化，他说："温病皆里证，一发即口燥咽干，未尝不发热头痛。"杨氏依据"有诸内必形诸外"的理论，揭示了体表症状产生的原因。他指出：在温病，邪热内攻，凡见表证，皆里证郁结浮越于外也，虽有表证实无表邪，断无正发汗之理。对于这种情况，则应清里为主。

（三）清热解毒，广而为用

当代临床常常基于对现代疾病的认识来选择和确立方剂，在秉承传统中医药经验基础上，结合中药现代药理研究特点处方用药。现代对清热解毒中药的研究较多，证实其中大多具有明确的抗病毒、抑菌、抗炎等功效。而流感又属于呼吸系统病毒性疾病，受到现代医学思维模式的影响，当代中医在流感的治疗中大量使用清热解毒药的情况比较明显，清热解毒中药的使用频率较高。据统计，现代治疗流感使用的方剂中所涉及中药 160 多种，文献中使用频次 20 次以上的药物依次为甘草、金银花、黄芩、连翘、板蓝根、柴胡、石膏、桔梗、薄荷、荆芥、大青叶、杏仁、防风等。

（四）辨证用药，截断病势

随着 20 世纪 70 年代末"截断疗法"的提出，迅速祛除病原或拦截病邪深入，杜绝疾病的自然发展和迁延，扭转病势，使之向好的方向发展的截断疗法思想逐渐渗透到病毒性疾病的治疗当中。温病"卫之后方言气，营之后方言血"的发展规律，"在卫汗之可也，到气才可清气，入营犹可透热转气……入血就恐耗血动血，直须凉血散血"的治疗法则得到重新界定和认识。流感具有发病急、传变快的特点，因此中药治疗应先证用药，截断病势。有医者用连花清瘟胶囊治疗流感 197 例，并与羚羊感冒胶囊对照组 67 例相比，疗效：试验组 24 小时体温显效率 71.6%，明显高于对照组的 55.2%；中医证候疗效：试验组显效率76.6%，明显高于对照组的59.7%。连花清瘟方以银翘散合麻杏石甘汤化裁，配伍通腑泻肺逐秽之大黄，扶正清肺化瘀之红景天等中药组成。有学者认为，在流感病变早期即应用麻杏石甘汤宣肺泄热；用大黄泻下，不唯通腑，实重在驱逐秽毒，通腑泄肺逐瘀。肺与大肠相表里，腑气下通，肺热自降，从而扭转病机，截断病势，切断其向营血的传变，防止感冒后发生肺炎、心肌炎等疾病。

（五）扶正固本，整体调节

相对于现代医学侧重于对病毒的干预，中医对病毒性疾病的认识和治疗则侧重于宿主即人体本身。所以，重视正气的作用，积极调动人体自身的抗病能力以调和生命状态至阴平阳秘，是中医治疗的特色，正如《素问·刺法论》所说："正气存内，邪不可干。"在扶正思想的指导下，中医治疗的方法除审因论治与辨证治疗相结合外，整体调节与局部对症相结合，扶正祛邪以增强机体免疫功能也始终贯穿于疾病治疗的过程中。近年来对流感的治疗逐渐使用党参、黄芪、红景天、人参等以助生气而御外邪。如有医者于1985—1987年自拟感冒合剂治疗流感324例，方中使用黄芪10g；余永贵等用感康合剂治疗流感240例，方中含生黄芪3g；用自拟中药汤剂治疗流感78例，方中使用生黄芪15g；用抗流感颗粒剂自2005年1月—2006年3月治疗流感表寒里热证53例，方中使用生黄芪10g；用自拟柴银汤自1994年以来治疗流感200例，方中使用党参10g。尤其是针对年老体虚、儿童以及素体气虚的患者，扶正疗法可以帮助增强机体自身的抗病邪能力，是温病理论在临床应用的新进展之一。

（六）把握运气，因时制宜

运气学说是中医的理论基础之一，六气大司天是中医五运六气理论发展成熟的重要标志。有学者以此分析各具特色的中医学术流派，认为历代医学家截然不同的学术见解与制方用药倾向，并非仅仅因于古人的个人好恶或个人经验，而是或主动契合或客观暗合于六气大司天规律，体现着中医天人相应的整体观念。所以，"欲明前人治法之非偏，必先明六气司天之为病"。1984年以后，六气更替转化进入"厥阴风木司天，少阳相火在泉，是为风火之气"阶段，故在此阶段的临床用药中可以见到清疏之品，广而为用。清解之品已如前所述，在所列文献中，风药的使用不断增多，从柴胡、葛根等疏解之品可见一斑。小柴胡汤、柴葛解肌汤等方剂的使用在临床报道所使用的经方中占到一半，包括小柴胡汤2篇、柴葛解肌汤7篇、柴胡桂枝汤2篇、正柴胡饮1篇、葛根芩连汤1篇、羌蒡蒲薄汤合柴平汤1篇、大柴胡汤1篇和柴胡达原饮1篇。

在当代中医药治疗流感的临床实践中，体现出截断疗法思想、扶助正气思想和运气理论思想的指导以及表里双解的治疗原则、辛温复辛凉的具体治法和清疏之品广而为用的新特点并不断取得较好疗效。中医治疗流感并非一法一方可为，而是根据时令、地域、病情的轻重、性质等，灵活选方用药，这也是辨证论治思想的具体体现。

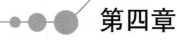

第四章
中医药防治甲型 H1N1 流感基础研究

第一节　防治甲型 H1N1 流感的中药与相关技术研究

一、抗流感中成药信息收集及用药规律分析

抗流感中成药是中医治疗流感经验的有效载体，采用数据挖掘技术，从数据中寻求组方规律，突破了既往依赖于个人经验的局限，将个体经验上升为群体智慧。所用具体技术为数据挖掘技术中的无监督技术，它们能在没有人为干预的情况下，根据变量的特点从处方数据中挖掘出隐含在其中的核心组合。鉴于方剂数据具有离散性强、因素多、样本少、高度非线性等特点，针对这些数据类型，改进的互信息法、复杂系统熵聚类、无监督的熵层次聚类等无监督数据挖掘方法较为适合。采取以上方法，对抗流感中成药处方进行了分析，为甲型 H1N1 流感的临床治疗提供参考。

（一）资料与方法

1. 处方来源　《中华人民共和国药典》2005 版及《中华人民共和国卫生部药品标准——中药成方制剂》中的中成药处方。

2. 处方筛选　流感是一种病毒感染性疾病，但根据其发病特点和临床表现，属于中医"时行感冒"、"温病"的范畴。因此，在上述来源方剂中筛选功能主治为风热感冒、风温、风热袭肺、外感风热、风热犯卫、肺经风热、流感、风热犯肺等的中成药，排除属于风寒型感冒的方剂，剔除重复方剂。

3. 数据库的建立　以开源的 Microsoft.Net framework 3.5 为开发平台，编制计算机程序，使得所有方剂涉及的中药名称都成为二值变量。录入者用鼠标将某一方剂所涉及的中药点击，即把它们赋值为"1"，其他未点击的部分则自动赋值为"0"。收录治疗此类疾病的中药方剂 126 首，其中包括 140 种常用的中药，建立相应的抗流感中成药处方数据库。

4. 分析方法　采用本研究组提出改进的互信息法、复杂系统熵聚类方法和无监督的熵层次聚类法分析数据，实现药物关联系数的定量描述，提取核心组合，发现新处方。

改进的互信息法和复杂系统熵聚类方法的核心公式如下：

$$\Delta\mu'(X_i, X_j) = \begin{cases} \dfrac{H(X_i)+H(X_j)-H(X_i,X_j)}{H(X_j)} & Po(i,j) \geq \delta \\[3mm] \dfrac{H(X_i)+H(X_j)-2H(X_i,X_j)}{H(X_j)} & Po(i,j) < \delta \end{cases} \qquad 式（4-1）$$

无监督的熵层次聚类的核心公式如下：

$$MI'(X, Y) = \begin{cases} H(X)+H(Y)-H(X \cup Y) & Pro(X,Y)=0 \\[2mm] H(X)+H(Y)-2^*H(X \cup Y) & Pro(X,Y)>0 \end{cases} 式（4-2）$$

（二）结果

通过上述方法，分析筛选了数据库中 126 首处方，得到治疗中成药中使用频率较高的 55 味药物，见表 4-1；应用改进的互信息法，分析得到了 54 个常用药对，其关联系数均在 0.1 以上，见表 4-2；应用复杂系统熵聚类方法，得到核心组合 34 个，见表 4-3；应用无监督的熵层次聚类法，挖掘得到 4 个可用于流感的新处方，见表 4-4。

表4-1 抗流感中成药中常见药物

序号	药物	序号	药物	序号	药物	序号	药物
1	连翘	15	薄荷油	29	忍冬藤	43	川贝母
2	金银花	16	野菊花	30	冰片	44	桑白皮
3	甘草	17	芦根	31	地黄	45	紫苏子
4	桔梗	18	桑叶	32	水牛角浓缩粉	46	川芎
5	黄芩	19	葛根	33	知母	47	枳壳
6	牛蒡子	20	石膏	34	麦冬	48	蝉蜕
7	板蓝根	21	栀子	35	前胡	49	陈皮
8	荆芥	22	柴胡	36	青蒿	50	穿心莲
9	薄荷	23	羚羊角	37	玄参	51	大黄
10	淡竹叶	24	防风	38	紫苏叶	52	僵蚕
11	苦杏仁	25	白芷	39	麻黄	53	枇杷叶
12	淡豆豉	26	薄荷脑	40	天花粉	54	拳参
13	大青叶	27	牛黄	41	鱼腥草	55	竹茹
14	菊花	28	羌活	42	赤芍		

表4-2　抗流感中成药处方中常用药对及其关联系数

药对		关联系数	药对		关联系数
甘草	桔梗	0.46745	桑白皮	紫苏叶	0.14957
淡豆豉	淡竹叶	0.4316	川芎	防风	0.14751
荆芥	牛蒡子	0.42564	白芷	防风	0.13567
淡豆豉	荆芥	0.39464	防风	羌活	0.13567
淡豆豉	牛蒡子	0.36894	金银花	荆芥	0.13064
淡竹叶	牛蒡子	0.31457	薄荷	荆芥	0.12911
桔梗	荆芥	0.30843	苦杏仁	桑白皮	0.12504
淡豆豉	甘草	0.27543	薄荷	淡豆豉	0.12189
桔梗	牛蒡子	0.26582	薄荷	甘草	0.11811
淡豆豉	桔梗	0.2576	地龙	牡丹皮	0.11759
甘草	荆芥	0.25218	化橘红	莱菔子	0.11759
淡竹叶	荆芥	0.25183	赤芍	防风	0.11725
淡豆豉	金银花	0.25022	桑白皮	紫苏子	0.116
连翘	牛蒡子	0.23167	淡豆豉	羚羊角	0.11443
淡竹叶	连翘	0.20829	薄荷	牛蒡子	0.11398
淡竹叶	桔梗	0.20643	大黄	拳参	0.11091
荆芥	连翘	0.20602	地黄	麦冬	0.11061
淡竹叶	甘草	0.20388	麦冬	知母	0.11061
金银花	连翘	0.20055	薄荷	连翘	0.10968
淡豆豉	连翘	0.18392	菊花	苦杏仁	0.10752
甘草	牛蒡子	0.1808	荆芥	羚羊角	0.10748
淡竹叶	金银花	0.17992	板蓝根	栀子	0.10587
桔梗	连翘	0.17504	赤芍	天花粉	0.10519
菊花	桑叶	0.16977	金银花	牛蒡子	0.10518
芦根	桑叶	0.16129	龙胆	麦冬	0.10173
薄荷	桔梗	0.15522	龙胆	玄参	0.10173
川芎	羌活	0.15405	冰片	水牛角浓缩粉	0.10082

表4-3 抗流感中成药处方常用的核心组合

序号	核心组合			
1	淡竹叶	甘草	桔梗	荆芥	牛蒡子
2	板蓝根	麦冬	石膏	知母	
3	薄荷	甘草	桔梗	牛蒡子	
4	薄荷	桔梗	连翘	牛蒡子	
5	冰片	牛黄	水牛角浓缩粉	朱砂	
6	赤芍	川芎	天花粉	玄参	
7	桔梗	荆芥	连翘	牛蒡子	
8	白芷	赤芍	川芎	天花粉	
9	白芷	赤芍	羌活		
10	白芷	防风	羌活		
11	板蓝根	黄芩	栀子		
12	板蓝根	知母	栀子		
13	冰片	郁金	水牛角浓缩粉		
14	柴胡	大青叶	地龙		
15	柴胡	大青叶	牡丹皮		
16	柴胡	葛根	黄芩		
17	蝉蜕	僵蚕	马齿苋		
18	蝉蜕	麻黄	马齿苋		
19	川贝母	前胡	桑白皮		
20	川贝母	前胡	紫苏叶		
21	淡竹叶	金银花	荆芥		
22	地黄	麦冬	石膏		
23	地黄	麦冬	玄参		
24	防风	葛根	羌活		
25	金银花	荆芥	连翘		
26	菊花	苦杏仁	桑叶		
27	菊花	芦根	桑叶		
28	苦杏仁	桑白皮	紫苏子		
29	苦杏仁	紫苏叶	紫苏子		

续表

序号	核心组合		
30	麦冬	玄参	知母
31	前胡	桑白皮	紫苏子
32	前胡	枳壳	紫苏子
33	前胡	紫苏叶	紫苏子
34	珍珠母	朱砂	水牛角浓缩粉

表4-4 抗流感候选新处方

序号	候选新处方
1	板蓝根，黄芩，栀子，柴胡，葛根
2	川贝母，前胡，桑白皮，枳壳，紫苏子
3	菊花，苦杏仁，桑叶，紫苏叶，紫苏子
4	板蓝根，麦冬，石膏，知母，薄荷，桔梗，连翘，牛蒡子

（三）结果分析

采用数据挖掘的方法，分析方剂组方规律和发现中药新药处方的研究，先后采用改进的互信息法、复杂系统熵聚类、无监督的熵层次聚类等无监督数据挖掘方法，分别实现了药物之间关联性的定量描述、提取核心组合、发现新处方等。

通过对既往治疗风热感冒和流感的中成药处方分析，使用频次前40位的中药，除浙贝母、茅根、紫草、太子参外，涵盖了国家中医药管理局和北京市中医药管理局公布的防治甲型 H1N1 流感处方中的药物。提示甲型 H1N1 流感与季节性流感在用药上基本相同。这就为抗甲型 H1N1 流感中药饮片的储备提供了依据。

以抗流感中成药处方为对象，采用无监督数据挖掘方法，分析了54个药对的关联系数，34个核心组合，这些核心组合均为关联度较高药物的组合，为发现核心配伍奠定了基础。

通过熵层次聚类，进一步演化出4个可用于流感的新处方。处方1由柴胡、葛根、黄芩、板蓝根、栀子组成，具有疏风清热、解毒利咽的功效，用于感冒发热、咽喉肿痛、口干、舌红苔薄黄、脉浮数；处方2由桑白皮、川贝母、前胡、枳壳、紫苏子组成，具有降气止咳、清肺化痰的功效，用于感冒咳嗽、有痰、色黄、舌红苔薄黄、脉数；处方3由桑叶、菊花、苦杏仁、紫苏叶、紫苏子组成，具有疏风清热、降气止咳的功效，用于感冒鼻塞流涕、头痛、咳嗽、舌红苔薄黄、脉浮；处方 4 由石膏、知母、麦冬、板蓝根、连翘、牛蒡子、桔梗、薄荷组成，具有清热解毒、消肿利咽、生津止渴的功效，用于感冒发热、咽喉肿痛、口渴欲饮、舌红苔黄、脉洪大。经过专家判读，对流感治疗具有一定的参考价值。

二、抗流感中药的活性筛选与评价

（一）中药抗流感活性筛选与评价体系构建

流感发病过程中，抗病毒、减轻炎症反应、改善主要症状是临床治疗的重点，针对以上治疗要点，根据中药综合作用的特点，从抗病毒、降低肺指数、死亡保护、解热作用等多环节，分别采取体外与体内相结合的方法，进行活性筛选。

1. 中药体外抗病毒作用研究

（1）分子水平—特异性靶点的体外筛选：在体外建立特异性靶点的高通量筛选模型，观察中药对特异靶点的活性作用。虽然与中药复方实际治疗效果没有一一对应的关系，但可以为中药抗病毒活性的评价提供帮助。

常见的抗流感病毒药物的作用类别及相关药物，见表 4-5：

表 4-5　抗流感病毒药物的类别

药物类别	代表药物
神经氨酸酶抑制剂	Oseltamivir，Zanamivir
M_2 离子通道阻断剂	Amantadine，Rimantadine
RNA 聚合酶（或核酸内切酶）抑制剂	Ribavirin，T-705，flutimide
蛋白水解酶抑制	Aprotinin
IMP 脱氢酶抑制剂	Ribavirin，viramidine
改变血凝素抗原构象	Arbidol
抑制新合成的病毒核蛋白的迁移	Ingavirin

（2）中药与病毒蛋白结合作用体外评价：适用于评价中药在体外与病毒蛋白的相互作用，可适用于中药样品的初筛，筛选得到的结果仍需细胞实验进行验证。

例如采用 Biocore®3000 大分子相互作用分析仪，制备 H1N1 病毒蛋白（膜蛋白和核心蛋白）并固定于芯片，通过光信号变化检测药物与 H1N1 病毒蛋白的结合作用（亲和力）大小，以及结合速度的快慢（动力学）。

该仪器基于表面等离子共振（SPR）技术来实时跟踪生物分子间的相互

作用，优点是不用任何标记物。实验时先将一种生物分子固定在传感器芯片表面，将与之相互作用的分子溶于溶液流过芯片表面。检测器能跟踪检测溶液中的分子与芯片表面的分子结合、解离整个过程的变化。

（3）中药抗病毒作用细胞水平评价：细胞水平的抗病毒作用评价可作为初筛和复筛评价方法，适用于中药体外抗病毒作用的综合评价。

病毒株：甲型 H1N1 流感所采用的病毒是目前流行的甲型 H1N1 流感病毒（天然病毒）、甲型 H1N1 流感病毒 FM1 株（经鼠肺适应病毒）、甲型 H1N1 流感病毒 PR8 株（经鼠肺适应病毒）。

细胞系：采用 WHO 推荐使用的狗肾细胞系 MDCK（Madin Darby canine kidney）。

阳性对照药物：广谱抗病毒药利巴韦林和神经氨酸酶 B 抑制剂奥司他韦。

观察评价指标：应用细胞模型评价药物对甲型 H1N1 病毒的抑制或杀伤作用。通过在 MDCK 细胞系和甲型 H1N1 病毒株间建立药物剂量 - 效应关系确定导致细胞死亡的效力与抑制病毒复制的效力的比值（治疗指数），测试药物的抗病毒效果。治疗指数（SI）是指药物对细胞 50% 毒性浓度与对病毒 50% 抑制浓度的比值（TC_{50}/EC_{50}）。具体是通过观察细胞病变（CEP）或应用试剂盒检测细胞活性（中性红检测方法：通过仪器读取吸光度值判断细胞活性）测定治疗指数。

实验方法说明：

1）细胞活力和 CPE 常用检测方法

A. CPE：光学显微镜观察。

B. 细胞活力化学发光法，通过检测 ATP 的 CellTiter Glo® Luminescent Cell Viability Kit（Promega）试剂盒来评价细胞活力。

C. 细胞活力显色法：采用显色染料中性红。

D. 细胞活力荧光法：采用荧光染料，如刃天青，Fluorescein diacetate，rhodamine 6G 等。

2）细胞模型一般采用 100 TCID50 的病毒量侵染 MDCK 细胞，TCID50 需病毒毒价测定细胞实验测定得到。

3）病毒毒价测定方法

A. 半数组织培养感染剂量（TCID50），按 Reed 和 Muench 法或 Spearman - Karber 病毒毒价测定法测定。

B. 空斑实验检测病毒滴度，通过梯度稀释病毒感染 MDCK 细胞，采用结晶紫染色法，计数空斑形成单位。

C. 鸡胚抗病毒实验，用鸡胚测定时，毒价单位为鸡胚半数致死量（ELD50）或鸡胚半数感染量（EID50）。

2. 动物水平评价研究

（1）病毒性肺炎小鼠模型

1）病毒株：采用目前流行的甲型 H1N1 流感病毒、甲型 H1N1 流感病毒 FM1 株、甲型 H1N1 流感病毒 PR8 株。如果需要验证药物具有广谱抗流感作用，要测定药物对 2 种以上流感病毒的治疗效果均有效方可定义为具有广谱抗流感作用。

2）动物模型：应用 BALB/c 小鼠作为甲型 H1N1 流感病毒感染动物模型，小鼠是呼吸道病毒的易感动物，以急性重症肺炎为主要表现并存在良好的病毒剂量依存关系。小鼠年龄选择在 4~6 周龄，此阶段小鼠对流感病毒较为敏感。

3）综合评价指标：在流感病毒感染小鼠模型上进行多指标综合评价，主要是临床症状的改善方面包括精神、体重、排泄、皮毛状态等，以及减少死亡率、延长存活时间、减轻炎症、免疫调节等方面的作用。

4）阳性对照药物：奥司他韦和金刚烷胺（H1N1 流行株对金刚烷胺耐药性强，其他两株敏感）。

5）肺病理改变：小鼠以严重病毒性肺炎的病理变化为主要表现，与病人的临床病理变化比较接近，具体表现为弥漫性间质性肺炎伴肺泡炎、肺水肿、弥散性炎性肺损伤等。临床病人的病理变化为支气管和小血管血栓、坏死性支气管炎、细支气管炎、肺间质水肿、炎性浸润，肺泡和肺泡管肺透明膜的形成、肺泡急性水肿变化伴随出血和弥散性肺损伤等。

6）检测指标：根据不同采样时间点，检测指标为：死亡率、体重变化、平均存活时间、平均死亡天数、肺指数、肺部病毒载量、肺组织病理变化分级。

此外，由于涉及炎症和免疫功能变化，检测血清和肺中炎性细胞因子，如 TNF-α、IL-1β、IL-6、IL-8、IFN-γ、单核细胞趋化蛋白（MCP）等的变化。

（2）流感感染动物模型雪貂：雪貂作为流感动物模型有以下优点：①雪貂感染流感后的症状、发病机制和免疫反应类似人类；②人甲、乙型流感病毒均可自然感染雪貂，可用于流感传播和流感病毒抗原性变异等研究；③雪貂作为动物模型比鼠类大，易于监测其体温、脉搏和呼吸频率；④在小型动物中，雪貂是唯一感染甲型流感病毒后自然出现发热反应的动物模型。以上特点都为雪貂成为评价药物更优的模型奠定了基础。

（3）家兔发热模型：对经过小鼠模型筛选具有一定治疗作用的药物通过家兔发热模型评价药物的解热作用。

3. 中药抗菌和抗真菌活性检测　流感感染后会导致免疫力下降，使机体易于受其他病原体入侵，这也是临床常见的流行性感冒后期合并细菌、真菌等感染的原因。有些中药在抑制细菌生长等方面发挥了优势作用，并降低了耐药性发生率等。基于以上原因评价中药的抑菌活性对于评价中药的综合治疗作用也很重要。常用的抗菌活性检测指标为半数抑菌浓度 MIC50。

采用比浊法和纸片法评价对肺炎球菌、金黄色葡萄球菌、甲乙溶血性链球菌、灰黄曲霉、白色念珠菌的抑制活性。

（二）基于流行株抗甲型 H1N1 流感的有效中药筛选

1. 实验方法

（1）动物分组和给药剂量：分组情况为空白对照组、模型组、奥司他韦组、受试药物对照组，其中，受试药物包括：鱼腥草注射液、喘可治注射液、连花清瘟胶囊、疏风解毒胶囊、正柴胡饮颗粒、银翘解毒片，以及治疗药 1（桑叶 15g、菊花 15g、炒杏仁 10g、浙贝母 10g、金银花 15g、连翘 10g、苏叶 10g、牛蒡子 15g、白茅根 15g、芦根 15g、薄荷 6g、生甘草 6g）、治疗药 2（炙麻黄 3g、杏仁 9g、生石膏 30g、知母 10g、芦根 15g、牛蒡子 15g、浙贝母 10g、黄芩 10g、金银花 15g、青蒿 15g、荆芥 10g、生甘草 6g）、预防药 1（太子参 10g、苏叶 6g、黄芩 10g、牛蒡子 10g）、预防药 2（大青叶 5g、紫草 5g、生甘草 5g）。

动物给药剂量为临床等效剂量。

（2）动物感染：感染病毒为 A/California/07/2009 H1N1 流感病毒，感染方式：滴鼻感染，剂量为 10^6 TCID$_{50}$ 50 μl。

（3）观察指标

1）临床症状的改善情况：动物的皮肤毛发，呼吸频率，中枢神经系统，四肢活动及其他表现）。

2）体重变化：在感染后第 3、5、8 天测量体重变化。

3）肺指数变化：实验结束时用，测定小鼠肺指数。

肺指数（%）= 小鼠肺重（g）/ 小鼠体重（g）×100%

4）生存率：治疗经感染小鼠，其存活率反映治疗药物对小鼠的保护作用，即保护率越高其治疗效果越显著。

5）延长生命率：延长生命率 =（治疗组平均存活天数 – 模型组平均存活天数）/ 治疗组平均存活天数 ×100%，反映药物延长病患生命的作用。

6）病变率：根据临床表现划分为四个等级：无异常（–），竖毛（+），消瘦（++），对刺激无反应（+++），死亡（++++）。由病变等级计算病变率，病变率换算病变减轻率，反映了药物治疗后减轻病变程度的作用。

病变减轻率 =（模型病变率 – 治疗组病变率）/ 模型病变率 ×100%

（4）数据统计方法与结果判定

1）数据统计方法：定量性数据，进行方差分析，应用统计处理软件"SPSS"（Version.11.5）。统计学显著性 $P < 0.05$。

2）结果判定：根据三批实验结果验证，评判药物疗效，药物的生存率和延长生命率作为评价药物有效的综合指数。奥司他韦作为阳性对照药物，如药物综合指数在阳性药综合指数 75% 以上，则此药物为强有效，74%~60% 为有效，59%~50% 为弱有效，50% 以下为无效。

2. 实验结果

（1）体重变化情况：感染后各治疗组小鼠体重明显下降，与对照组比较 $P < 0.05$，均有显著性差异，与奥司他韦组无显著性差异，见表 4-6。

表 4-6　攻毒治疗后小鼠体重变化（$n=10$）

组别	不同时间点的体重（g）			
	0 天	3 天	5 天	8 天
空白对照组	13.0 ± 1.1	15.8 ± 0.9	16.4 ± 0.9	17.2 ± 1.1
模型对照组	13.4 ± 0.9	13.0 ± 1.6	10.8 ± 0.7	9.0 ± 0
奥司他韦组	15.7 ± 0.9	13.1 ± 1.0	11.6 ± 1.5	10.8 ± 2.3
鱼腥草注射液组	13.1 ± 1.0	13.2 ± 1.1	11.8 ± 1.6	9.6 ± 1.2
喘可治注射液组	13.3 ± 0.6	12.5 ± 0.6	10.9 ± 0.5	9.1 ± 0.3
连花清瘟胶囊组	13.2 ± 1.1	12.9 ± 1.3	12.2 ± 2.2	12.4 ± 3.4
疏风解毒胶囊组	13.0 ± 0.9	12.3 ± 0.9	10.9 ± 0.6	9.4 ± 0.4
正柴胡饮颗粒组	12.9 ± 1.0	13.0 ± 1.7	12.6 ± 2.5	11.6 ± 3.8
银翘解毒片组	13.2 ± 1.2	12.9 ± 1.2	11.7 ± 0.9	10.2 ± 0.9
治疗药 1 组	16.5 ± 1.0	13.4 ± 1.0	12.8 ± 1.4	11.0 ± 1.8
治疗药 2 组	15.6 ± 1.0	13.1 ± 1.7	12.4 ± 2.6	11.7 ± 3.9
预防药 1 组	15.1 ± 0.7	12.6 ± 1.2	10.7 ± 0.4	10.6 ± 3.4
预防药 2 组	15.3 ± 0.7	12.6 ± 1.1	11.0 ± 1.1	9.8 ± 0.8
金柴抗病毒胶囊组	16.7 ± 0.8	15.5 ± 0.9	13.5 ± 0.7	11.7 ± 0.1

（2）肺指数：奥司他韦组肺指数为（2.89 ± 1.0）%，连花清瘟胶囊组肺指数为（2.5 ± 1.0）%，正柴胡饮颗粒组肺指数为（2.72 ± 0.6）%，治疗药 1 组肺指数为（2.76 ± 0.8 克）%，治疗药 2 组肺指数为（2.94 ± 1.0）%。给药后小鼠肺指数变化，见表 4-7。

表4-7　给药后小鼠肺指数变化（n=10）

组别	肺指数（%）
空白对照组	0.9 ± 0.1
模型对照组	2.54 ± 0.9*
奥司他韦组	2.89 ± 1.0
鱼腥草注射液组	3.06 ± 0.7
喘可治注射液组	3.24 ± 0.6
连花清瘟胶囊组	2.5 ± 1.0
疏风解毒胶囊组	3.07 ± 0.6
正柴胡饮颗粒组	2.72 ± 0.6
银翘解毒片组	2.93 ± 0.5
治疗药 1 组	2.76 ± 0.8
治疗药 2 组	2.94 ± 1.0
预防药 1 组	3.02 ± 0.7
预防药 2 组	2.98 ± 0.6
金柴抗病毒胶囊组	3.00 ± 0.5

注：与模型对照组比较，$P > 0.05$。

（3）死亡保护：奥司他韦组小鼠保护率为50%，正柴胡饮颗粒组、治疗药物1组和治疗药物2组小鼠保护率为40%，鱼腥草注射液组、连花清瘟胶囊组、疏风解毒胶囊组、预防药物1组、预防药物2组和金柴抗病毒胶囊组小鼠保护率为30%，其余组小鼠保护率均低于30%，见表4-8；不同时间点各组动物死亡情况，见图4-1。

表4-8　死亡保护作用（n=10）

组别	死亡数（只）	死亡率（%）	保护率（%）
空白对照组	0	0	100
模型对照组	10	100	0
奥司他韦组	5	50	50
鱼腥草注射液组	7	70	30
喘可治注射液组	9	90	10
连花清瘟胶囊组	7	70	30
疏风解毒胶囊组	7	70	30

续表

组别	死亡数（只）	死亡率（%）	保护率（%）
正柴胡饮颗粒组	6	60	40
银翘解毒片组	8	80	20
治疗药 1 组	6	60	40
治疗药 2 组	6	60	40
预防药 1 组	7	70	30
预防药 2 组	7	70	30
金柴抗病毒胶囊组	7	70	30

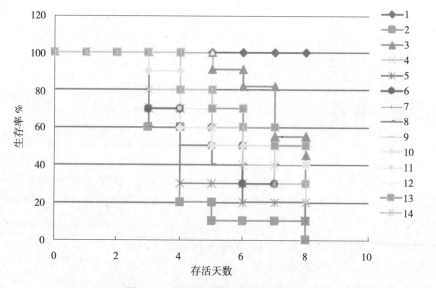

图 4-1　不同时间点动物死亡情况

1：空白对照组；2：模型对照组；3：奥司他韦组；4：鱼腥草注射液组；5：喘可治注射液组；6：连花清瘟胶囊组；7：疏风解毒胶囊组；8：正柴胡饮颗粒组；9：银翘解毒片组；10：治疗药 1 组；11：治疗药 2 组；12：预防药 1 组；13：预防药 2 组；14：金柴抗病毒胶囊组

（4）给药后对感染小鼠延长生命作用及减轻病变作用，奥司他韦组小鼠平均存活天数为 8.7 天，延长生命率 41.3%，病变减轻率 31.8%。同样条件下，正柴胡饮颗粒组平均存活天数为 7.6 天，延长生命率 32.9%，病变减轻率 28%；治疗药 1 组平均存活天数为 7.5 天，延长生命率 32%，病变减轻率 31.8%；治疗药 2 组平均存活天数为 7.6 天，延长生命率 32.9%，病变减轻率 25.5%，见表 4-9。

表 4-9　延长生命作用及减轻病变作用

组别	动物数（只）	平均存活天数（天）	延长生命（%）	病变减轻率（%）
空白对照组	10			
模型对照组	10	5.1		
奥司他韦组	10	8.7	41.3	31.8
鱼腥草注射液组	10	7.4	31.1	21
喘可治注射液组	10	5.9	13.6	7
连花清瘟胶囊组	10	6.5	21.6	14
疏风解毒胶囊组	10	6.8	25	21
正柴胡饮颗粒组	10	7.6	32.9	28
银翘解毒片组	10	7.1	28.2	14
治疗药 1 组	10	7.5	32	31.8
治疗药 2 组	10	7.6	32.9	25.5
预防药 1 组	10	8	36.3	19.1
预防药 2 组	10	7.7	33.8	19.1
金柴抗病毒胶囊组	10	6.4	3.23	21

3. 结果分析　中药多以复方应用，成分多样，作用机制复杂，体外细胞模型评价这种多组分药物具有一定的缺陷性，近交系小鼠模型作为一个完整的生命体通过评价复方药物对整体改善作用来确定药物效果，弥补了无法体现整体调节效果的缺陷。本研究采用 A/California/07/2009 H1N1 流感病毒，成功建立了小鼠感染甲型 H1N1 病毒的模型为筛选有效药物、评价药物治疗效果提供了适合的研究载体。

通过前期实验的反复论证，认为复方中药的疗效应该以药物对感染动物的保护率和延长存活时间为评判标准，通过这一标准判断药物的有效性。

通过研究，以生存率和延长生命率作为评价药物有效的综合指数。奥司他韦作为阳性对照药物，药物综合指数在阳性药综合指数 75% 以上，判断为强有效，74%~60% 为有效，59%~50% 为弱有效，50% 以下为无效。正柴胡饮颗粒、治疗药 1 和治疗药 2 对流感甲型 H1N1 感染小鼠治疗疗效强有效，预防药 1、预防药 2、鱼腥草注射液和疏风解毒胶囊为有效，连花清瘟胶囊、银翘解毒片为弱有效。

（三）基于甲型 H1N1 流感 FM1 病毒株的中药筛选

1. 实验方法

（1）动物分组：分为空白对照组、模型对照组、阳性对照奥司他韦组、正柴胡饮组、板蓝根颗粒组、抗病毒颗粒组、抗病毒口服液组、银黄颗粒组、热炎宁颗粒组、热毒宁注射液组、治疗药 1 组（组成同前）、治疗药 2 组（组成同前）、鱼腥草注射液组、清开灵注射液组、桑菊感冒颗粒组、喜炎平注射液组、银翘解毒片组、喘可治注射液组、连花清瘟胶囊组、藿香正气水组。

（2）给药途径：口服中成药灌胃给药，注射液腹腔注射给药。

（3）病毒株：流感病毒鼠肺适应株 FM/1/47（H1N1）。

（4）观察指标：肺指数、死亡保护。

（5）统计方法：统计数据采用 SPSS16.0 软件进行统计处理。

2. 结果

（1）肺指数：采用甲型 H1N1 流感病毒 FM1 株病毒感染正常小鼠后，肺指数明显增高，与正常对照组比较有显著性差异（$P < 0.01$），说明造模成功；感染当天开始给药治疗，奥司他韦组、板蓝根颗粒组、热炎宁颗粒组、银黄颗粒组、正柴胡饮颗粒组、清开灵注射液组、鱼腥草注射液组、治疗药 1 组、治疗药 2 组分别与模型对照组比较，有显著性差异（$P < 0.01$），具有减轻肺部炎症作用，有明显治疗作用；抗病毒颗粒组、热毒宁注射液组、喜炎平注射液组、桑菊感冒颗粒组、喘可治注射液组分别与模型对照组比较，有显著性差异（$P < 0.05$），有治疗作用；但抗病毒口服液组无显著性差异（$P > 0.05$），见表 4-10、表 4-11。

表 4-10　药物对 FM1 株流感病毒小鼠肺炎的治疗作用（$n=12$）

组别	肺指数（%）	抑制率（%）
正常对照组	0.7216 ± 0.1142	
模型对照组	1.4052 ± 0.2415##	
磷酸奥司他韦胶囊对照组	1.0984 ± 0.2121**	21.83
板蓝根颗粒组	1.1039 ± 0.2283**	21.44
抗病毒口服液组	1.2469 ± 0.4127	11.26
热炎宁颗粒组	1.1082 ± 0.1415**	21.13
银黄颗粒组	1.0049 ± 0.2048**	28.48
抗病毒颗粒组	1.1880 ± 0.1913*	15.46
热毒宁注射液组	1.1302 ± 0.2710*	19.57
正柴胡饮颗粒组	0.9774 ± 0.1756**	30.44

注：与正常对照组比较：## $P < 0.01$；与模型对照组比较：** $P < 0.01$，* $P < 0.05$。

表 4-11　药物对 FM1 株流感病毒小鼠肺炎的治疗作用（$n=10$）

组别	肺指数（%）	抑制率（%）
空白对照组	0.67 ± 0.06	
模型对照组	$1.18 \pm 0.198^{\#\#}$	
奥司他韦对照组	$0.99 \pm 0.11^{*}$	37.30
治疗药 2 组	$0.87 \pm 0.13^{**}$	60.61
鱼腥草注射液组	$0.91 \pm 0.24^{*}$	53.10
清开灵注射液组	$0.94 \pm 0.12^{**}$	46.02
桑菊感冒颗粒组	$0.97 \pm 0.24^{*}$	40.64
治疗药 1 组	$0.97 \pm 0.09^{**}$	40.04
喜炎平注射液组	$0.98 \pm 0.17^{*}$	39.38
银翘解毒片组	$0.98 \pm 0.21^{*}$	38.62
喘可治注射液组	$0.99 \pm 0.15^{*}$	37.64
连花清瘟胶囊组	1.04 ± 0.23	27.41
藿香正气水组	1.08 ± 0.19	18.78

注：与正常对照组比较，$\#\#P < 0.01$；与模型对照组比较，$*P < 0.05$，$**P < 0.01$。

（2）死亡保护作用：治疗药 1、治疗药 2、清开灵注射液、喜炎平注射液均可以有效降低动物的死亡率，具有显著的死亡保护作用，用以上药物各组与模型对照组比较，有显著性差异（$P < 0.01$），结果见表 4-12。

表 4-12　药物对 FM1 株流感病毒小鼠肺炎死亡保护作用（$n=10$）

组别	死亡数（只）	死亡率（%）	保护率（%）
模型对照组	9	90	
奥司他韦对照组	3	30	66.67^{*}
鱼腥草注射液组	9	90	0.00
喘可治注射液组	7	70	22.22
连花清瘟胶囊组	5	50	44.44
正柴胡饮颗粒组	8	80	11.11
银翘解毒片组	10	100	−11.11
藿香正气水组	3	30	66.67^{*}
桑菊感冒颗粒组	5	50	44.44
清开灵注射液组	0	0	100.00^{**}

续表

组别	死亡数（只）	死亡率（%）	保护率（%）
喜炎平注射液组	2	20	77.78[**]
治疗药 1 组	0	0	100.00[**]
治疗药 2 组	0	0	100.00[**]

注：与模型对照组比较，*$P < 0.05$，**$P < 0.01$。

3. 结果分析　通过前期研究发现，A/California/07/2009 H1N1 流感病毒在致病性、毒力以及对药物的敏感性上，与鼠肺适应株 FM/1/47 H1N1 流感病毒比较接近，因此，可以采用鼠肺适应株 FM/1/47 H1N1 流感病毒进行造模，用于筛选抗甲型 H1N1 流感的中药。

肺指数、死亡保护两个指标显示治疗药 1、治疗药 2、清开灵注射液、鱼腥草注射液、板蓝根颗粒、热炎宁颗粒、银黄颗粒、正柴胡饮颗粒、抗病毒颗粒、热毒宁注射液、热毒宁注射液、喜炎平注射液、桑菊感冒颗粒、喘可治注射液等均可降低肺指数或者死亡率，提示以上药物具有治疗甲型 H1N1 流感的作用。

（四）疏风解毒胶囊抗流感作用研究

疏风解毒胶囊由虎杖、连翘、板蓝根、柴胡、败酱草、马鞭草、芦根、甘草等组成，具疏风清热、解毒利咽之功，用于治疗急性上呼吸道感染风热证。本研究通过观察疏风解毒胶囊对流感病毒致病小鼠的肺指数的影响和死亡保护作用等，来探讨其抗流感炎性损伤的作用。

1. 方法及结果

（1）药物对流感病毒感染小鼠肺炎模型的治疗作用：取小鼠按体重等级随机分为 6 组，分别为正常对照组、模型对照组、达菲对照组、疏风解毒胶囊大、中、小 3 个剂量组，每组 10 只。除正常对照组外，将小鼠用乙醚轻度麻醉，以 15 个 LD_{50} 流感病毒液（FM1 和 PR_8 株）滴鼻感染，每只 35 μl。感染当天开始给药，每次按 0.2ml/10g 体重灌胃，每天 1 次，连续 4 天，正常对照组和模型对照组在同等条件下蒸馏水灌胃。第 5 天称重后解剖，称肺重计算肺指数及肺指数抑制率。采用组间比较 t 检验进行统计学处理。结果见表 4-13。

表 4-13　对流感病毒感染正常小鼠肺炎模型的治疗作用

组别	剂量（g/kg）	FM1 株		PR8 株	
		肺指数（%）	抑制率（%）	肺指数（%）	抑制率（%）
正常对照组	—	0.70 ± 0.06	—	0.65 ± 0.04	—
模型对照组	—	1.18 ± 0.23[##]	—	1.00 ± 0.11[##]	—

续表

组别	剂量（g/kg）	FM1 株		PR8 株	
		肺指数（%）	抑制率（%）	肺指数（%）	抑制率（%）
达菲对照组	0.03	0.86 ± 0.12**	60.25	0.84 ± 0.11**	45.41
疏风解毒大剂量组	2.2	0.91 ± 0.16**	56.89	0.90 ± 0.09*	27.46
疏风解毒中剂量组	1.1	0.98 ± 0.07*	41.84	0.87 ± 0.15*	36.01
疏风解毒小剂量组	0.55	1.03 ± 0.18	31.16	0.89 ± 0.07*	31.07

注：与正常对照组比较，##$P < 0.01$；与模型对照组比较，*$P < 0.05$，**$P < 0.01$。

表 4-13 结果显示：采用甲型 H1N1 流感病毒 FM1 和 PR8 二株病毒感染正常小鼠后肺指数明显增高，与正常对照组比较有显著性差异（$P < 0.01$）；感染当天开始给予疏风解毒胶囊治疗，连续 4 天后三个剂量组肺指数均明显降低，其中 FM1 株大、中剂量组及 PR8 株的三个剂量组与模型对照组比较有显著性差异（$P < 0.01$，$P < 0.05$）。

（2）药物对流感病毒感染正常小鼠肺炎模型的预防作用：取小鼠按体重等级随机分为 6 组。分别为正常对照组、模型对照组、达菲对照组、疏风解毒胶囊大、中、小 3 个剂量组，每组 10 只。各给药组动物按 0.2ml/10g 体重灌胃给药，每天 1 次，连续 4 天，正常对照组和模型对照组在同等条件下蒸馏水灌胃。第 4 天给药 1 小时后除正常对照组外，将小鼠用乙醚轻度麻醉，以 15 个 LD50 流感病毒液（FM1 和 PR8 株）滴鼻感染，每只 35 μl。感染后第 5 天称重后解剖，称肺重计算肺指数及肺指数抑制率。结果采用组间比较 t 检验进行统计学处理。结果见表 4-14。

表 4-14　药物对流感病毒感染正常小鼠肺炎模型的预防作用（$n=10$）

组别	剂量（g/kg）	FM1 株		PR8 株	
		肺指数（%）	抑制率（%）	肺指数（%）	抑制率（%）
正常对照组	—	0.61 ± 0.04	—	0.65 ± 0.03	—
模型对照组	—	1.08 ± 0.24##	—	0.95 ± 0.10##	—
达菲对照组	0.03	0.78 ± 0.09**	63.38	0.82 ± 0.10**	44.0?
疏风解毒大剂量组	2.2	0.83 ± 0.16*	52.03	0.81 ± 0.07**	45.29

续表

组别	剂量（g/kg）	FM1 株		PR8 株	
		肺指数（%）	抑制率（%）	肺指数（%）	抑制率（%）
疏风解毒中剂量组	1.1	$0.82 \pm 0.19^{*}$	55.04	$0.85 \pm 0.11^{*}$	33.88
疏风解毒小剂量组	0.55	1.04 ± 0.31	6.43	$0.84 \pm 0.08^{*}$	34.94

注：与正常对照组比较，##$P < 0.01$；与模型对照组比较，*$P < 0.05$，**$P < 0.01$。

表 4-14 结果显示：采用甲型 H1N1 流感病毒 FM1 和 PR8 二株病毒感染正常小鼠后，肺指数明显增高，与正常对照组比较有显著性差异（$P < 0.01$）；感染前预防性给予疏风解毒胶囊 4 天，3 个剂量组均可明显降低肺指数，其中 FM1 株大、中剂量组及 PR8 株的 3 个剂量组与模型对照组比较有显著性差异（$P < 0.01$，$P < 0.05$）。

（3）药物对流感病毒感染正常小鼠肺炎模型的死亡保护作用：取小鼠按体重等级随机分为 5 组。分别为模型对照组、达菲对照组、疏风解毒胶囊大、中、小 3 个剂量组，每组 20 只。各给药组动物按 0.2ml/10g 体重灌胃给药，每天 1 次，连续 4 天，正常对照组和模型对照组在同等条件下蒸馏水灌胃。第 4 天给药 1 小时后将小鼠用乙醚轻度麻醉，以 15 个 LD50 流感病毒液滴鼻感染 FM1 株，每只 35 μl。观察感染后 14 天内动物的死亡情况，计算死亡率、死亡保护率、平均存活天数和生命延长率。结果采用组间比较卡方检验和 t 检验进行统计学处理。结果见表 4-15。

表 4-15　药物对 FM1 株流感病毒感染正常小鼠肺炎模型的死亡保护作用（$n=20$）

组别	死亡数（只）	死亡率（%）	保护率（%）	平均存活天数（天）	生命延长率（%）
模型对照组	14	70	—	10.40 ± 2.56	
达菲对照组	1	5	92.86^{**}	$13.85 \pm 0.67^{**}$	33.17
疏风解毒大剂量组	3	15	78.57^{**}	$13.55 \pm 1.15^{**}$	30.29
疏风解毒中剂量组	0	0	100^{**}	$14.00 \pm 0^{**}$	34.62
疏风解毒小剂量组	0	0	100^{**}	$14.00 \pm 0^{**}$	34.62

注：与模型对照组比较，**$P < 0.01$。

表 4-15 结果显示：采用甲型 H1N1 流感病毒 FM1 株病毒感染正常小鼠后，动物死亡率为 70%，平均存活天数为 10.40 天；感染前预防性给予疏风

解毒胶囊 4 天，3 个剂量组动物的死亡数均显著降低，死亡率分别为 15%、0、0，死亡保护率分别为 78.57%、100% 和 100%；且平均存活天数显著增加，分别为 13.55 天、14.00 天、14.00 天，与模型对照组比较有显著性差异（$P < 0.01$）。

2. 结果分析　本研究中采用甲型 H1N1 流感病毒 FM1 株和 PR8 株病毒两种病毒感染动物模型，评价了疏风解毒胶囊对流感的防治作用。结果显示：采用甲型 H1N1 流感病毒 FM1 株和 PR8 株病毒感染正常小鼠造成肺炎模型后，连续给药 4 天，疏风解毒胶囊对流感病毒感染引起小鼠的肺部炎症有明显治疗作用和预防作用，并可明显降低死亡率、延长存活时间，提示疏风解毒胶囊是一种抗甲型 H1N1 流感的有效中药。

（五）清肺消炎丸抗流感作用研究

清肺消炎丸由麻黄、石膏、地龙、牛蒡子、葶苈子、人工牛黄、苦杏仁（炒）、羚羊角组成，具有清肺化痰、止咳平喘的作用。主要用于上呼吸道感染、急性支气管炎、慢性支气管炎急性发作及肺部感染的痰热阻肺证（咳嗽气喘，胸胁胀痛，吐痰黄稠）。既往药理作用研究主要集中在抗炎、镇咳、祛痰、平喘等方面。是否具有抗流感的作用，尚缺乏深入研究。

1. 方法及结果

（1）清肺消炎丸对流感病毒感染小鼠肺炎模型的治疗作用：方法同上。采用甲型 H1N1 流感病毒 FM1 和 PR8 二株病毒感染正常小鼠后，肺指数明显增高，与正常对照组比较有显著性差异（$P < 0.01$）；感染当天开始给清肺消炎丸治疗，4 天后大剂量和中剂量组肺指数亦均显著降低，与模型对照组比较均有显著性差异（$P < 0.01$，$P < 0.05$），见表 4-16。

表 4-16　对流感病毒感染小鼠肺炎模型的治疗作用（$n=10$）

组别	剂量（g/kg）	FM1		PR8	
		肺指数（%）	抑制率（%）	肺指数（%）	抑制率（%）
正常对照组	—	0.73 ± 0.08	—	0.75 ± 0.10	—
模型对照组	—	$1.13 \pm 0.17^{\#\#}$	—	$1.12 \pm 0.10^{\#\#}$	—
奥司他韦组	27.5mg	$0.80 \pm 0.08^{**}$	83.33	$0.81 \pm 0.05^{**}$	85.17
清肺消炎大剂量组	8.8	$0.88 \pm 0.12^{**}$	63.00	$0.97 \pm 0.13^{**}$	41.55
清肺消炎中剂量组	4.4	$0.97 \pm 0.13^{**}$	40.78	$1.03 \pm 0.07^{*}$	26.19

注：与正常对照组比较，$\#\#P < 0.01$；与模型对照组比较，$**P < 0.01$，$*P < 0.05$。

采用甲型 H1N1 流感病毒 FM1 株和 PR8 株病毒感染正常小鼠后 14 天内，模型对照组动物死亡率分别为 90%、100%，平均存活天数为 7.70 天、7.50 天。给予清肺消炎丸治疗 4 天后，大剂量组可降低 FM1 株和 PR8 株感染小鼠死亡数、中剂量组可降低 FM1 株感染小鼠死亡数并延长平均存活天数，见表 4-17、表 4-18。

表 4-17　清肺消炎丸治疗 FM1 流感病毒性肺炎小鼠的死亡保护作用（n=10）

组别	死亡数（只）	死亡率（%）	保护率（%）	平均存活天数（天）	生命延长率（%）
模型对照组	9	90.00	—	7.70 ± 1.34	—
奥司他韦组	1	10.00	88.89**	9.90 ± 0.32**	28.57
清肺消炎丸大剂量组	5	50.00	44.44	8.80 ± 1.48	14.29
清肺消炎丸中剂量组	5	50.00	44.44	9.20 ± 0.92**	19.48

注：与模型对照组比较，*$P < 0.05$，**$P < 0.01$。

表 4-18　清肺消炎丸治疗 PR8 流感病毒性肺炎小鼠的死亡保护作用（n=10）

组别	死亡数（只）	死亡率（%）	保护率（%）	平均存活天数（天）	生命延长率（%）
模型对照组	10	100.00	—	7.50 ± 0.85	—
奥司他韦组	3	30.00	70.00**	9.70 ± 0.48**	29.33
清肺消炎丸大剂量组	9	90.00	10.00	8.00 ± 1.05	6.67
清肺消炎丸中剂量组	10	100.00	0	7.30 ± 0.82	-2.67

注：与模型对照组比较，**$P < 0.01$。

（2）清肺消炎丸对流感病毒感染环磷酰胺致免疫低下小鼠肺炎模型的预防作用：采用甲型 H1N1 流感病毒 FM1 和 PR8 二株病毒感染免疫低下小鼠后，肺指数明显增高，与环磷酰胺对照组比较有显著性差异（$P < 0.01$）；感染前预防性给予清肺消炎丸 4 天，大、中剂量组可显著降低 FM1 感染小鼠的肺指数，与模型对照组比较均有显著性差异（$P < 0.01$，$P < 0.05$）。大剂量组和中剂量组肺指数在 PR8 株流感病毒感染实验中均无显著降低，与模型对照组比较无显著性差异（$P > 0.05$），见表 4-19。

表 4-19　对流感病毒感染免疫低下小鼠肺炎模型的预防作用（$n=10$）

组别	剂量（g/kg）	FM1		PR8	
		肺指数（%）	抑制率（%）	肺指数（%）	抑制率（%）
正常对照组	—	0.64 ± 0.05	—	0.68 ± 0.07	—
环磷酰对照组	—	0.82 ± 0.09	—	0.76 ± 0.11	—
模型对照组	—	1.68 ± 0.17##	—	1.13 ± 0.19##	—
奥司他韦组	27.5mg	1.25 ± 0.15**	50.20	1.00 ± 0.13	34.25
清肺消炎大剂量组	8.8	1.38 ± 0.20*	34.51	1.12 ± 0.14	3.22
清肺消炎中剂量组	4.4	1.31 ± 0.29*	42.90	1.25 ± 0.20	−33.03

注：与正常对照组比较，$^{\#\#}P < 0.01$；与模型对照组比较，$^{**}P < 0.01$，$^{*}P < 0.05$。

采用甲型 H1N1 流感病毒 FM1 株和 PR8 株病毒感染预防性给药的免疫低下小鼠后，14 天内模型对照组动物死亡率分别为 90%、100%，平均存活天数为 10.90 天、12.10 天。预防性给予清肺消炎丸 5 天，中剂量可明显降低 FM1 株和 PR8 株感染动物的死亡数并延长平均存活天数，与模型对照组比较有显著性差异（$P < 0.05$）；大剂量组对 FM1 和 PR8 感染动物的死亡无明显保护作用，见表 4-20、表 4-21。

表 4-20　清肺消炎丸预防 FM1 株流感病毒小鼠肺炎的死亡保护作用（$n=10$）

组别	死亡数（只）	死亡率（%）	保护率（%）	平均存活天数（天）	生命延长率（%）
模型对照组	9	90.00		10.90 ± 1.97	—
奥司他韦组	10	100.00	− 11.11	11.40 ± 1.26	4.59
清肺消炎丸大剂量	8	80.00	11.11	11.40 ± 2.46	4.59
清肺消炎丸中剂量	5	50.00	44.44	13.40 ± 2.01*	22.94

表 4-21　清肺消炎丸预防 PR8 株流感病毒小鼠肺炎的死亡保护作用（$n=10$）

组别	死亡数（只）	死亡率（%）	保护率（%）	平均存活天数（天）	生命延长率（%）
模型对照组	10	100.00		12.10 ± 1.20	—
奥司他韦组	5	50.00	50.00*	14.10 ± 0.99**	16.53

续表

组别	死亡数（只）	死亡率（%）	保护率（%）	平均存活天数（天）	生命延长率（%）
清肺消炎丸大剂量	10	100.00	0	12.60 ± 0.84	4.13
清肺消炎丸中剂量	5	50.00	50.00*	13.60 ± 1.65*	12.40

注：与模型对照组比较，**$P < 0.01$，*$P < 0.05$。

（3）清肺消炎丸治疗给药对流感病毒感染小鼠病毒载量的影响：流感病毒感染后病毒载量出现高表达，感染当天开始给药治疗，4 天后清肺消炎丸大、中剂量组病毒载量均显著降低，与模型对照组比较均有显著性差异（$P <$ 0.05），见表 4-22。

表 4-22　清肺消炎丸对 FM1 株流感病毒感染模型小鼠病毒载量的影响

组别	病毒载量（ml）	抑制率（%）
正常对照组	—	—
模型对照组	701.00 ± 90.33	—
奥司他韦组	132.74 ± 82.04**	81.06
清肺消炎丸大剂量组	135.18 ± 70.97**	80.72
清肺消炎丸中剂量组	305.45 ± 107.40**	56.43

注：与模型对照组比较，*$P < 0.05$。

2. 结果分析　清肺消炎丸由麻杏石甘汤的基础上增加牛黄、羚羊角等中药化裁而来，其中麻黄、苦杏仁、牛黄等成分有抗炎、止咳、化痰及平喘作用，在此基础上加入的牛蒡子、羚羊角等具有解热作用。该药适应证为上呼吸道感染、急性支气管炎、慢性支气管炎急性发作及肺部感染，本研究表明清肺消炎丸具有减少感染小鼠的死亡数和延长存活时间的作用，为临床应用清肺消炎丸防治流感提供了有益的参考。

（六）中药对内毒素致家兔发热模型的影响

1. 方法与结果　取健康家兔，选肛温在 38.5~39.5℃及两次温度相差 0.4℃以内的动物供试验用。分组情况：模型对照组，金花清感方组、连花清瘟胶囊组、银翘解毒片组、疏风解毒胶囊组、鱼腥草注射液组。

以 140ng/ml/kg 的大肠杆菌内毒素由家兔耳静脉注射，1 小时后，测肛温升高值，按升高值调整分组后分别灌胃或注射给予相应药物。模型对照组灌胃等量的蒸馏水。药后 1 小时、2 小时、3 小时、4 小时各测肛温 1 次，以不同时间所测肛温与基础肛温之差值，为体温变化值，见表 4-23。

表 4-23　中药对内毒素致发热家兔体温的影响（$n=6$）

组别	剂量/kg	药后不同时间体温变化值（℃）				
		0h	1h	2h	3h	4h
模型对照组	—	1.22 ± 0.15	2.08 ± 0.23	1.87 ± 0.38	1.00 ± 0.27	0.73 ± 0.18
银翘解毒片组	0.28g	1.22 ± 0.22	1.35 ± 0.71（35.2）	$1.07 \pm 0.72^*$（42.9）	0.65 ± 0.51（35.0）	0.43 ± 0.29（40.9）
正柴胡饮颗粒组	1.65g	1.23 ± 0.31	$1.57 \pm 0.48^*$（24.8）	$1.32 \pm 0.43^*$（29.5）	0.65 ± 0.37（35.0）	0.50 ± 0.33（31.8）
金花清感方组	7.65g	1.20 ± 0.27	1.42 ± 0.87（32.0）	$1.18 \pm 0.55^*$（36.6）	$0.52 \pm 0.34^*$（48.3）	0.43 ± 0.30（40.9）
连花清瘟胶囊组	0.22g	1.25 ± 0.39	1.55 ± 0.53（25.6）	$1.28 \pm 0.47^*$（31.3）	$0.50 \pm 0.35^*$（50.0）	0.42 ± 0.31（43.2）
疏风解毒胶囊组	0.32g	1.23 ± 0.33	1.87 ± 0.39（10.4）	1.47 ± 0.52（21.4）	0.73 ± 0.50（26.7）	0.53 ± 0.31（27.3）
鱼腥草注射液组	0.28ml	1.20 ± 0.18	1.75 ± 0.38（16.0）	1.67 ± 0.37（10.7）	0.75 ± 0.51（25.0）	0.52 ± 0.33（29.5）

注：括号内为抑制率；与模型对照组比较，$*P < 0.05$，$**P < 0.01$。

2. 结果分析　家兔耳缘静脉注射大肠杆菌内毒素后，体温均有不同程度的升高（升高值在 0.8℃以上），灌胃给药 1 小时后，用药组家兔体温升高值比模型对照组均有不同程度降低。其中给药后 2~3 小时，银翘解毒片组、正柴胡饮颗粒组、治疗药 1 组、治疗药 2 组和连花清瘟胶囊组家兔体温升高值与模型对照组相比具有显著性差异，表明以上药物有一定的解热作用，提示对于流感发烧症状具有改善作用。

（七）中药抗流感的活性筛选与评价的综合讨论

2009 年 6 月 11 日，世界卫生组织宣布甲型 H1N1 流感进入全球大流行阶段，该次流感的病原体是由人流感病毒、禽流感病毒和猪流感病毒重组而成，为一种以前在人或动物身上从未发现过的新型 H1N1 流感病毒，西医临床防治甲型 H1N1 流感主要应用甲型流感疫苗和抗病毒药物。研发和生产出足够疫苗的周期过长，难以抵挡流感病毒频繁发生的抗原漂移和变异；抗流感药物包括流感病毒基质蛋白 M2 离子通道抑制剂及神经氨酸酶抑制剂，而 M2 离子通道抑制剂金刚烷胺和金刚乙胺对甲型 H1N1 病毒无效，只有神经氨酸酶抑制剂奥司他韦（达菲）和扎那米韦（乐感清）效果显著，但是其价格昂贵、储备量不足成为实际应用中难以克服的障碍。在 2009 年新病毒暴发之际奥司他韦储备不足，广大人群面临无药可用的局面曾一度引起恐慌。在这一严峻的形势下，如何充分发挥中医药防治流感的优势，实现快速、有效应对，进行有效中药的筛选与评价成为迫在眉睫的问题。

面对新发传染病，中医之所以能够快速应对，是因为中医诊疗过程以"证候学"为切入点，通过辨证论治进行临床干预。为了充分发挥中医药的这一特点，应对甲型 H1N1 流感的过程中，形成了"专家经验、活性筛选、临床反馈"三环互动的工作模式，具体而言，充分重视中医临床专家尤其从事甲型 H1N1 流感诊疗的专家经验，确定进行筛选的中药品种，将活性筛选的数据，及时反馈给临床专家，实验室研究结果与临床实践相印证。

首先，根据专家经验和初步的临床实践反馈结果，确立了用于活性筛选的品种遴选原则：①中成药的功能与甲型 H1N1 流感病机、证候特点及基本治法相吻合，主治症系感冒、流行性感冒及其并发症；②国家批准正式上市的中成药，医保目录中涉及的品种优先考虑；③北京市中医药管理局、国家中医药管理局、卫生部公布的诊疗方案中涉及的中成药；④市场占有率大、无严重不良反应的品种。

其次，构建了较为完善的中药抗甲流的活性筛选体系，围绕抗病毒、减轻炎症反应、改善主要症状等环节，据中药综合作用的特点，从抗病毒、降低肺指数、死亡保护、解热作用等角度，分别采取体外与体内相结合的方法，进行活性筛选。从动物实验角度证实部分中药复方（中成药和饮片组方）抗甲流的有效性，从侧面证实中医对甲流病机认识基本准确，为中医辨证论治的这一诊疗方法的有效性提供了间接证据。并基于实验数据，提出了中药饮片和中成药的储备建议，改变了治疗药物单一储备奥司他韦胶囊的局面。具有抗甲流活性的部分口服中药信息，见表 4-24。

表 4-24　具有抗甲型 H1N1 流感活性部分口服中药一览表

序号	品种名称	药物组成	功能主治
1	金花清感方	炙麻黄 3g、杏仁 9g、生石膏 30g、知母 10g、芦根 15g、牛蒡子 15g、浙贝母 10g、黄芩 10g、金银花 15g、青蒿 15g、荆芥 10g、生甘草 6g	清肺解毒。用于甲型 H1N1 流感高热、咳嗽、痰黏或咳痰不爽、口渴喜饮、咽痛、目赤、舌质红苔黄或腻，脉滑数者
2	正柴胡饮颗粒	柴胡、陈皮、防风、甘草、赤芍、生姜	表散风寒，解热止痛。用于外感风寒初起：发热恶寒、无汗、头痛、鼻塞、喷嚏、咽痒咳嗽、四肢酸痛等症。适用于流行性感冒初起、轻度上呼吸道感染等疾患

序号	品种名称	药物组成	功能主治
3	疏风解毒胶囊	虎杖、连翘、板蓝根、柴胡、败酱草、马鞭草、芦根、甘草	疏风清热，解毒利咽。用于急性上呼吸道感染属风热证，症见发热、恶风，咽痛，头痛，鼻塞，流浊涕，咳嗽等
4	连花清瘟胶囊	连翘、金银花、炙麻黄、炒苦杏仁、石膏、板蓝根、绵马贯众、鱼腥草、广藿香、大黄、红景天、薄荷脑、甘草	清瘟解毒，宣肺泄热。用于治疗流行性感冒属热毒袭肺证，症见：发热或高热，恶寒，肌肉酸痛，鼻塞流涕，咳嗽，头痛，咽干咽痛，舌偏红，苔黄或黄腻等
5	清肺消炎丸	麻黄、石膏、地龙、牛蒡子、葶苈子、人工牛黄、苦杏仁（炒）、羚羊角	清肺化痰，止咳平喘。用于痰热阻肺所致的咳嗽气喘、胸胁胀痛、吐痰黄稠；上呼吸道感染、急性支气管炎、慢性支气管炎急性发作及肺部感染见上述证候者

通过抗甲流活性筛选与评价，发现金花清感方具有显著的抗流感活性。主要表现在：该方提取物与 H1N1 病毒膜蛋白结合，提示对病毒有直接作用；显著降低流行株病毒和 FM1 病毒株感染小鼠的肺指数、减少死亡数、延长存活时间及减轻病变的作用，提示对流感病毒感染小鼠具有保护作用；对家兔发热模型具有解热作用。依据以上早期的实验室筛选结果，结合其后临床研究的结果，成功将金花清感方开发成医院制剂金花清感颗粒，其后又进行了系统的新药研发，并作为北京市政府推荐用药在甲流防控中发挥了积极作用。

三、抗甲型 H1N1 流感适宜技术产品的研发

（一）香疗产品处方及临床适宜剂型的确定

中医自古有"芳香避秽"的疗法，中药芳香气味可通过口、鼻等孔窍进入体内，调脏腑，祛病强身。现代实验研究也证实：芳香气味可促进免疫球蛋白的产生，增强抵抗力，也能调节新陈代谢。抗甲流香疗产品处方由鱼腥草、金银花、赤芍、艾叶、薄荷 5 味中药组成，根据流感的传变特点，采用鱼腥草、金银花清热解毒，疏风清热；采用具有清热凉血散瘀之功的赤芍，清解血分热邪，截断病证从气分向血分的传变。处方制成喷剂吸入，局部用药"药力直达病所"，迅速缓解急性病毒性呼吸道传染病出现的咳嗽、咽痛等症状。

（二）香疗喷剂的药材质量控制研究

1. 处方药材的性状鉴别及薄层定性分析

（1）鱼腥草

1）药材产地：共购买药材 9 批，分别产自河北、湖南、福建、浙江、江苏、四川、贵州、湖北。

2）实验方法：取干品 25g 剪碎，照挥发油测定法（《中华人民共和国药典》2010 年版附录Ⅵ D，以下简称附录Ⅵ D）加乙酸乙酯 1ml，缓缓加热至沸，并保持微沸 4 小时，放置 30 分钟，取乙酸乙酯液作为供试品溶液。另取甲基正壬酮对照品，加乙酸乙酯制成 0.578mg/ml，作为对照品溶液。照薄层色谱法（附录Ⅵ B），吸取上述各供试品溶液，对照品溶液，分别点于同一以羧甲基纤维素钠为黏合剂的硅胶 G 薄层板上，以正己烷 - 乙酸乙酯（19∶1）为展开剂，展开，取出，晾干，喷以二硝基苯肼试液，然后用碘蒸气熏。

3）试验结果：在供试品色谱中，前述各产地鱼腥草药材在与对照品色谱相应的位置上，显相同的黄褐色斑点，见图 4-2。

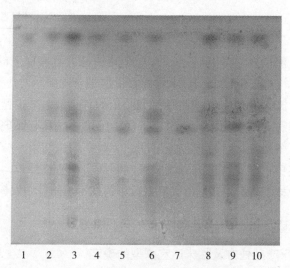

图 4-2 鱼腥草药材的薄层色谱图

注：1. 河北；2. 贵州；3. 四川；4. 江苏；5. 浙江 1；6. 福建；7. 对照品甲基正壬酮；8. 湖北；9. 湖南；10. 浙江 2

（2）金银花

1）药材产地：共购买金银花药材 6 批，分别产自河南、湖南、山东、河北。

2）实验方法：取各产地金银花粉末（过 80 目筛）0.2g，加甲醇 5ml，放置 12 小时，滤过，滤液作为供试品溶液。另取绿原酸对照品溶液，加甲醇制成 0.0315mg/ml 的溶液，作为对照品溶液。照薄层色谱法（附录ⅥB），吸取上述供试品溶液各 10μl，对照品溶液 10μl，分别点于同一以羧甲基纤维素钠为黏合剂的硅胶 H 薄层板上，以乙酸丁酯 - 甲酸 - 水（7:2.5:2.5）的上层溶液为展开剂，展开，取出，晾干，置紫外灯（365nm）下检视。

3）试验结果：在供试品色谱中，前述各产地金银花药材在与对照品色谱相应的位置上，显相同的荧光斑点，见图 4-3。

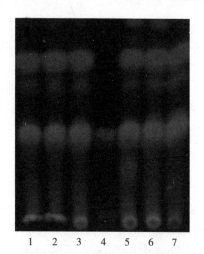

图 4-3 金银花药材的薄层色谱图

注：1. 河南；2. 河南1；3. 河南2；4. 对照品绿原酸；5. 河北；6. 山东；7. 湖南

（3）赤芍

1）药材产地：共购买赤芍药材 3 批，分别产自黑龙江、内蒙。

2）实验方法：取各产地赤芍粉末（过 80 目筛）0.5g，加乙醇 10ml，超声 5 分钟，滤过，滤液蒸干，残渣加乙醇 2ml 使溶解，作为供试品溶液。另取芍药苷对照品，加乙醇制成每 1ml 含 2mg 的溶液，作为对照品溶液。照薄层色谱法（附录ⅥB），吸取上述两种溶液各 4μl，分别点于同一硅胶 G 薄层板上，以氯仿 - 乙酸乙酯 - 甲醇 - 甲酸（40:5:10:0.2）为展开剂，展开，取出，晾干，喷以 5% 香草醛硫酸溶液，加热至斑点显色清晰。

3）试验结果：在供试品色谱中，以上各产地赤芍药材在与对照品色谱相应的位置上，显相同的蓝紫色斑点，见图 4-4。

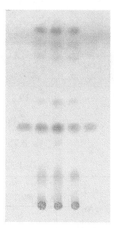

图 4-4 赤芍药材的薄层色谱图

注：1. 对照品芍药苷；2. 内蒙1；3. 黑龙江；4. 内蒙2；5. 对照品芍药苷

（4）薄荷

1）药材产地：共购买薄荷药材 4 批，分别产自江苏、河北、安徽。

2）实验方法：取各产地薄荷粉末（过 80 目筛）0.5g，加石油醚（60~90℃）5ml，密塞，超声 5 分钟，放置 30 分钟，滤过，滤液作为供试品溶液。另取薄荷脑对照药材，加石油醚制成每 1ml 含 2mg 的溶液，作为对照药材溶液。照薄层色谱法（附录Ⅵ B）试验，吸取上述供试品溶液、对照品溶液，分别点于同一硅胶 G 薄层板上，以苯 - 乙酸乙酯（19∶1）为展开剂，展开，取出，晾干，喷以香草醛硫酸试液 - 乙醇（1∶4）的混合溶液，在 100℃加热至斑点显色清晰，见图 4-5。

2. 处方药材的定量分析

（1）鱼腥草挥发油中甲基正壬酮含量测定：色谱条件：HP-5 石英毛细管色谱柱（300mm×0.32mm，0.25μm，交联 5% 苯基甲基聚硅氧烷为固定相）；氢火焰离子检测器。流动相：高纯氮恒流模式，流速 1ml/min，进样器温度 250℃，检测器温度 250℃；然后以 2℃/min 升至 120℃；以 15℃/min，升至 200℃；进样 2μl，不分流，H_2 流量：40ml/min，N_2 流量：350ml/min，定量采用外标法。结果见表 4-25、图 4-6。

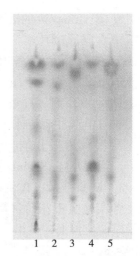

图 4-5　薄荷药材的薄层色谱图

注：1. 安徽 1；2. 安徽 2；3. 对照药材；4. 江苏；5. 河北。

表 4-25　不同产地鱼腥草中甲基正壬酮的含量测定结果

产地	甲基正壬酮含量（%）（g/100g 挥发油）	产地	甲基正壬酮含量（%）（g/100g 挥发油）
1. 河北	19.19	5. 江苏	15.22
2. 湖南	6.48	6. 四川	7.16
3. 福建	6.75	7. 贵州	23.96
4. 浙江	14.32		

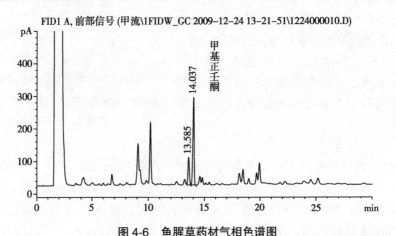

图 4-6　鱼腥草药材气相色谱图

（2）鱼腥草药材挥发油出油率的比较：按照《中华人民共和国药典》2010年版附录要求，测定不同产地鱼腥草药材中挥发油的出油率，结果见表 4-26。

表 4-26　不同产地鱼腥草挥发油出油率比较

产地	出油率（%）
1. 河北	0.125
2. 湖南	0.125
3. 福建	0.0875
4. 浙江	0.125
5. 江苏	0.075
6. 四川	0.05
7. 贵州	0.1
8. 浙江	0.0875
9. 湖北	0.0625

（3）赤芍药材中芍药苷测定：仪器：美国 HP1200 高效液相色谱仪，色谱柱：ZORBAX SB-Aq-C18（4.6mm×250mm），5μm；流动相：甲醇 -0.05mol/L 磷酸二氢钾溶液（40：65），检测波长为 230nm。结果见表 4-27、图 4-7。

表 4-27　不同产地赤芍药材的含量测定结果

产地	芍药苷含量（%）
1. 内蒙	4.21
2. 内蒙（仟草）	3.62
3. 黑龙江	1.98
4. 内蒙	2.88

注：药典规定芍药苷含量不得少于 1.8%。

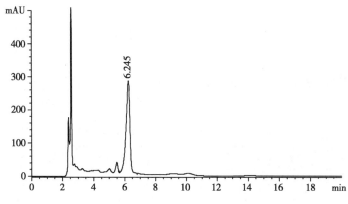

图 4-7　赤芍药材液相色谱图

（4）金银花药材中绿原酸、木犀草苷测定：仪器：美国 HP1200 高效液相色谱仪，色谱柱：ZORBAX SB-Aq-C18（4.6mm×250mm），5μm；绿原酸流动相：乙腈 –0.4% 磷酸（13：87），检测波长为 327nm；木犀草苷流动相：乙腈 –0.5% 冰醋酸，检测波长为 350nm。结果见表 4-28、图 4-8、图 4-9。

表 4-28   不同产地金银花药材的含量测定结果

产地	木犀草苷含量（%）	绿原酸含量（%）
1. 河南	0.05	3.16
2. 河南（仟草）	0.04	3.26
3. 湖南	0.01	4.62
4. 山东	0.03	3.73
5. 河北	0.04	2.87
6. 河南	0.05	2.35

注：药典规定木犀草苷含量不得少于 0.050%，绿原酸含量不得少于 1.5%。

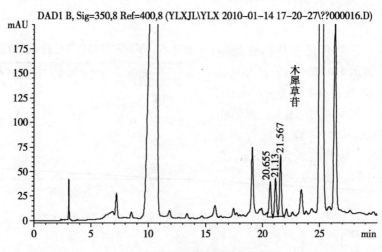

图 4-8   金银花药材液相色谱图

（木犀草苷）

（5）薄荷药材出油率比较：按照《中华人民共和国药典》2010 年版附录要求，测定不同产地薄荷药材中挥发油的出油率，结果见表 4-29。

表 4-29   不同产地薄荷挥发油出油率比较

产地	出油率（%）
江苏（卫仁）	0.125
河北（鹤延龄）	0.125

续表

产地	出油率（%）
安徽（亳州药市）	0.23
江苏（仟草）	0.425

注：药典规定薄荷挥发油含量不得少于 0.4%。

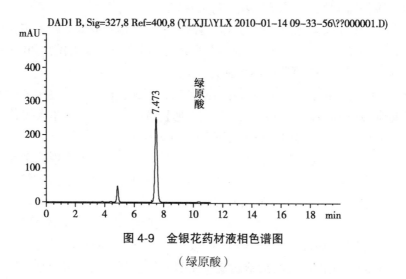

图 4-9　金银花药材液相色谱图

（绿原酸）

（6）艾叶药材出油率比较：按照《中华人民共和国药典》2010 年版附录要求，测定不同产地艾叶药材中挥发油的出油率，结果见表 4-30。

表 4-30　不同产地艾叶挥发油出油率比较

产地	出油率（%）
安徽（人卫）	0.763
河北（卫仁）	0.638
湖南（鹤延龄）	0.525
安徽（亳州药市）	0.75

3. 药材来源、产地及前处理　根据上述实验结果，最终确定处方药材来源及产地如下：

鱼腥草：购于贵州同济堂中药饮片有限公司，产地：四川。经鉴定为三白草科植物蕺菜 *Houttuynia cordata* Thunb. 的干燥地上部分。符合《中华人民共和国药典》2010 年版一部 208~209 页鱼腥草项下有关规定。

金银花：购于安徽宝芝林中药饮片有限公司，产地：河南。经鉴定

为忍冬科植物忍冬 *Lonicera japonica* Thunb. 的干燥花蕾或带初开的花。符合《中华人民共和国药典》2010 年版一部 205~206 页金银花项下有关规定。

赤芍：购于北京仟草中药饮片有限公司，产地：内蒙。经鉴定为毛茛科植物芍药 *Paeonia lactiflora* Pall. 的干燥根。符合《中华人民共和国药典》2010 年版一部 147~148 页赤芍项下有关规定。

艾叶：购于安徽宝芝林中药饮片有限公司，产地：安徽。经鉴定为菊科植物艾 *Artemisia argyi* Lévl.et Vant. 的干燥叶。符合《中华人民共和国药典》2010 年版一部 82~83 页艾叶项下有关规定。

薄荷：购于北京仟草中药饮片有限公司，产地：江苏。经鉴定为唇形科植物薄荷 *Mentha haplocalyx* Briq. 的干燥地上部分。符合《中华人民共和国药典》2010 年版一部 354~355 页薄荷项下有关规定。

4. 香疗喷剂的制备工艺研究　根据处方中 5 味药材的物理化学性质不同，以及喷剂的剂型特点，设计了提油水煎、提油水煎醇沉、全方醇提、提油醇提四种不同提取工艺，以供药理筛选研究。

上述 4 种工艺样品的体外抗病毒、抗菌实验结果显示：对流感病毒甲 3 型（A₃）、副流感病毒 1 型（HVJ）、呼吸道合胞病毒（RSV）、单纯疱疹病毒 1 型（HSV-1）病毒所致的细胞病变均无明显的抑制作用，可能是药样对试验用细胞的变性作用过大所致；对试验的金葡、表葡、大肠杆菌、铜绿假单胞菌、肺炎球菌、白色念珠菌等 6 种细菌 26 株菌株，均有不同程度的抑制作用，见表 4-31。

4 种工艺样品体内抗病毒试验结果显示：感染病毒后小鼠肺重量指数值明显升高，各给药组肺指数值与感染对照组相比均有不同程度的降低，但统计学无显著性差异，结果见表 4-32。

综合上述实验结果，确定香疗喷剂的制备工艺为：鱼腥草、金银花、薄荷、艾叶提取挥发油，提油药渣加入赤芍热回流提取，水煎液与提油母液合并，浓缩，加入 95% 乙醇醇沉，滤液浓缩，加入挥发油、稳定剂，混合均匀即得。命名为：复方鱼双喷剂。

5. 复方鱼双喷剂中芍药苷有效成分的测定　金银花、鱼腥草为本方君药，曾对其主要有效成分绿原酸、木犀草苷及甲基正壬酮进行含量测定试验，结果绿原酸空白有干扰，有文献报道鱼腥草中也含有绿原酸，而木犀草苷、甲基正壬酮含量均低于万分之二以下，故选择赤芍中芍药苷作为质控指标。采用高效液相色谱法进行含量测定并达到满意的分离效果。并进行了方法学的研究，从而制定了芍药苷的含量测定方法。

表 4-31　4 种工艺样品对各种细菌的平均最低抑菌浓度和平均最低杀菌浓度

工艺 1　　　　　　　　　　　　　　　　　　　（ $\bar{x} \pm SD$，g 生药 /ml ）

	金葡（4）	表葡（4）	大肠（4）	铜绿（4）	肺炎（4）	白念（6）
MIC	0.156 ± 0.063	0.125 ± 0.00	0.125 ± 0.00	0.171 ± 0.097	0.187 ± 0.072	0.250 ± 0.00
MBC	0.156 ± 0.063	0.125 ± 0.00	0.250 ± 0.00	0.313 ± 0.217	0.250 ± 0.00	0.250 ± 0.00

工艺 2　　　　　　　　　　　　　　　　　　　（ $\bar{x} \pm SD$，g 生药 /ml ）

	金葡（4）	表葡（4）	大肠（4）	铜绿（4）	肺炎（4）	白念（6）
MIC	0.156 ± 0.063	0.125 ± 0.00	0.250 ± 0.00	0.219 ± 0.063	0.219 ± 0.063	0.250 ± 0.00
MBC	0.188 ± 0.072	0.188 ± 0.072	0.250 ± 0.00	0.219 ± 0.063	0.219 ± 0.063	0.250 ± 0.00

工艺 3　　　　　　　　　　　　　　　　　　　（ $\bar{x} \pm SD$，g 生药 /ml ）

	金葡（4）	表葡（4）	大肠（4）	铜绿（4）	肺炎（4）	白念（6）
MIC	0.094 ± 0.036	0.203 ± 0.094	0.250 ± 0.00	0.188 ± 0.072	0.188 ± 0.072	0.250 ± 0.00
MBC	0.109 ± 0.031	0.266 ± 0.180	0.500 ± 0.00	0.313 ± 0.217	0.438 ± 0.125	0.250 ± 0.00

工艺 4　　　　　　　　　　　　　　　　　　　（ $\bar{x} \pm SD$，g 生药 /ml ）

	金葡（4）	表葡（4）	大肠（4）	铜绿（4）	肺炎（4）	白念（6）
MIC	0.109 ± 0.094	0.094 ± 0.036	0.219 ± 0.063	0.109 ± 0.030	0.125 ± 0.00	0.250 ± 0.00
MBC	0.109 ± 0.094	0.109 ± 0.031	0.438 ± 0.125	0.203 ± 0.094	0.219 ± 0.063	0.250 ± 0.00

注：（　　）内的数字为菌株数，MIC 为最低抑菌浓度，MBC 为最低杀菌浓度。

表 4-32　4 种工艺样品喷雾给药对流感病毒感染小鼠肺重量指数的影响（ $n=10$ ）

组别	剂量（g）	肺指数（g/100g）	抑制率（%）
病毒对照组	—	1.83 ± 0.41	
正常对照组	—	0.94 ± 0.10[**]	
工艺 1 组	2.64	1.52 ± 0.33	31.9
	1.32	1.48 ± 0.35	36.4
工艺 2 组	2.64	1.65 ± 0.64	18.5
	1.32	1.52 ± 0.33	32.4
工艺 3 组	2.64	1.62 ± 0.52	21.0
	1.32	1.48 ± 0.46	36.1

续表

组别	剂量（g）	肺指数（g/100g）	抑制率（%）
工艺 4 组	2.64	1.51 ± 0.38	33.2
	1.32	1.45 ± 0.39	38.8

（1）仪器与试剂

1）仪器：美国 HP1200 高效液相色谱仪，G1311A 四元泵，G1329A 自动进样器，G1316A 柱温箱，G1315B 二极管矩阵检测器，HPCHEM 色谱工作站。

2）色谱柱：ZORBAX SB-AQ（4.6mm × 250mm），5 μm。

3）试剂：乙腈色谱纯（Fisher 公司），高纯水。

4）对照品：芍药苷 paeoniflorin（0736-200015）由中国药品生物制品检定所提供，纯度为 98% 以上。

5）样品来源：复方鱼双喷剂由中国中医科学院中药研究所剂型室提供，批号：20100125。

（2）实验方法与结果

1）色谱分析条件选择

流动相：曾选用甲醇 –0.1% 冰醋酸（25∶75）、乙腈 –0.1% 磷酸（13∶87）、甲醇 - 水（25∶75）为流动相进行分离，色谱峰拖尾，最后选定色谱条件为乙腈 - 水（15∶85）分离效果好，而与其他成分无干扰。波长：230nm，流速：1.0ml/min，柱温：35℃，理论板数按芍药苷峰计算应不低于 5000。结果见图 4-10、图 4-11。

2）检测波长的选择：遵照处方中药味比例，自配不含赤芍的群药，按复方鱼双喷剂工艺制成空白制剂，依据供试品溶液制备方法制成空白溶液并测定，结果空白溶液在与芍药苷对照品相同保留时间处未显明显色谱峰，故认为无干扰。见图 4-12。

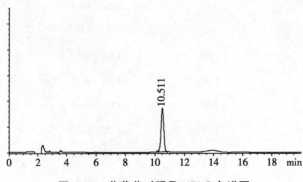

图 4-10　芍药苷对照品 HPLC 色谱图

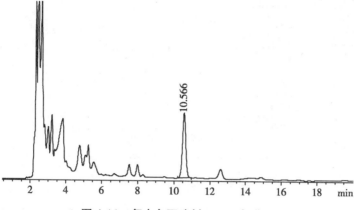

图 4-11　复方鱼双喷剂 HPLC 色谱图

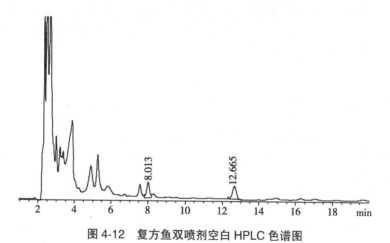

图 4-12　复方鱼双喷剂空白 HPLC 色谱图

3）线性关系考察：取干燥至恒重的芍药苷对照品适量，精密称定，加甲醇制成每 1ml 含 1.066mg 的溶液。分别精密吸取 20μl、50μl、100μl、150μl、200μl、300μl，置 1ml 量瓶中，加 50% 甲醇稀释至刻度，摇匀，精密吸取 10μl 注入液相色谱仪，连续进样 2 次，测定峰面积，以对照品进样量为横坐标，峰面积为纵坐标，绘制标准曲线，结果表明，芍药苷在 0.2132~3.198μg 范围内线性良好。其回归方程为 $Y=21.27+1210.2X$，$r=0.9995$，结果见表 4-33、图 4-13。

表 4-33　线性关系考察

芍药苷（μg）	0.2132	0.533	1.066	1.599	2.132	3.198
峰面积	270.74	666.31	1330.73	1902.57	2667.3	3868.6

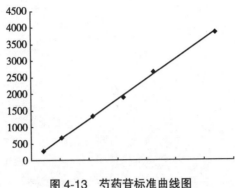

图 4-13　芍药苷标准曲线图

4）稳定性试验：取同一批样品（批号 20100125）按正文方法制成供试品溶液，精密吸取同一供试品溶液 5 μl，分别于配制后 0 小时、2 小时、4 小时、8 小时、12 小时、24 小时，依法测定，结果表明，供试品溶液在 24 小时内基本稳定，结果见表 4-34。

表 4-34　稳定性试验

放置时间（小时）	0	2	4	8	12	24
峰面积	1349.8	1351.2	1350.2	1351.8	1355.0	1339.4
平均值	1349.5					
RSD（%）	0.39					

5）精密度试验：取同一批样品（批号 20100125）按正文方法制成供试品溶液，精密吸取同一供试品溶液，在所确定的 HPLC 条件下，进样 5 μl，重复进样 5 次，求得芍药苷峰面积相对标准偏差 < 2%，结果见表 4-35。

表 4-35　精密度试验

实验次数	1	2	3	4	5
峰面积	1349.8	1351.6	1350.5	1351.2	1353.2
平均峰面积	1351.2				
RSD（%）	0.10				

6）重复性试验：按正文方法，对同一批样品（批号 20100125）6 份进行测定，在所确定的 HPLC 条件下，进行测定，结果见表 4-36，相对标准偏差 < 3%，说明方法重现性良好。

表 4-36　重复性试验

实验次数	1	2	3	4	5	6
含量（mg/ml）	2.71	2.74	2.66	2.69	2.68	2.74
平均含量（mg/ml）	2.70					
RSD（%）	1.22					

7）加样回收率试验：采用加样回收法，精密称取已知含量同一批号的样品（批号 20100125，含量 2.7046mg/ml）1ml，分别精密加入芍药苷对照品溶液（2.90mg/ml）1ml，按正文供试品溶液的制备方法制备及上述色谱条件测定，按下式计算回收率，见式（4-4），结果平均回收率为 98.38%，相对标准偏差为 2.06%，说明方法是可靠的，结果见表 4-37。

$$回收率（\%）= \frac{测出芍药苷总量 - 样品中芍药苷的含量}{加入芍药苷对照品量} \times 100\% \qquad 式（4-4）$$

表 4-37　加样回收率试验

编号	1	2	3	4	5	6
样品取样量（ml）	1	1	1	1	1	1
样品中芍药苷的含量(mg)	2.7046	2.7046	2.7046	2.7046	2.7046	2.7046
加入芍药苷的量（mg）	2.90	2.90	2.90	2.90	2.90	2.90
测出芍药苷的总量（mg）	5.6641	5.4920	5.5467	5.5568	5.5204	5.5649
芍药苷检出量（mg）	2.9596	2.7874	2.8421	2.8522	2.8158	2.8603
回收率（%）	102.05	96.12	98.00	98.35	97.10	98.63
平均回收率（%）	98.38					
RSD（%）	2.06					

8）样品测定结果：按正文收载方法测定芍药苷的含量，根据测定结果，暂定本品每毫升含赤芍以芍药苷（$C_{23}H_{28}O_{11}$）计，不得少于 1.50mg。

6. 复方鱼双喷剂的申请与报批　2010 年 8 月 28 日，由江苏省质量技术监督管理局批准，江苏康缘药业股份有限公司发布了鱼双牌抑菌喷剂的企业标准，苏连标备注册第 099 号，见图 4-14。

2011 年 1 月 5 日，经江苏省卫生厅批准，江苏康缘制药有限公司获得了消毒产品生产企业卫生许可证，（苏）卫消证字（2011）第 0001 号，这标志着用于预防甲流的香疗制品——复方鱼双喷剂获得了生产许可，可批量制备上市销售，见图 4-15、图 4-16、图 4-17。

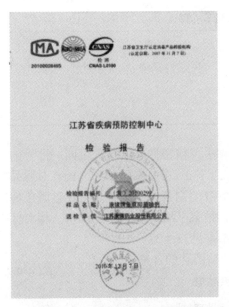

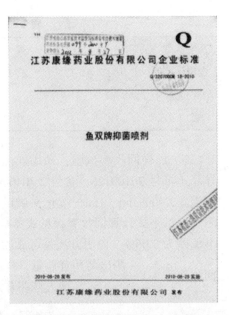

图 4-14　复方鱼双喷剂检验报告　　　　图 4-15　复方鱼双喷剂企业标准

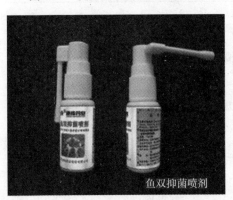

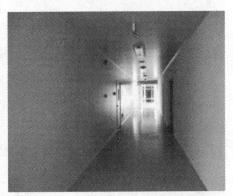

图 4-16　复方鱼双喷剂　　　　　　图 4-17　复方鱼双喷剂生产车间外貌

　　2011 年 3 月 25 日，复方鱼双喷剂的药物组合及其制备方法申请发明专利 1 项，申请号：201110073726.4，见图 4-18。

　　流感是由流感病毒引起的一种发病率高、流行广泛、传播迅速的急性病毒性呼吸道传染病，是目前尚不能有效控制的世界性传染病。流感病毒极易变异，人群对变异后的毒株缺乏免疫力，如控制不及时，易引起暴发流行。

　　由鱼腥草、金银花、赤芍、艾叶、薄荷 5 味中药组成的复方鱼双喷剂，遵照中医疫病"未病先防"的预防原则，从疫病多发的呼吸道和消化道侵染入手，采用香疗法等传统中医预防疫病的适宜技术，研制出了可批量生产、上市销售的用于预防甲流的产品，提升了中医药应对突发性传染病的能力。

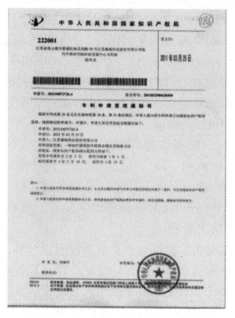

图 4-18　复方鱼双喷剂专利申请

第二节　中医药防治甲型 H1N1 流感相关基础研究

一、基于文本挖掘的甲型 H1N1 流感中医药治疗分析

与国际流行情况相比，我国 2009 年甲流重症和死亡患者远远少于国外，有专家分析认为可能与中医药的及时应用有关。而中医药相关临床研究也证实其对甲流防治确有一定效果。在我国卫生部发布与更新的甲流临床诊疗方案中也提供了中医药防治的具体方法和推荐药物。甲流暴发后，我国临床医生所报道治疗甲流的文献急剧增加，大量存在于现有数据库中。本研究借助不断成熟的数据挖掘技术，结合原文献回溯、人工阅读分析等方法，通过现有中文文献挖掘分析中医药防治甲流的规律，探讨甲流的中医药治疗特色，为今后中医药治疗相关传染病提供理论支持。

（一）甲型 H1N1 流感的中医药治疗特色文本挖掘

1. 文本数据收集　登录中国生物医学文献数据库（英文全称：Chinese BioMedical Literature Database，简称 CBM，网址 http：//sinomed.cintcm.ac.cn / index.jsp），在"缺省"状态下，以"甲流"or"甲型流感"or"H1N1"or"人感染猪流感"为关键词进行检索，共得到文献 4334 篇（检索日期：

2011 年 6 月 23 日），并选择"详细"和"显示全部"的显示格式，以获得每篇文献的流水号、标题、摘要、主题词等信息备用。

2. 文本数据处理 将收集数据按照下载先后顺序，整合到一个平面文件（后缀 TXT）中，以 ANSI 编码格式保存，并利用专有的文本提取工具（软件著作权，软著登字第 0261882 号，登记号 2010SR073409），对"文本数据收集"中下载的非结构化 TXT 文本数据进行信息提取，并以格式化形式存储在大型关系型数据库（Microsoft SQL Server，以下简称 SQL）中。其中，提取的信息主要为"机标关键词"。

3. 数据一次清洗 根据"文本数据处理"中生成的 Access 数据库，将"结果"数据表导入 SQL 中，以"Table_Initial"为表名称，针对"序号"和"机标关键词"进行处理。为便于处理，将"序号"和"机标关键词"两个字段分别用 PMID（类似于 PubMed 里面的字段名）和 DescriptorName（类似于 PubMed 里面的字段名）表示。

为确保下载数据真实，需要对原文献进行回溯分析，相同的关键词存在着在一篇文献的标题和摘要重复出现的情况。在文本挖掘中，每一篇文献的贡献度是相同的，因此，对于一篇文献中重复出现的关键词，只需要计算一次。据此，需要对重复文献进行删除，即数据清洗。

4. 数据挖掘处理 通过返查原文献发现，在同一篇文献中出现的关键词，在关键词这一抽象层面上，部分反映整篇文章的信息。并且就某一篇具体的文献来说，相关的关键词之间存在着"共同出现"这一基本事实。这种共同出现不是随机的，而是蕴含有一定的意义，尤其对于高频协同出现的关键词对，在一定的程度上，反映了科研工作者的关注程度。更重要的是，针对目前的文本挖掘技术来说，这些协同出现的关键词，也是很好的分析素材。

基于上面的分析，第一步，就是构造针对每一篇文献共同出现的关键词对。就此，构造了表 4-38 的算法，来实现这一工作。经过表 4-38 算法的计算，得到名为 DN_pairs 的数据表。研究发现数据表 DN_pairs 中存在着大量相同的关键词对，这些重复的数据对于进一步分析来说，大部分属于噪声，对此，将相同的关键词对进行合并处理，只保留它们出现的频数。这一工作，构造了表 4-38 中的算法来实现。经过表 4-38 中算法的处理，得到了名为 DN_pairs_frqcy 的数据表，在这个数据表内，所有的关键词对，都只出现一次，并且都有一个对应的频数（Frequency）。

5. 数据二次清洗 经过专业知识对表 4-38（DN_pairs_frqcy）中的数据进行评估后发现，针对特定的疾病，表 4-38 中仍存在噪声问题。这些噪声，不再是关键词的简单重复，而是相对于专业来说的噪声问题。对此，针对特定问题，对数据进行二次清洗。这些噪声主要是由自然语言的二义性和表达方式的多样性所产生。对于这类问题，只能逐个分析，建立规则，然后根据规则，进行数据的二次清洗。

表 4-38　算法的具体程序

```
USE Table_Initial
FOR each PMID
  k = Number_of_DescriptorName(PMID)
  j = 1
  FOR DescriptorNames(i) (i =, 1, 2, ..., k)
    DO while j ≤ k
      DescriptorNames_Pair=DescriptorNames(i)+
        DescriptorNames(j)
      j = j + 1
      OUTPUT DescriptorName_Pair INTO
        table DN_pairs
    ENDDO
    j = 1
  ENDFOR
ENDFOR
```

```
USE table DN_pairs
k = max_line_number
DO while k ≥ 1
GO top
  FOR DescriptorName_Pair(1) //The 1st pairs in H1N1
    COUNT its Frequency
  EndFor
  OUTPUT DescriptorName_Pair, Frequency INTO table
    DN_pairs_frqcy
  DELETE all DescriptorName_Pair(1) from table
    DN_pairs
  k = max_line_number
ENDDO
```

（二）文本挖掘结果的评价和分析

根据"数据二次清洗"中得到的数据表 DN_pairs_frqcy，按照频数由高到低的顺序对关键词进行排序，确定其相互关联程度，并在此基础上，对某一频数以上（即大于等于关系）的数据进行切片处理。对于数据的可视化工作，在 Cytoscape 2.8 软件中进行，经过处理，得到治疗甲流的中药、中成药、西药、症状以及中成药与西药联合应用等结果图。然后，对分析结果进行原文献溯源性阅读，进一步评价分析挖掘结果、降噪，现择其部分结果进行呈现分析。

图 4-19-A 为甲型 H1N1 流感文献挖掘所得到的中药结果，左侧黄色部分为连花清瘟胶囊的组成药物（仅少红景天一味）。图中高频相关中药呈现以下规律：清热解毒药：连翘、金银花、贯众、板蓝根、大青叶、鱼腥草；发散风热药：柴胡、桑叶、牛蒡子、薄荷；清热泻火药：生石膏、芦根；清化痰热止咳药：浙贝母、桔梗、杏仁；清热燥湿药：黄芩、黄连；化湿药：苍术、藿香、白术。图 4-19-B 为挖掘甲流文献所得到的中成药结果，连花清瘟胶囊、痰热清注射液、双黄连制剂、清开灵注射液等中成药广泛应用于甲流的治疗。综合甲流应用的相关中药及中成药，以药测证，可以反推甲流的发病特点是毒、火（热）、湿（痰），以毒为主。

图 4-20 为挖掘得到的相关症状结果，选取相关频数大于 5 的症状成图，发热（高热）、咳嗽从相关程度和频次均为主要症状（两者相关频数 320），其他如咽痛、肌肉酸痛、流涕、乏力、咳痰、头痛、腹泻等为次要症状（选取频数排序前 10 位显示数字）。

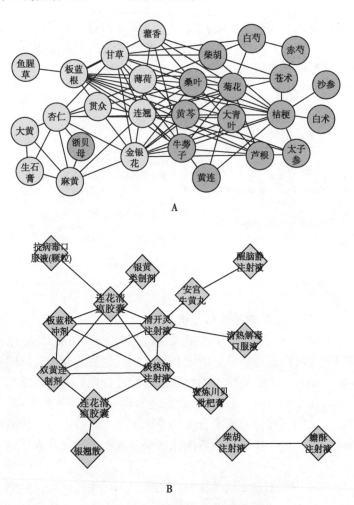

图 4-19　甲流中药和中成药挖掘结果

图 4-21 为中成药与相关症状文献挖掘结果，并进行重点回溯分析。连花清瘟胶囊与症状关联程度最强，其治疗症状有发热、咳嗽、肌肉酸痛、乏力、头痛、咳痰而黏、口渴、目赤、舌质红、苔黄、脉滑数等，回溯原文献，上述症状与其治疗适应证相符。对于出现的"疱疹"症状，有的研究认为连花清瘟胶囊或痰热清注射液治疗有效。蟾酥注射液对于甲流高热的治疗可优先考虑，且疗效满意。血必净注射液多用于重症病人，常用于肺功能衰竭、心功能衰竭、多器官功能障碍等，疗效显著。银翘散加减治疗甲流很常用，主要适应证是发热、咳嗽、头痛乏力、鼻塞，舌红、苔薄黄、脉浮等，但针对恶心、呕吐、腹泻、腹痛等消化症状，没有发现使用其加减治疗者。清开灵注射液除了可以针对甲流高热、咳嗽、肌肉酸痛、咳痰、头痛、乏力

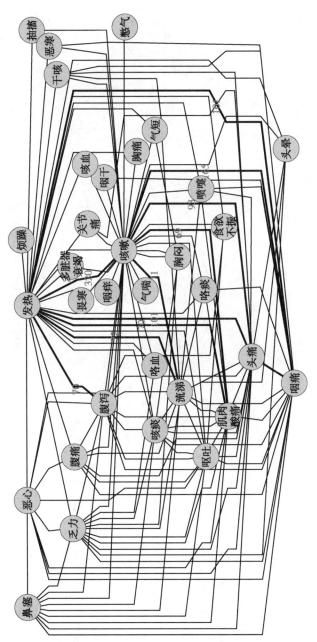

图 4-20 甲型 H1N1 流感症状挖掘结果

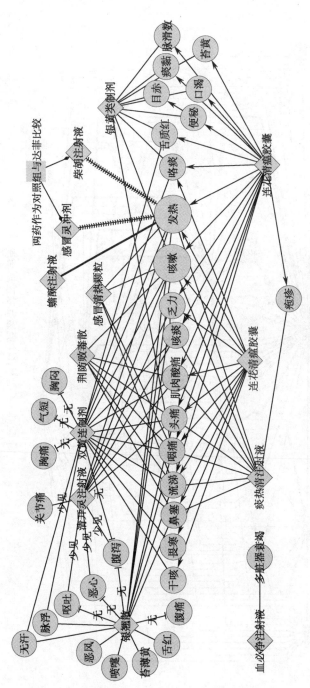

图 4-21 甲型 H1N1 流感中成药与相关症状挖掘结果

应用外，对于伴有恶心、呕吐、腹泻、关节痛的症状可能也有作用。双黄连口服液主要用于轻症甲流，防治效果良好，对于各种感冒病毒引起的发热、咳嗽、咽痛，都有良好的治疗效果，但没有发现用于胸痛、胸闷、气短等可能存在肺部感染的甲流治疗。

表 4-39　甲型 H1N1 流感证候分布频次表

序号	证候	文献频数	序号	证候	文献频数
1	痰湿阻肺	13	6	邪伏膜原证	1
2	风热犯卫	10	6	气血两燔	1
3	湿热证	5	6	气阴两虚	1
4	气营两燔	3	6	热陷心包	1
4	风热犯卫证	3	6	湿热中阻	1
4	风热疫毒	3	6	湿热中阻证	1
4	风热犯肺	3	6	湿重于热	1
5	少阳病	2	6	湿重于热证	1
5	风热证	2	6	太阳病	1
5	寒热错杂	2	6	风寒束表证	1
5	风寒束表	2	6	风热表	1
5	热毒闭肺	2	6	风热表证	1
5	气分证	2	6	表寒里热	1
5	邪热壅肺	2	6	肺气虚	1
5	邪热壅肺证	2	6	肺热壅盛	1
5	心阳虚	2	6	肺热壅盛证	1
6	阳明经	1	6	六经病	1
6	疫毒侵袭	1	6	六经病证	1
6	痰浊阻肺	1	6	内闭外脱	1
6	卫分证	1	6	气不摄血	1
6	卫气同病	1	6	肝火上炎	1
6	邪伏膜原	1			

　　由表 4-39 可见，甲型 H1N1 流感证候文献报告最多的是痰湿阻肺，返查原文献发现痰湿阻肺大多与痰热清注射液应用有关，并且这些报道大多为西医院传染科的报告。这一方面说明甲流病位在肺，病理产物为痰湿，

另一方面也说明中成药注射剂痰热清治疗甲流痰湿阻肺型得到西医医生的肯定。其次较多的证候为风热犯卫,说明了甲流的病因和病机大多为风热犯肺,卫表失固。再次为湿热证,说明甲流病性多湿多热,湿热为患,表现为相应的症状。其他涉及风热犯肺、气营两燔、风热疫毒等,表明甲流早期临床表现的中医证候风热犯卫(肺)常见,Ⅱ、Ⅲ期会出现风热疫毒犯卫(肺)为严重情况,甚至会出现热毒闭肺、邪热壅肺、气血两燔等危证。

由图 4-22 可知,甲型 H1N1 流感相关的中医证候中,风热犯卫相关联的证候最多,这也说明风热犯卫可能是甲流的核心病因和证候。其他与甲流相关的证候中痰(浊)湿阻肺、热毒闭肺、湿热中阻、肺热壅盛、热陷心包、疫毒侵袭、肺气虚、心阳虚、气阴两虚等,归纳这些证候的核心要素应为痰、湿、热、毒、虚,提示甲流致病,热(毒)为先,痰湿为标,病情发展,可出现正气亏虚的危证。

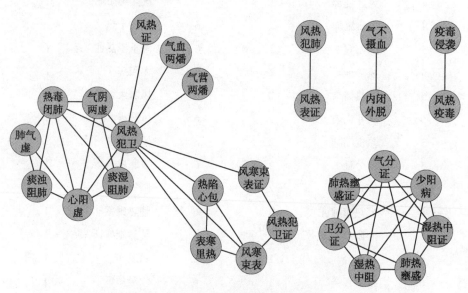

图 4-22 甲型 H1N1 流感中医证候网络图

既往的研究表明,文本挖掘用于探索治疗疾病的用药规律,可操作性强。本研究从 4334 篇文献中挖掘中医药治疗甲流的用药规律,基本能够反映中医药治疗甲流的特色。

从中药挖掘结果可知,治疗甲流的中药主要由清热解毒、清热泻火、清热燥湿、发散风热、化湿以及化痰止咳类中药组成,另外,其药物组成中几乎覆盖所有连花清瘟胶囊的成分,也说明连花清瘟胶囊组方符合中医治疗甲流的理念。连花清瘟胶囊、痰热清注射液、清开灵注射液等中成药在治疗甲流中发挥了巨大的作用，众多的临床研究肯定了其疗效或者认为其可能有效。以药测证，说明甲流的特征是毒、火（热）、湿（痰），以毒为主，具体治疗需根据相应的特点进行辨证选药。通过回溯原文献，发现大多数中成药的应用报告均出自西医医院，这说明中成药使用较为广泛，并得到西医医生的肯定，尤其是在一些重症急症中，如血必净注射液应用于心、肺功能衰竭，以及多脏器衰竭的抢救，发挥了重要的作用。这些都说明中医药正在为现代医学所关注，并逐步被接受。

同时，研究中也发现中成药的辨证应用还存在问题。如有的研究纳入病例主要在 11 月至 1 月间，患者出现头痛、流涕、畏寒等表寒证表现，若不加辨证地继续应用清热解毒等苦寒类药物，有可能对病情的治疗不利。又如有的研究中把柴胡注射液和感冒灵冲剂作为对照组，将治疗甲流疗效肯定的奥司他韦作为治疗组，比较其优效性，研究方案不合理。因此，如何指导并规范西医医生正确合理使用中成药，以及如何科学合理设计中医药的临床研究，已经成为当前中西医面临的共同课题。

综上，文本挖掘技术可以快捷、全面系统地总结甲流临床实践中的用药情况与规律，为临床医生提供参考，同时还可以及时总结扩展药物的适应证。但毕竟计算机计算的结果会存在实际偏差，而结合人工回溯原文献，借助专业知识进行分析评判，可以提高挖掘的深度和精度，使挖掘的结果更客观，从而为知识更新、新的临床指南的升级提供证据。不足之处是目前文本挖掘只能根据现有的文献进行汇总与分析，在创新型知识点的发现上，仍然依赖分析者的专业知识判断。因此，尽量提高计算机自动化分析能力，降低噪声，逐步减少人工工作量是对文本挖掘技术提出的下一步要求。

二、基于系统生物学的中药治疗甲型 H1N1 流感作用机制探索

本部分采用系统生物学的方法，文本挖掘数据直接建立甲流网络，经中心性和 GeneOntology GO 分析反映甲型 H1N1 流感病理机制。选取对甲流有确切作用的中药连花清瘟胶囊、双黄连口服液、麻杏石甘汤，通过 PubChem 检索确定其有效成分，对有效成分可能发挥作用的治疗网络进行分析，探索其治疗甲流的作用机制。

在生物学领域，由于生物学数据和生物医学文献数量的急剧增长，通过数据挖掘寻找规律和新知识成为生物学研究的一个新热点和中药分支。文本挖掘构建网络法主要是运用生物信息学、计算生物学、计算机科学等领域的方法，对文献中关心的重点知识，采用一定的数据算法机型快速而全面的整理分析，通过已有文献建立的基因（蛋白质）相互作用关系，构建细胞内生

物分子的调控网络。文本挖掘可以建立高精确度及高稳定性的生物学作用网络。基于已有的文献知识，运用文本挖掘方法可以建立较为可靠的甲流疾病相关的生物学作用网络。

PubChem（http：//pubchem.ncbi.nlm.nih.gov）是由美国国家卫生研究所（National Institutes of Health，NIH）建立的关于小分子生物活性的公共数据库。其在生物技术信息国家中心（National Center of Biotechnology Information，NCBI）的 Entrez 信息检索系统中有 3 个链接的数据库：物质数据库（PubChem substance），化合物数据库（PubChem compound）和生物检测数据库（PubChem BioAassay）。包含 7000 多万个记录，近 4000 万个独立的化学结构。可通过文本检索和结构检索，精确检索（exact search）、子结构检索（substructure search）和相似性检索（Similarity search）得到关于某种药品分子式、SMILES、2D 和 3D 结构、InChI 和 InChIKey、相对分子质量、脂水分配系数、氢键受体和供体数目、可旋转键数目、互变异构体数目等基本的结构信息和物化性质。

经 PubChem 检索，查找连花清瘟胶囊、双黄连口服液及麻杏石甘汤中的中药活性化合物，明确活性化合物作用的靶蛋白，进而建立蛋白-蛋白作用网络，以深入探讨中药防治甲流的作用，为进一步探讨中药治疗甲流的机制提供生物学信息参考。

（一）具体操作流程

1. 甲型 H1N1 流感病理机制及连花清瘟胶囊、双黄连口服液及麻杏石甘汤有效成分确定　构建甲流的分子网络：用文本挖掘数据直接建立甲流网络，经中心性和 GO 分析反映甲流病理机制。

连花清瘟胶囊、双黄连口服液及麻杏石甘汤有效成分确定：通过 PubMed 检索，确定有效成分，流程主要包括：①直接检索连花清瘟胶囊、双黄连口服液及麻杏石甘汤中每一味中药对应的化合物；②检索与每一味中药相关的生物测试，并记录这些生物测试中检测出来的化合物；③汇总前两步中得到的化合物；④通过 PubChem 中"BioActivity Analysis"工具，对所有的化合物进行生物活性分析；⑤提取具有活性的化合物，并记录其对应的靶蛋白。

文本挖掘采用 TCMGeneDIT 数据库系统信息，该系统的数据源自 MEDLINE 数据库，应用自动文本挖掘方式获得的中药、基因和疾病之间相互关联的信息。分别以连花清瘟胶囊、双黄连口服液及麻杏石甘汤主要中药成分为主，查询中药与基因（蛋白）相互作用关联的信息，设定概率 95% 为 T 的阈值，阅读抽提的语句，排除低质量的文献及噪声。

2. 蛋白质相互作用网络的构建　蛋白质都不是孤立的，一个蛋白质改变必然引起与之相互作用蛋白质的变化。已证实的中药有效成分可影响一些蛋白质，那么也必然引起其他相关蛋白质的变化。我们以连花清瘟胶囊、双黄连口服液及麻杏石甘汤影响的蛋白名为检索词，分别检索 BIND、BioGRID、DIP、HPRD、IntAct、MINT 等分子相互作用数据库，并采用 Agilent Literature Search 文本挖掘工具从已有文献中，获得与之相互作用蛋白质的信息。这些蛋白质相互作用绝大多数被实验所证实，挖掘信息排除了低质量的信息干扰。用这些信息构建连花清瘟胶囊、双黄连口服液及麻杏石甘汤的蛋白质相互作用网络，以 cytoscape 软件进行可视化。

3. 蛋白质相互作用网络间的比较　各蛋白质相互作用网络间的比较采用 Merge 程序。该程序能通过 ID 识别，鉴别网络间组分的异同。我们应用 Merge 程序比较了蛋白质相互作用网络，建立两网络相同蛋白质的子网络；比较有效中药组分及其配伍的蛋白质相互作用网络间差异，并建立差异蛋白质的子网络。

4. 网络高连接区的分析　为了认识复杂的蛋白质相互作用网络，采用 IPCA 软件分析网络中的高连接区，用以推断在网络中可能的蛋白质复合物或显著性的信号通路。相互作用分值大于 2.0 和至少包含 4 个节点的为显著性高连接区。

5. 基因本位论的分析　基因本位论（GO）是一个广泛用于基因功能分类的系统。为了注释各显著性高连接区的功能，采用 BiNGO 计算机工具进行了 GO 的聚类分析，统计学超几何分布定量（P）评估存在于各 GO 注释中的蛋白质群。我们选择 P 最小的 5 个 GO 生物学分类呈现。

（二）分析结果

1. 甲型 H1N1 流感发病机制网络　本研究利用文本挖掘数据直接建立甲流发病机制生物学网络，比较可靠地反映了甲流病理机制。研究显示，经中心性和 GO 分析，甲流疾病主要相关性通路为对外部刺激反应、细胞内信号转导、免疫系统反应以及凋亡相关联。进一步明确网络中显著性路径，主 要 包 括：I-kappaB kinase/NF-kappaB、toll-like receptor signaling pathway、regulation of apoptosis、antigen processing and presentation of peptide antigen、response to organic substance、DNA damage response，signal transduction by p53 class madiator、positive regulation of metanephric cap mesenchymal cell proliferation 等，见图 4-23～图 4-32。

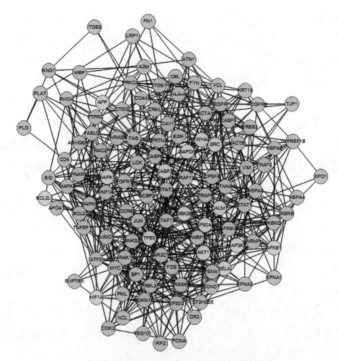

图 4-23　甲型 H1N1 流感中心性网络

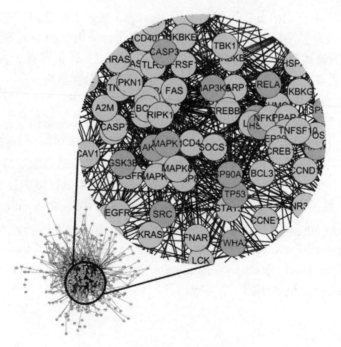

图 4-24　甲流的刺激反应进程网络

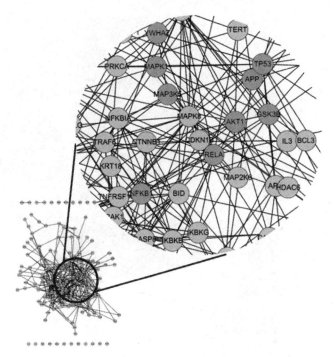

图 4-25 甲流的凋亡进程网络

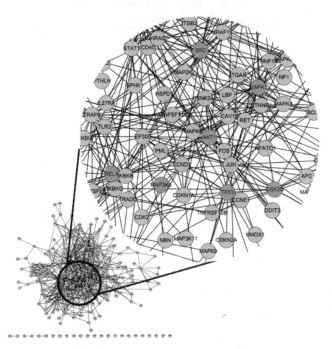

图 4-26 甲流的信号路径网络

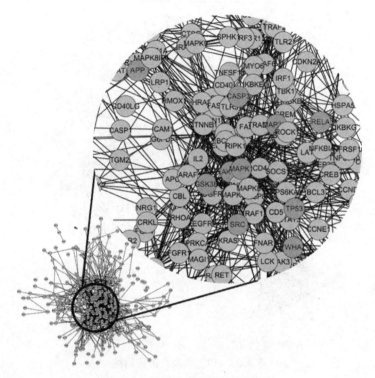

图 4-27　甲流的免疫系统进程网络

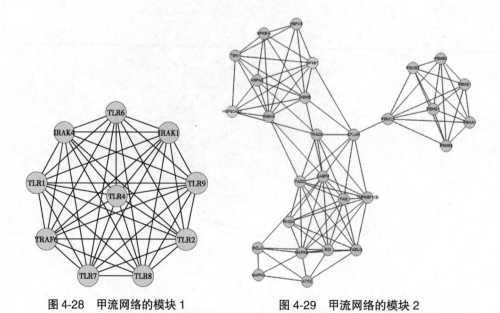

图 4-28　甲流网络的模块 1　　　　图 4-29　甲流网络的模块 2

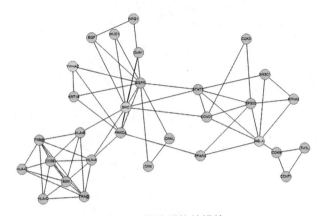

图 4-30　甲流网络的模块 3

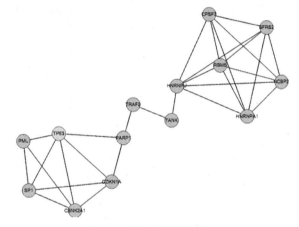

图 4-31 甲流网络的模块 4

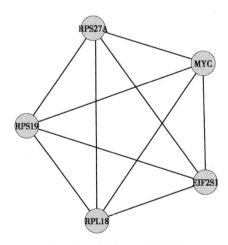

图 4-32　甲流网络的模块 5

2. 连花清瘟胶囊治疗甲型 H1N1 流感机制网络　在已建立的甲流疾病发病机制生物学网络基础上，结合检索的连花清瘟胶囊主要成分，建立该药有效成分作用靶点的生物学网络图。将连花清瘟胶囊作用靶点网络图与甲流疾病生物学网络进行网络对比，推测连花清瘟胶囊治疗甲流可能的作用机制网络（图 4-33~ 图 4-40）。

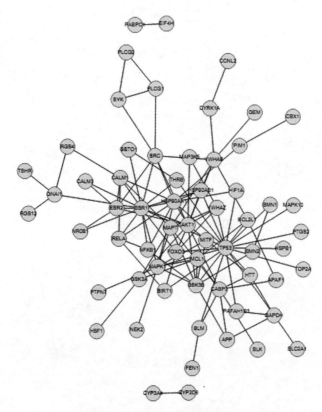

图 4-33　连花清瘟靶点网络

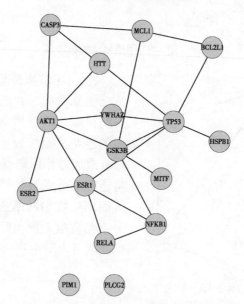

图 4-34　连花清瘟阴性调节凋亡进程靶点网络

152

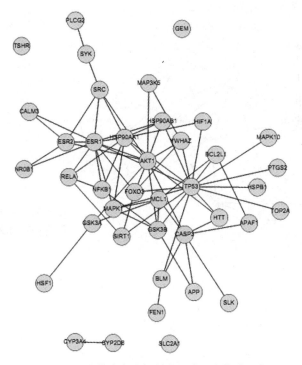

图 4-35　连花清瘟外部刺激反应进程靶点网络

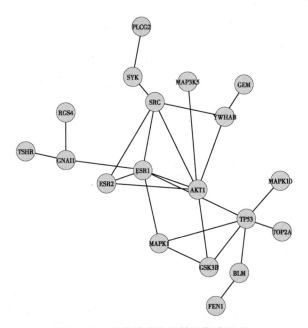

图 4-36　连花清瘟信号转导靶点网络

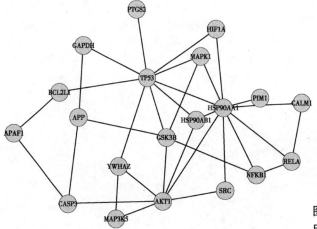

图 4-37 连花清瘟与甲流交叉网络

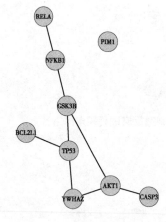

图 4-38 连花清瘟与甲流交叉的外部刺激反应进程网络

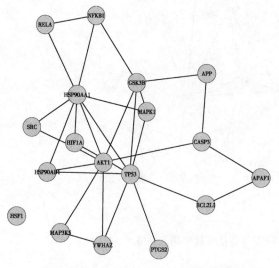

图 4-39 连花清瘟与甲流交叉的凋亡阴性调节进程网络

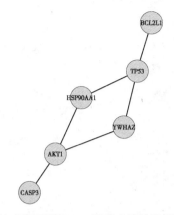

图 4-40　连花清瘟与甲型 H1N1 流感交叉的线粒体膜组织化网络

通过文本挖掘数据已建立的甲流疾病相关生物学网络通路主要为对外部刺激反应、信号转导、免疫系统反应和凋亡相关通路。将连花清瘟胶囊作用靶点网络图与甲流疾病生物学网络进行网络对比后发现，连花清瘟可通过影响 YWHAZ、RELA、GSK3B、BCL2L1、AKT1、TP53、PIM1 阴性调节甲流凋亡进程，同时通过影响 APAF1、MAPK1、PTGS2、MAP3K5、APP、TP53、RELA、BCL2L1、HSP90AA1、HIF1A、YWHAZ、HSF1、NFKB1、GSK3B、CASP3、SRC、AKT1、HSP90AB1 起到调节甲流发病的外部刺激相关反应进程，并通过对 HSP90AA1、YWHAZ、TP53、BCL2L1、CASP3、AKT1 的调控影响甲流的线粒体膜组织化。

以上网络对比的研究结果提示：连花清瘟胶囊可能通过影响甲流疾病发病生物学网络中对外部刺激反应引起的线粒体凋亡，NF-KB、MAPK 等信号路径；以及 PTGS2 等影响炎症反应；并且可能通过 TP53、CASP3、BCL2L1 等产生凋亡进程的调节，从而实现连花清瘟胶囊对甲流疾病的治疗作用功效。

3. 双黄连口服液治疗甲型 H1N1 流感机制网络　同理，在建立甲流疾病发病机制生物学网络的基础上，结合检索到的双黄连口服液主要中药成分，建立了双黄连口服液有效成分作用蛋白靶点的生物学网络。将双黄连口服液作用靶点网络图与甲流疾病生物学网络进行对比，推测双黄连口服液治疗甲流的可能作用机制（图 4-41~ 图 4-50）。

网络对比结果显示：双黄连口服液可通过对 HIF1A、TP53、NFKB1、NR3C1 等基因及蛋白的调控影响甲流疾病的转录进程；另一方面通过对 GSK3B、TP53 的调节影响甲流疾病的过载反应进程；其次通过 PIM1、GSK3B、TP53、NFKB1 阴性调节甲流相关的凋亡进程；通过 HSP90AA1、TP53 影响甲流疾病的线粒体膜组织化以及 GSK3B、TP53 调节甲流疾病的

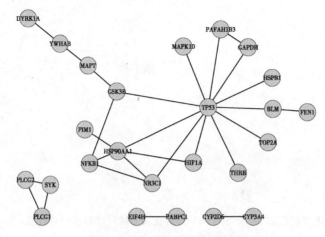

图 4-41　双黄连作用靶点网络

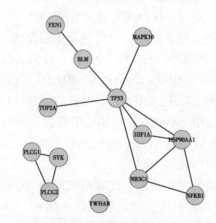

图 4-42　双黄连信号转导靶点网络

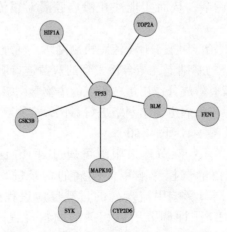

图 4-43　双黄连外部刺激反应进程靶点网络

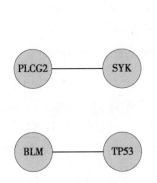

图 4-44 双黄连淋巴细胞分化进程
靶点网络

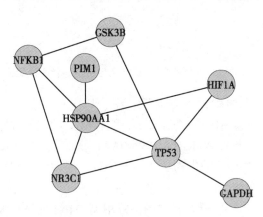

图 4-45 双黄连与甲流交叉网络

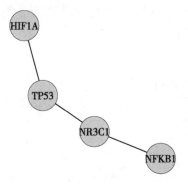

图 4-46 双黄连与甲流交叉的转录
进程网络

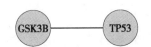

图 4-47 双黄连与甲流交叉的过载反应
进程网络

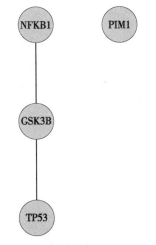

图 4-48 双黄连与甲流交叉的凋亡阴性
调节进程网络

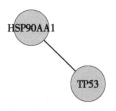

图 4-49 双黄连与甲型 H1N1 流感交叉的
线粒体膜组织化进程网络

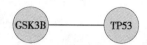

图 4-50　双黄连与甲型 H1N1 流感交叉的生物刺激反应进程网络

生物刺激反应进程。综合以上结果提示：双黄连口服液可能通过 HIF1A、NFKB1、NR3C1 影响甲流相关的炎症进程；另外可通过 PIM1、GSK3B、TP53、NFKB1、HSP90AA1 影响甲流的生物刺激引起线粒体的凋亡进程，这些相关的生物学通路及进程，是双黄连口服液实现对甲流治疗功效潜在的作用机制。

4. 麻杏石甘汤治疗甲型 H1N1 流感机制网络

（1）麻杏石甘汤的靶蛋白及甲型 H1N1 流感相关基因：采用上述类似方法，截至 2012 年 7 月 18 日，在 PubChem 数据库中查到麻杏石甘汤的靶蛋白共 186 个，在 Gene 数据库中查到甲流相关基因 7 个，见表 4-40、表 4-41。

表 4-40　麻杏石甘汤的靶蛋白数量

汤剂	中药	靶蛋白数量
麻杏石甘汤	麻黄	24
	杏仁	141
	石膏	1
	甘草	20

表 4-41　甲型 H1N1 流感相关基因

病名	基因数
H1N1influenza A	7

（2）分子网络的构建：通过 IPA 软件构建麻杏石甘汤的靶蛋白及甲流相关基因构成的分子网络图，见图 4-51，并展示排名前 5 位的网络生物功能，见表 4-42、表 4-43。

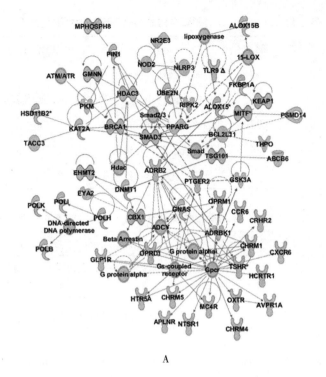

A

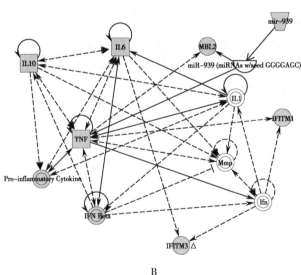

B

图 4-51　麻杏石甘汤的靶蛋白及甲型 H1N1 流感相关基因构成的分子网络图

A. 麻杏石甘汤的靶蛋白（灰色分子）构成的分子网络图；B. 甲型 H1N1 流感相关基因（灰色分子）构成的分子网络图。每一个节点代表 1 个分子，实线代表 2 个分子间存在直接的相互作用关系，虚线代表 2 个分子间存在间接的相互作用关系

表4-42 麻杏石甘汤的靶蛋白构成的分子网络的主要生物功能

序号	核心分子数	*IPA* 值	网络主要生物功能
1	22	42	神经系统疾病，营养性疾病
2	21	40	核苷酸代谢，小分子生物化学，细胞形态学
3	19	33	基因表达，细胞周期，癌症
4	18	28	神经系统疾病，骨骼和肌肉代谢紊乱，细胞间信号传导
5	16	27	小分子生物化学，能量生成，药物代谢

表4-43 甲型 H1N1 流感相关基因构成的分子网络的主要生物功能

序号	核心分子数	*IPA* 值	网络主要生物功能
1	5	13	胃肠道疾病，免疫疾病，眼科疾病
2	1	3	无
3	1	2	细胞间信号传导，氨基酸代谢，抗原呈递

（3）生物学通路比较：通过 IPA 软件的 Comparison Analysis 模块，对比麻杏石甘汤的靶蛋白和甲流相关基因作用的生物学通路，并选取相关性 $P >$ 0.05 的通路进行展示，见图 4-52。两者都相关的通路有：病毒和细菌识别通路、糖皮质激素受体信号通路、PXR/RXR 活性通路、巨噬细胞 IL-12 信号和生产通路、芳烃受体信号通路、外源性代谢通路、PKR 在干扰素诱导的抗病毒反应中作用通路、TNFR1 信号通路。

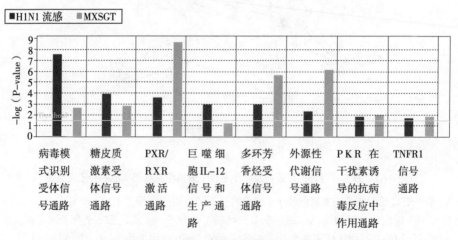

图 4-52 麻杏石甘汤的靶蛋白及甲型 H1N1 流感共同作用的生物通路

（4）生物通路作用位点：基于以上结果，以 TNFR1 信号通路为例，查看麻杏石甘汤的靶蛋白和甲流相关基因在这个通路上的作用位点，见图 4-53。Caspase3、Caspase7、APAF1 为麻杏石甘汤的靶蛋白在该通路的作用位点（浅灰色）。TNF-α 为甲流相关基因在该通路的作用位点（深灰色）。

（三）总结

麻杏石甘汤见于《伤寒论》，由麻黄、杏仁、石膏、炙甘草 4 味药组成，具有清热宣肺，降气平喘之功效。主治肺热咳喘，是辛凉解表剂的代表方，也是治疗感冒、支气管炎、大叶性肺炎等呼吸道感染的良方，根据原卫生部颁布的《甲型 H1N1 流感诊疗方案（2009 年第三版）》，中医辨证治疗方案热毒袭肺证以麻杏石甘汤为主方加减而成。

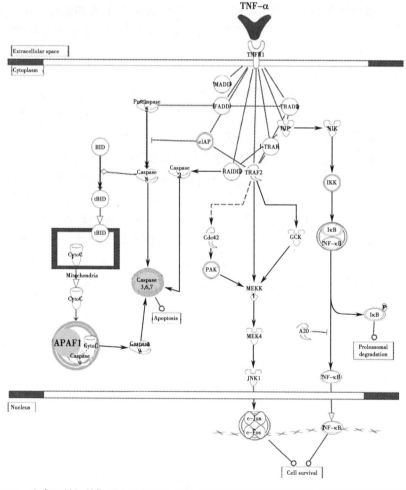

图 4-53 麻杏石甘汤的靶蛋白及甲型 H1N1 流感相关基因在 TNFR1 信号通路中的作用位点

本研究结果显示麻杏石甘汤的靶蛋白和甲流相关基因共同作用的 8 个生物学通路中，有 4 个是与细胞和体液免疫反应相关的生物学通路：病毒和细菌识别通路、巨噬细胞 IL-12 信号和产生通路、PKR 在干扰素诱导的抗病毒反应中作用通路、TNFR1 信号通路，而在甲流发病过程中细胞和体液免疫反应起着至关重要的作用。现以 TNFR1 信号通路为例，对本研究的结果进行深入讨论：甲流轻症患者的血清中 TNF-α 浓度水平明显高于健康人，且麻杏石甘汤能下调 A 型流感病毒感染小鼠血清和肺组织中 TNF-α 水平，TNFR1 是 TNF-α 的受体之一，能够诱导其他多种炎症介质（如 IFN-γ、IL-1β、IL-6 等）释放，本研究结果显示，麻杏石甘汤的靶蛋白和甲型 H1N1 相关基因共同作用于 TNFR1 信号通路，也就是说，麻杏石甘汤可能是通过对 TNFR1 信号通路中个别靶点（本研究提示为：Caspase3、Caspase7、APAF1）的影响，进而干预该通路的生物学功能，最终起到对甲流的治疗作用。除外 TNFR1 信号通路，研究还得到了很多麻杏石甘汤干预甲流分子机制的结果，这不仅是对该研究方法可靠性的支持，同时也为进一步开展更多更深入的麻杏石甘汤药理研究提供科研依据。

生物学通路是介导生物体整体变化的基础，其生物学意义显然远远高于单个基因或者蛋白的变化，分析各中药对甲流疾病调控的生物学网络机制，符合中药多靶点、多途径作用特点，能够真实有效地反映中药治疗甲流的实际作用特征，并为进一步探讨中药作用机制提供参考。本次研究是中药药理研究的一次新的尝试，若能得到进一步基础实验验证，则更能体现本研究的科学性和可靠性。综上所述，基于 PubChem 和 IPA 分析技术，可以用于中药治疗甲流分子生物学机制研究，且作用机制清晰，作用靶点明确，为中药药理及新药开发提供有益的参考。通过连花清瘟胶囊、双黄连口服液及麻杏石甘汤治疗甲流的作用通路分析显示各中药复方具有各自治疗甲流的特色，对其机制的研究也提示通过中药的配伍可提高其治疗甲流的作用功效。

第五章

甲型 H1N1 流感发病与证候学研究

第一节　甲型 H1N1 流感病因与发病研究

　　传染病指的是由病原微生物如细菌、病毒、衣原体、支原体、真菌、螺旋体、立克次体和寄生虫等感染人体后产生的有传染性、在一定条件下可造成流行的疾病。病原体侵入人体后能否引起疾病，取决于病原体的致病能力和机体的免疫功能两个方面的因素。传染病的病原体大多有特定的侵犯部位，在机体内增殖、播散，有着病原体决定的疾病特殊的阶段性和规律性。

　　古代中医的瘟疫学说基本相当于传染病学。中医瘟疫学说认为，疫病是由疫疠之邪引起的具有强烈传染性和广泛流行性的急性发热性疾病的总称。疫疠之邪是疫病外在的致病因素，也是导致疫病出现各种外候的始动因素。明代吴又可《温疫论》将疫疠邪气称为异气，他说："夫温疫之为病，非风、非寒、非暑、非湿，乃天地间别有一种异气所感。"其"异"的含义即不同于风、寒、暑、湿、燥、火的六淫之气。疫疠邪气的入侵途径、侵袭部位等与外感六淫邪气致病的伤寒、非温疫类温病的病因不同。不同性质疫邪的致病特点决定着疫病的临床特征。

　　疫病传染性的大小和传染期的长短不仅取决于疫疠之邪的性质和毒力大小，也取决于人体正气的状态，人体正气的强弱和体质类型决定着人体的易感性和病情轻重。而自然因素，如自然灾害、季节气候等环境因素以及地域因素与疫病的发生、流行也有很大关系；社会因素，如战争与社会的稳定程度，也是引起疫病的重要因素。

　　疫疠之邪也具有寒、热、燥、湿的属性，而以温热属性者居多，这种属性的不确定性导致了其临床辨证和治疗上的困难。因此，面对新发、突发疫病，需要将中医学的外感六淫病因学说与异气病因学说相结合，阐明疫疠病邪的寒、热、燥、湿属性。

　　疫疠之气的病邪属性需要采取审证求因的方法进行辨识，即钱天来在《伤寒溯源集》所言"受本难知，发则可辨，因发知受"。也就是说，在临床中要通过感邪之后患者的发病特征和疾病传变特征来推求疫疠邪气的特性。

与内伤杂病不同，疫病的病程具有明显的阶段性，这也是疫病区别于内伤杂病的主要依据。疫病初期一般表现为恶寒发热的表证，继而热邪入里，恶寒消失，热势转甚，标志病程进入极期，后期多见低热。疫病病程的阶段性是在疫邪作用下，疫邪与人体正气相互斗争，导致脏腑功能失调或实质损伤而产生的规律性的变化的结果。疫病的辨证，可以用伤寒学说的六经辨证、温病学说的卫气营血或三焦辨证以及吴又可的表里九传辨证概括其由表入里、由浅入深的传变规律。

探求疫病发生发展的阶段性是疫病救治的关键，疫病病程的阶段性规律可以指导中医用药因势利导，祛邪外出或者截断病情，达到提高疗效，缩短病程，降低死亡率的目的。

甲流是由变异的流感病毒引发的呼吸道传染病，这种新型的呼吸系统病毒性疾病也具有其鲜明的自身特点。中医学者在中医疫病病因学和发病学理论指导下，在甲型 H1N1 病毒流行初期即研判了其疫疠邪气的属性，取得了共识，并总结归纳了这种新型疫疠邪气致病的证候特征与发病阶段性的传变规律，有效地指导了甲流的防治。

一、疫疠之气

（一）风热疫毒

在以输入性和轻症甲流病例为主的流感流行初期阶段，从典型个案的中西医结合诊疗入手，国家中医药管理局甲流防治专家委员会对这种新型流感病毒的疫毒特点进行了分析。组织专家分赴济南、成都、福州，现场调研，指导救治了 3 例国内输入性的甲流患者，还指导了北京地坛医院第一例输入性病例的中西医结合救治。5 月 21 日，专家组对甲型 H1N1 流感确诊病例进行了病例讨论。专家委员会一致认为，4 例确诊甲流患者证属疫毒侵袭肺卫，表现为卫气同病。患者体温的最高点均超过了 38.5℃，卫分症状均较轻，无恶寒或伴轻度的恶寒，里热症状较重，表现为高热、面色红赤、咽干、咽痛、口渴喜饮、咳嗽痰少而黏等，舌质红或淡红、苔薄黄或薄白、脉浮数。据此认为甲流与季节性流感相似，疫毒的性质为风热疫毒。

通过对国内 2009 年 5 月—11 月甲流轻症与重症的中医证候学特征的分析，有医生提出无论甲流轻症和重症，初期症状均较相似，表现为发热恶热、咳嗽、少痰或无痰、口渴喜饮、咽干、咽部红、目赤、舌红等毒袭肺卫症状。因其临床表现有风热证的特点，并考虑病变兼有较强的传染性、流行性、致病力以及染受之后病情重，传变快的特性，更符合疫邪致病的特点，因此认为流感病邪的特征为风热毒邪，属疫疠之气。

（二）风寒疫毒

在大部分医生认为甲流病因属性为风热疫毒的同时，也有医者根据英国《新科学家》杂志报道有半数的甲流患者无发热症状，同时在临床中也发现部分甲流患者表现为只恶寒不发热或恶寒重发热轻或先恶寒后发热，伴无汗、周身疼痛、鼻塞流清涕、舌苔白腻等表现，结合发病迅速、传染性强等特征，综合分析甲流的临床征象，认为甲流性质不尽为风热疫毒，不能忽视寒疫型甲流。有学者指出，疫病的病因大致可分为寒毒、热毒两大类，本次甲流属于寒毒。2009 年为己丑之岁，全球气候异常，盛夏多次寒潮来袭，非其时而有其气，引发全球甲流暴发流行，足证甲流属于寒疫。从人类饮食起居行为来看，种种原因导致全人类阳虚者十占八九，未病本气先虚，寒疫与人群的阳虚体质同气相求。此外，根据中医学天人相应的原则，运用五运六气理论，结合临床观察，从寒疫的源流、病因病机、发病特点等方面分析，认为此次甲流属中医学"寒疫"范畴，病机为本气先虚，风寒疫毒夹湿，邪犯太阳，表（太阳）里（太阴、少阴）同病，而见发热、咳嗽、喘促等症，以小青龙汤为基本方治疗本病，可取得良好疗效。

二、新感温邪

王氏对 2009 年 5 月 15 日—6 月 4 日北京地坛医院收治的输入型甲流确诊病例进行中医临床特征及治疗观察后认为，早期病例表现比较温和，病例均为毒袭肺卫证候，以风热证为主（参考《6 例甲型 H1N1 流感确诊病例中西医证治报告》）。

梁氏认为，甲流的中医学病因性质是风热毒邪或暑热之邪，属于中医温病学中的风温及伏暑等范畴（参考《甲型 H1N1 流感辨证治疗体会》）。

刘氏等对北京市地坛医院、成都市传染病医院收治的 18 例危重症患者进行总结，认为其核心病机为热毒壅肺，甚则闭肺，损伤肺络，耗伤正气，邪毒内陷，导致气不摄血或气不摄津，津血外渗出现血性痰液；进而热深厥深至气脱，见手足不温、呼吸短促、汗出、脉细等症。认为甲型 H1N1 流感属于中医学"温病"范畴，但不完全符合温病卫气营血的传变规律，其轻症病在卫气，伤气伤阳；危重症则留连气分，进而传变三阴经，出现厥脱或有内陷心包之变（参考《18 例甲型 H1N1 流感危重症病例中医临床分析》）。

三、伏邪发病

伏气温病是有别于新感温病的另一类温病。其病变特点是感受外邪后邪气蕴伏于里，或因平素内有积热，到了一定时间，或又感受时邪，内伏的郁热自里发出，即称为"伏气温病"。

有学者认为，甲流有一定的潜伏期，起病即见烦渴、尿赤、舌绛、脉数等里热症状，卫分症状不明显，传变较快，儿童、成年人多发，因此本病很可能是先有伏邪，后因新感而引发。即在素禀阴虚、肺有伏热的基础上，加之外感时邪疫毒而发病。其中外感时邪以风邪为主，随地域或季节的不同，风邪可以夹寒、夹热、夹湿、夹燥，与疫毒杂感伤人，病机演变则以三焦传变为主。有学者认为甲流发病症状特点符合伏气温病自里向外发的致病特点，主要基于这种疫毒之邪致病初期偏重于肺之里证，卫分证之恶寒、头痛、身痛、鼻塞、流涕等症状不重。轻症患者正可胜邪，短期内可热退咳减而自愈；重症患者则因毒邪继续深入，在 3~5 天左右加重，继而发生传变。从临床上辨别新感与伏气，对认识病机转变、判断预后、确定治疗方法等有一定的意义，古代医家伏气温病的治疗经验有很多值得借鉴。

四、五运六气

有学者根据 2009 年的五运六气为太阴湿土司天、太阳寒水在泉推演显示，当年发生的疫病应注重于寒、湿两个方面。二之气中期以后，五运六气将转为以寒、湿为主，甲流于此时发生，与五运六气的转化条件契合，提示此疫病病机必以"湿"为重点。早期的五运六气是火与湿的交接时期，火的运气因素尚未完全退位，故早期发病患者的六气病机可以为湿热。判断湿热还是寒湿，主要看舌苔。文献研究显示：2009 年的运气特征是以寒湿为主。此次甲流疫情暴发时间在己丑年"二之气"，"二之气"的主、客气均为少阴君火，"三之气"的主、客气分别为少阳相火和太阴湿土，"四之气"的主、客气分别为太阴湿土和少阳相火。在这些时间段都体现火被湿寒所郁，故发病的病机具有火为寒湿所郁、火郁刑克肺金的特点。

根据国家中医药管理局 2009 年传染病行业专项大宗病例的流行病学研究，目前认为甲流的性质为风热疫毒。风热疫毒与六淫风热邪气既有联系又有区别，在一定条件下还可能相互转化。两者都属风热的性质，都从口鼻而入，病位都在肺系卫表，风热邪气与风热毒邪可相互影响，在气候特点适宜其为患时可重叠。风热邪气比较符合四时气候的特点，受当时气候特点影响大，冬末和春季好发，即使是非其时而有其气，也应在具有风热邪气时才发。以寒为主的气候特点则不会有大量风热邪气致病的患者。风热疫毒则四时皆可发生，病邪性质可不受当时气候特点影响，如冬寒季节气候寒冷，大量发病的患者仍然表现为相似的风热性质病状，病邪性质和气候特点可不尽相同。风热邪气的传染性和致病性均没有风热疫毒强，但两者可以相互转化，根据中医学疫化时气理论，疫病在人群中传播一定阶段之后，随着自然环境和人体环境的转变，疫气可以转化为时气，所以甲流亦可以转化为时行感冒，即由暴发型流感转化为季节性流感。转化之后的风热疫毒与六淫风热时邪致病区别将不再明显。

第二节　甲型 H1N1 流感的证候特征

一、甲型流感轻型的证候特征

北京地坛医院对 2009 年 5 月 15 日—8 月 2 日收治的 326 例甲流病例进行了中医证候学调查研究。

发热等 10 个最常见的症状见图 5-1。前五个常见症状分别是发热（85.9%）、咳嗽（69.9%）、咽痛（33.4%）、流涕（21.2%）和咳痰（20.9%）。少数人有呕吐、腹胀、腹痛等轻度消化道症状。发热程度与恶寒有一定相关性，热度越高者主诉恶寒越重，恶寒较为短暂，多数患者表述恶寒短于 4 小时，寒战者少见。

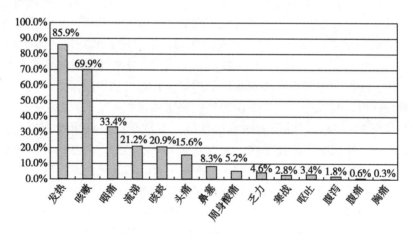

图 5-1　326 例甲型 H1N1 流感轻症（单纯型）症状出现频率

甲流潜伏期约 1~3 天，短至 2 小时，最长至 5 天，以发热为首发和主要表现者 280 例，占 85.9%，其中体温超过 39℃者 64 例，占发热者 22.9%。大多呈中、低热度，发热无汗或汗出而热不解。发热前可有短暂恶寒。住院患者平均热程为（2.7±1.66）天，伴咳嗽者 220 人，典型病例通常以咽痛或咽部不适起病，继而出现发热，随后出现咳嗽，多见干咳、少痰，平均时间为（4.52±2.308）天，最长为 13 天，部分患者热退、病毒核酸转阴后仍持续咳嗽数日。

咽喉肿痛是早期常见的表现，入院查体发现咽部充血体征者 235 人，占 72.1%，持续时间（3.19±2.079）天，最短者 1 天，最长者 10 天。其中主诉咽痛者 104 人，占 31.9%，持续时间（3.60±1.973）天。扁桃体红肿者共 75

人，占23%，绝大部分是儿童，持续时间（3.33±2.226）天，最长者9天。

患者头痛、鼻塞及全身肌肉酸痛者不多见，少数病人诉发病初期头身痛，其头痛与发热并存，热高痛重，热退头痛缓解。约5%的人出现恶心呕吐、腹痛、腹泻等胃肠症状，未经特殊处理或简单用药自行缓解。多数患者大便2~3日不行，可自行缓解。

多数患者舌边尖红，苔薄白腻或黄腻；脉多见浮数。

326例患者的主诉、临床表现说明甲流的中医证候基本可概括为风热疫毒侵袭肺卫，患者普遍舌苔薄腻，有兼夹湿滞之象。

二、甲型H1N1流感重症、危重症证候特征研究

传染病的病程演变都有一定的规律性，通常分为四个阶段，即潜伏期、前驱期、症状明显期（极期）、恢复期。疾病发展的阶段性，大致反映了病邪由表入里、由浅入深、病情由轻到重、病性由实到虚直至正气衰亡的过程。中医药学家在几千年的疫病诊疗实践中，创立了多种针对当时所流行的疫病的辨证体系，如伤寒的六经辨证、温病的卫气营血辨证、三焦辨证体系以及疫病的表里辨证体系等等。疫病的病邪性质决定着其特定的传变规律，因此应当继承借鉴古人经验，将传统的辨证求因、求机不断地赋予新鲜的内容和方法，即按照中医学对外感热病的辨证体系划分病程阶段，参与传染病学的划分标准，对疫病每一发展阶段的病理实质和相互间的联系进行客观的归纳和科学的阐释，有助于随时掌握病情的发展阶段，判断病变的发展趋势，从而为正确地确立治则治法，采取及时有效的治疗，顿挫病势，防止疾病的加重和进展，以求达到提高疗效，缩短病程，降低死亡率的目的。

对甲流轻症而言，大多病情轻浅，仅出现上呼吸道感染的症状，很快自愈。而重症和危重症病例集中体现了甲流病程的阶段性特征。

国家中医药管理局2009年传染病行业专项北京地坛医院组对该院123例甲流重症和危重症进行了全程的证候学调查研究，本组病例为2009年9月2日—2010年1月16日集中收治到北京地坛医院的住院病例。

所有病例均经RT-PCR方法确诊为甲流，诊断标准参照2009年9月17日WHO发布的2009年甲流临床治疗指南，符合中国卫生部《甲型H1N1流感诊疗方案（2009年第三版）》制定的重症、危重症病例诊断标准。出现以下情况之一者为重症：①持续高热＞3天；②剧烈咳嗽，咳脓痰、血痰，或胸痛；③呼吸频率快，呼吸困难，口唇发绀；④神志改变：反应迟钝、嗜睡、躁动、惊厥等；⑤严重呕吐、腹泻，出现脱水表现；⑥影像学检查有肺炎征象；⑦肌酸激酶（CK）、肌酸激酶同工酶（CK-MB）等心肌酶水平迅速增高；⑧原有基础疾病明显加重。出现以下情况之一者为危重病例：①呼吸

衰竭；②感染中毒性休克；③多脏器功能不全；④出现其他需进行监护治疗的严重临床情况。

（一）一般情况

123 例患者中，男 77 例，女 46 例，年龄 1~84 岁，重症 59 例，平均年龄（16.4±20.1）岁，危重组 64 例，平均年龄（39.3±19.8）岁，两组病例在首诊时间及入住医院的时间上没有差异，其中重症患者平均为病程第（2.0±2.2）天首次就诊，第（6.6±4.9）天入院；危重症患者平均为（2.7±2.6）天首次就诊，病程第（6.7±3.6）天入院。重症组发病至出院的总病程为（12.7±5.8）天，危重症组生存病例发病至出院的总病程为（21.4±12.9）天，危重症组死亡病例发病至死亡的总病程为（15.6±8.6）天（其中最短 6 天，最长 36 天）。两组病例在入院时的病程基线相同，但重症、危重症生存组、危重症死亡组的总病程差别较大。本组病例中，14 例危重症死亡，占所有病例的 11.4%，占危重症病例的 21.9%。其中 2009 年 10 月—11 月收治的重症病例 42 例（占重症的 71.2%），收治的危重症病例共计 54 例（占危重症的 84.4%），2009 年 12 月—2010 年 1 月，病例明显减少，说明病例集中发生于秋、冬季节。

（二）重症、危重症症状学分布及特点

1. 症状学分布　重症组病例常见的临床症状依次为：发热、咳嗽、咯痰、鼻塞流涕、咽痛、胸闷憋气、呕吐、倦怠乏力、恶心、纳差、气短、头痛、恶寒、肌肉酸痛。危重症组病例常见的临床症状依次为：发热、咳嗽、咯痰、胸闷憋气、倦怠乏力、恶寒、咯痰带血、气短、纳差、咽痛、咯吐粉红色泡沫痰、肌肉酸痛、咽干、鼻塞流涕。重症组出现频次在 30% 以上的症状只有发热、咳嗽、咯痰；但危重症组出现频次在 30% 以上的症状包括发热、咳嗽、咯痰、胸闷憋气、倦怠乏力、恶寒、咯痰带血、气短，其症状种类明显多于重症组。且危重症组病程长，其各症状持续时间普遍较重症组长，尤其是发热、咳嗽、咯痰、胸闷憋气、喘息气促、倦怠乏力等症状见表5-1、表 5-2。危重症症状出现频率的百分比见图 5-2。

表 5-1　甲型 H1N1 流感重症症状频次及持续时间

症状	百分比（%）	出现时间（天）$\overline{x}\pm SD（n）$	消失时间（天）$\overline{x}\pm SD（n）$
发热	98.3	2.1±4.0（58）	7.3±4.6（56）
咳嗽	98.3	1.8±1.9（57）	9.5±5.5（52）
咯痰	52.5	4.2±6.3（30）	11.4±6.3（28）

症状	百分比（%）	出现时间（天） $\bar{x} \pm SD$（n）	消失时间（天） $\bar{x} \pm SD$（n）
咽痛	28.8	1.2 ± 1.3（17）	7.3 ± 4.2（15）
鼻塞流涕	28.8	2.1 ± 3.9（17）	6.3 ± 4.2（6）
胸闷憋气	18.6	1.8 ± 1.4（11）	9.0 ± 3.6（10）
呕吐	13.6	3.9 ± 2.7（8）	6.0 ± 2.9（7）
倦怠乏力	13.6	1.9 ± 2.1（9）	7.0 ± 1.6（7）
恶心	13.6	2.6 ± 2.6（5）	6.0 ± 4.1（4）
纳差	11.9	3.0 ± 2.5（7）	8.7 ± 2.8（6）
气短	8.5	1.6 ± 1.3（5）	9.2 ± 3.5（4）
头痛	8.5	1 ± 0.0（5）	7.2 ± 7.5（5）
恶寒	6.8	8.5 ± 14.3（4）	10.0 ± 14.0（4）
肌肉酸痛	6.8	2.8 ± 2.9（4）	6.5 ± 5.9（4）

表 5-2　危重症病例症状频次及持续时间

症状	百分比（%）	出现时间（天） $\bar{x} \pm SD$（n）	消失时间（天） $\bar{x} \pm SD$（n）
发热	100	1.7 ± 1.3（63）	9.4 ± 6.6（52）
咳嗽	85.5	1.3 ± 1.0（44）	13.8 ± 9.4（30）
咯痰	79.7	2.0 ± 2.0（39）	12.6 ± 9.4（28）
胸闷憋气	64.4	3.4 ± 2.6（34）	12.8 ± 5.5（27）
喘息气促	55.2	3.5 ± 3.6（34）	13.6 ± 9.2（25）
倦怠乏力	37.5	2.4 ± 2.9（18）	19.6 ± 10.2（13）
恶寒	35.8	2.4 ± 2.6（16）	4.6 ± 2.4（15）
痰中带血	34.6	4.5 ± 3.2（15）	11.5 ± 6.9（12）
气短	30.9	4.4 ± 3.1（16）	14.6 ± 6.3（11）
纳差	26.9	2.2 ± 2.6（14）	17.5 ± 12.0（10）
咽痛	26.4	2.3 ± 1.9（13）	13.4 ± 3.9（10）
粉红色痰	21.6	6.3 ± 4.6（10）	10.9 ± 7.9（9）
肌肉酸痛	15.7	3.4 ± 3.0（7）	7.9 ± 3.0（7）
咽干	15.7	4.4 ± 3.1（8）	10.4 ± 4.6（5）

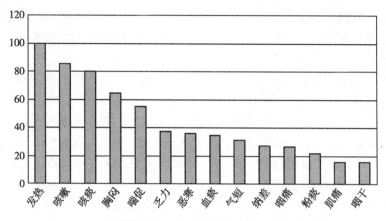

图 5-2　64 例甲型 H1N1 流感危重症症状出现频率百分比

2. 舌象特点　在本组病例中，分析重症、危重症患者的舌象特点并与 2009 年 5—9 月期间收治的轻症病例舌象资料相比较，轻症患者舌苔多为薄白、薄白腻、薄黄、薄黄腻，而重症、危重症病例的舌苔以厚腻、浊腻为主，可见灰苔、灰黄苔。其舌质变化也更加复杂，可见舌红、舌淡、舌胖等现象，部分患者需呼吸机辅助支持，其舌象变化呈现秽浊、瘀黯、淡胖等特点。在本组重症、危重症病例中，未观察到绛舌。

根据上述症状学及舌象特点，123 例病例的患者以发热为首发表现，但危重症患者更易伴有恶寒，说明正邪交争更为剧烈。危重症咳痰、咯粉红色泡沫痰较重症明显增多，提示津液运行障碍，津血不循常道是危重症的重要病理机制。对于危重症而言，其呼吸困难、喘息气促、倦怠乏力等表现无论程度或病程均明显重于重症，而鼻塞流涕的症状少于重症，提示其病位更深。分析不同病情程度的患者舌象，发现舌苔的腻、厚、浊的程度与病情轻重有一定的相关性。伴随着疾病进展，在肺部渗出加重的同时，患者舌苔浊、黄、腻、厚程度同步加重，而当疾病逐渐恢复，肺部炎症渗出减轻时，舌苔也逐渐变为薄白。甲流为风热疫毒之邪致病，温病的致病特点本为耗气伤阴，但在本组重症、危重症病例中并未见到温疫可能出现的舌红绛光剥无苔，这可能与液体疗法、抗生素、激素的使用有关。

（三）不同时期的症状学特点

为了进一步明确重症和危重症甲流病程的阶段性特征，课题组将重症和危重症在临床上做分期观察，分为初期、进展期、极期和恢复期，以病程的天数作为观察节点来描述，既能较清晰地反映疾病进展、传变关系，又能根据病期、症状对治疗发挥预警作用。

1. 初期　病程第 1~2 天，此期风热疫毒侵犯肺卫，以发热、咳嗽为主要表现，发热多不伴恶寒，无汗，伴咽痛、咽干、鼻塞流涕、肌肉酸痛等症状，早期见恶寒、乏力症状者提示病情较重，舌象多表现为腻苔，脉象浮数或滑数。

2. 进展期　病程第 3~5 天，为本病重症进展的关键时期，此期中医证候多表现为毒热壅肺。临床可见发热、咳嗽、咯痰，伴胸闷憋气、喘息、气促，此期胸闷憋气症状较重者，提示危重症倾向，舌质红，苔多见厚腻、黄厚腻，脉象多弦数。大部分轻症病例此期症状轻微，迅速向愈，病程约 5~7 天。部分重症病例也可只见到上述两期病变过程，而危重症病例此期症状重，可表现为发热持续不退、咳嗽咯痰加重、喘憋气促、倦怠乏力明显，病情迅速进展。

3. 极期　多发生于病程的第 5~12 天，此期中医证候多表现为毒热闭肺，毒损肺络，甚则津血外溢，毒邪内陷，内闭外脱。临床可见持续发热、极度乏力、气短，伴痰中带血或咯吐粉红血水，舌红或黯红，苔黄厚腻，也可见到舌胖淡多津，苔白腻或灰腻水滑的表现，秽浊，脉象多为沉实，也有部分病例很快发生喘脱、厥脱。此期病情危重，病死率高。多数病例经过积极治疗后可度过此期，进入恢复期。

4. 恢复期　重症患者病程较短，多于 7 天左右进入恢复期。危重症病程相对较长，若以病程 12 天为截点，危重症病例此期表现为咳嗽、咯痰、胸闷憋气、喘息气促、倦怠乏力、气短、纳差。若以病程 14 天为截点，则以倦怠乏力、纳差、气短为主，其中倦怠乏力、纳差持续时间最长。无论重症还是危重症，从临床上看，在恢复期仍多见咳嗽、少痰或无痰，仍有咽痛、咽红、口干等症状，伴体倦乏力，舌质红或黯红，脉象滑数或细数，具备热病后期余热未清、气阴两伤的特点。

第三节　2009 年甲型 H1N1 流感症状学特点

在甲流的全球大流行中，死亡率最高的人群是甲流高危人群，而高危人群中最多见的就是合并慢性基础疾病者。本次疫病流行揭示，疫病与内伤病证间有着非常密切的关系，两者相互影响。无内伤的外感热病多呈典型经过，易于诊断治疗；而有内伤基础者则在病因病机、证候演变、转归预后等各方面表现出特异性。因此，认识不同的内伤基础，对于提高以宿主为核心的疫病个体化辨证论治水平具有重要意义。

国家中医药管理局 2009 年传染病行业专项北京地坛医院甲流课题组对 1204 例甲流确诊病例中无基础病组和合并慢性基础病组的中医证候特点及病因病机进行了比较对照分析研究。

病例来自 2009 年 5 月 30 日—2010 年 2 月 17 日以北京地坛医院为主员

的全国 26 家医院收治的连续的经 RT-PCR 方法确诊为甲流的病例。

其中无基础病组病例的定义是首次就诊时除甲流外，无明确的其他病原学诊断；病历中未被明确诊断有呼吸、循环、消化、泌尿、血液、内分泌、神经和肌肉等系统慢性病；病历中未被明确诊断有代谢和营养疾病、结缔组织病和风湿性疾病、理化因素所致疾病。

慢性基础疾病组的定义是首次就诊时除甲流外，尚有明确的其他病原学诊断；病历中尚有呼吸、循环、消化、泌尿、血液、内分泌、神经和肌肉等系统慢性病、代谢和营养疾病、结缔组织病和风湿性疾病、理化因素所致疾病等其中任何一种疾病的明确诊断。

一、无基础病的甲型 H1N1 流感患者的症状学特点

对资料齐全的 297 例无基础病的 2009 年甲流确诊病例进行分析，其中轻症 9 例，重症 207 例，危重症 81 例。在每组病例中，分别用中位数描述了其病程，并以各组中出现频率大于或等于 50% 的症状和体征由高到低来表示该组病例的主症（主要临床表现），见表 5-3。

表 5-3　无基础病组不同病情的病程和主症出现频次

病情分级	病程天数（中位数）	主症出现频次		
		90%~100%	60%~90%	50%~60%
轻症	10	发热、咳嗽	鼻塞流涕、头痛	汗出、咽痛、咽干舌燥
重症	11	咳嗽、发热	咳痰	脉数
危重症	18	发热	咳嗽、咳痰、湿啰音、喘息气促	脉数

1. 轻症　本组病程一般为 10 天左右。主要临床表现为：发热、咳嗽、鼻塞流涕、头痛、汗出、咽痛、咽干舌燥。病位主要在肺系，具体分类而言，除肺部症状、体表症状外，头面部的口、鼻、咽等清窍症状亦较明显。提示轻症病例以风热毒邪侵袭肺卫为主要表现。

2. 重症　本组病程一般为 11 天左右。主要临床表现为：咳嗽、发热、咳痰、脉数。相较轻症组而言，咳痰、脉数变为主症，较重者可见痰中带血，甚至咳吐粉红色泡沫痰。咽部充血、湿啰音、干啰音、扁桃体肿大也较轻症明显。提示重症病例以气分热邪表现为主，痰热壅阻肺气，肺气不利，甚至逼迫津血外渗。

3. 危重症　本组病程一般为 18 天左右。主要表现为：发热、咳嗽、咳痰、湿啰音、喘息气促、脉数。相较重症组而言，主症中出现了湿啰音、喘息气促，并可伴见胸闷憋气、气短、烦躁等症状和咽部充血、干啰音等重要体征。虽以气分症状为主，但较重症组而言，由于痰饮、血水等病理产物的急剧增加，肺气不利更重，甚至出现肺气闭阻，并且部分病例已可见到烦躁等神志的异常变化，也可见到紫癜、出血点等表现，提示也涉及营、血分病变。本组病例共死亡 11 人，其中 6 例均伴发呼吸衰竭、ARDS、休克以及 MODS。

二、患有不同慢性基础病的甲型 H1N1 流感患者的症状学特点

以肝脏疾病、心血管系统疾病、慢性阻塞性肺疾病、肾脏疾病、糖尿病这五类慢性疾病作为基础病，分别对每种疾病作为单一基础病时的甲流临床特点进行了研究统计，见表 5-4~ 表 5-6。

表 5-4　不同基础病情况的轻症组病程和主症出现频次（"—"表示数据缺失）

基础病情况	病程天数（中位数）	主症出现频次		
		90%~100%	60%~90%	50%~60%
无基础病	10	发热、咳嗽	鼻塞流涕、头痛	汗出、咽痛、咽干舌燥
肝脏疾病	14	发热、咳嗽、咳痰、鼻塞流涕、咽痛、肌肉酸痛、腹泻	—	—
心血管系统疾病	9	咳嗽、咽部充血	发热	—
慢性阻塞性肺疾病	—			
肾脏疾病	—			
糖尿病	5	发热、咳嗽	—	—

表 5-5　不同基础病情况的重症组病程和主症出现频次（"—"表示数据缺失）

基础病情况	病程天数（中位数）	主症出现频次		
		90%~100%	60%~90%	50%~60%
无基础病	11	咳嗽、发热	咳痰	脉数
肝脏疾病	18	咳嗽、发热	咳痰	—
心血管系统疾病	10	发热、咳嗽	咳痰、湿啰音	咽痛、咽部充血
慢性阻塞性肺疾病	17	发热、咳嗽	咳痰、湿啰音	倦怠乏力、纳差、尿黄、咽部充血、干啰音

续表

基础病情况	病程天数（中位数）	主症出现频次		
		90%~100%	60%~90%	50%~60%
肾脏疾病	8	发热、咳嗽、脉数	咳痰、咽部充血、湿啰音	—
糖尿病	15	发热、咳嗽	咳痰、湿啰音	—

表5-6　不同基础病情况的危重症组病程和主症出现频次（"—"表示数据缺失）

基础病情况	病程天数（中位数）	主症出现频次		
		90%~100%	60%~90%	50%~60%
无基础病	18	发热	咳嗽、咳痰、湿啰音、喘息气促	脉数
肝脏疾病	16	发热、尿黄	咳嗽、咳痰、倦怠乏力、湿啰音	—
心血管系统疾病	12	发热	咳嗽、咳痰、湿啰音、胸闷憋气	喘息气促、倦怠乏力、脉数
慢性阻塞性肺疾病	15.5	咳痰、湿啰音、干啰音	发热、咳嗽、喘息气促、脉数、胸闷憋气	气短、倦怠乏力、腹胀
肾脏疾病	7	发热、咳嗽、喘息气促、胸闷憋气、湿啰音	咳痰、痰中带血、倦怠乏力、纳差	气短、心悸、水肿、脉数
糖尿病	18	咳嗽、喘息气促	发热、湿啰音、咳痰、胸闷憋气、咽部充血	气短

（一）慢性肝脏疾病患者甲型 H1N1 流感的症状学特点

肝脏疾病（单一基础病）基础上的甲流共18例，其中轻症1例，重症12例，危重症5例。主要特点如下：

轻症病程为14天左右，主要表现为：发热、咳嗽、咳痰、鼻塞流涕、咽痛、肌肉酸痛、腹泻。与无基础病轻症相比较，咳痰、肌肉酸痛、腹泻成为了主症，而头痛、汗出、咽干舌燥不再是主症，提示头面、口咽等清窍症状减少，而胃肠症状出现。这可能是因为在肝脏疾病基础上，肝气升散之力不足，故头痛、咽干舌燥消失；沟通表里之力差，故不出汗；疏泄不利，故

175

肌肉酸痛、腹泻。

重症病程为 18 天左右，主要表现为：咳嗽、发热、咳痰。除脉数外，其他主症与无基础病重症组相同，提示在肝脏疾病基础上，疏泄不利，气机流通较差，故使脉动较缓，病程也较无基础病组延长。

危重症病程为 16 天左右，主要表现为：发热、尿黄、咳嗽、咳痰、倦怠乏力、湿啰音。与无基础病危重症组相比，其主症并未出现喘息气促和脉数，而是增加了尿黄和倦怠乏力。按照卫生部《甲型 H1N1 流感诊疗方案（2010 年版）》，只要出现呼吸衰竭、感染中毒性休克、多脏器功能不全、其他需进行监护治疗的严重临床情况这四类情况之一，即可诊断为危重症。本组 5 例病人中共有 2 例出现 I 型呼吸衰竭，并且其中 1 例同时伴有 ARDS、休克、急性肝衰竭、MODS，另外 2 例同时伴有急性肝衰竭。5 例病人中共有 2 例死亡，均同时伴有急性肝衰竭。提示在肝脏疾病的基础上，虽未出现或尚未及出现喘息气促、脉数的表现，但由于肝脏的损害，出现尿黄和倦怠乏力，可能出现急性肝衰竭，病情仍属危重，也提示了甲流对肝脏的不利影响。由于其中 2 例死亡，其病程分别为 7 天和 18 天，故本组病程统计结果较重症组为短。

（二）慢性心血管疾病患者甲型 H1N1 流感的症状学特点

心血管疾病（单一基础病）基础上的甲流共 21 例，其中轻症 3 例，重症 8 例，危重症 10 例。主要特点如下：

轻症病程为 9 天左右，主要表现为：咳嗽、咽部充血、发热。与无基础病轻症组相比，发热出现频率下降，鼻塞流涕、头痛、汗出、咽痛、咽干舌燥消失，咽部充血成为主症，提示在心血管内伤基础上，心气亏乏，血气上升、外散之力不足，故头面、体表症状均减少。

重症病程为 10 天左右，主要表现为：发热、咳嗽、咳痰、湿啰音、咽痛、咽部充血。与无基础病组重症相比，湿啰音、咽痛、咽部充血成为了主症，脉数不再是主症。心、肺均居于上焦，心主血脉，肺主气，由于血脉不利而致肺气不利，故脉不数。气血壅滞于上，故有咽痛、咽部充血等咽喉部表现。肺部津液停滞而生水湿，故有湿啰音。正如《素问·咳论》所载："心咳之状，咳则心痛，喉中介介如梗状，甚则咽肿喉痹。"

危重症病程为 12 天左右，主要表现为：发热、咳嗽、咳痰、湿啰音、胸闷憋气、喘息气促、倦怠乏力、脉数。与无基础病组危重症相比，胸闷憋气、倦怠乏力成为了主症，且胸闷憋气较喘息气促出现频率更高。提示在心血管疾病基础上，甲流患者出现胸闷憋气可能与心血管基础病关系更大，治疗时应顾及。本组 10 例病人，仅死亡 1 例，其病程中出现了 ARDS、休克、急性肝衰竭、心肌酶异常、神经系统功能障碍以及 MODS。

（三）慢性阻塞性肺疾病患者甲型 H1N1 流感的症状学特点

慢性阻塞性肺疾病（单一基础病）基础上的甲流共 10 例，其中重症 4 例，危重症 6 例，无轻症病例。主要特点如下：

重症病程为 17 天左右，主要表现为：发热、咳嗽、咳痰、湿啰音、倦怠乏力、纳差、尿黄、咽部充血、干啰音。与无基础病组重症相比，湿啰音、倦怠乏力、纳差、尿黄、咽部充血、干啰音成为主症。由于其慢性肺部损伤，肺气虚损，加之在外邪作用下肺气不利，故易见倦怠乏力、咽部充血；肺虚在外邪作用下更易加重其损伤而致燥湿不和，为燥痹之象，故同时可有湿啰音和干啰音；肺与胃经脉相联，肺虚而子盗母气，致胃气亦虚，故导致纳差；肺气通调水道，下输膀胱，肺气虚则一身之气不畅，机体代谢产物排泄不及，水郁生热，因此出现尿黄。

危重症病程为 16 天左右，主要表现为：咳痰、湿啰音、干啰音、发热、咳嗽、喘息气促、脉数、胸闷憋气、气短、倦怠乏力、腹胀。与无基础病组危重症相比，咳痰、湿啰音、干啰音的出现率上升为 100%，脉数的出现率也有所上升，且增加了胸闷憋气、气短、倦怠乏力、腹胀等症状。慢性的肺部虚损本身易有咳痰、干啰音和湿啰音等燥湿不和的表现，加之外邪犯肺，加重肺气不利和肺之虚损，故其出现率明显上升。由于肺之气虚、气滞，功能下降，出现代偿性心动加快，故有脉数比例上升。气虚、气滞并存，则易胸闷憋气、气短、倦怠乏力。肺与大肠相表里，肺虚则肃降无权，腑气不通而腹胀。本组 6 例病人死亡 4 例，其病程分别为 35 天、18 天、17 天、14 天，故本组病程较重症组病程短。4 例死亡病例中，2 例同时伴有急性呼吸衰竭、急性肝衰竭、急性肾功能不全、心肌酶异常及 MODS。

（四）慢性肾脏疾病患者甲型 H1N1 流感的症状学特点

肾脏疾病（单一基础病）基础上的甲流共 7 例，其中重症 3 例，危重症 4 例，无轻症病例。主要特点如下：

重症病程为 8 天左右，主要表现为：发热、咳嗽、脉数、咳痰、咽部充血、湿啰音。与无基础病重症组相比，脉数出现率明显上升，同时新出现咽部充血、湿啰音。重症组虽以肺气不利为主，但肾病基础使下焦水液代谢不及，波及肺之通调功能，则水气反有上乘肺、心之势，迫肺则加重肺气不利而有咽部充血、湿啰音，迫心则脉数。

危重症病程为 7 天左右，主要表现为：发热、咳嗽、喘息气促、胸闷憋气、湿啰音、咳痰、痰中带血、倦怠乏力、纳差、气短、心悸、水肿、脉数。与无基础病危重症组相比，胸闷憋气、湿啰音、痰中带血出现率明显上升，而脉数出现率不变，同时出现了倦怠乏力、纳差、心悸、气短、水肿。肾者主水，肾气与水液代谢密切相关，本组病例肺肾气虚，故可有倦怠乏力、纳差、气短；肺气通调水道不及，肾虚水气上泛，故可有胸闷憋气、心悸、水肿等表现。肺损而血与津液外渗，故有湿啰音、痰中带血等表现。脉数出现率并没有像肾脏疾病基础上的重症组那样明显升高，可能与肺损后津血外渗，减轻循环系统的压力有关。由于本组病例中痰中带血较明显，也提示甲流中粉红色泡沫痰的出现可能与肾虚水气上凌肺、心有关。本组 4 例病人共死亡 1 例，同时伴有 2 型呼吸衰竭及神经系统功能障碍。此外，本组病例病程较短，一则提示本组病例的病情更为严重，二则可能与病例数较少有关。

（五）糖尿病患者甲型 H1N1 流感的症状学特点

糖尿病（单一基础病）基础上的甲流共 20 例，其中轻症 1 例，重症 9 例，危重症 10 例。主要特点如下：

轻症病程为 5 天左右，主要表现为：发热、咳嗽。与无基础病轻症组相比，症状简单，病程较短，一则可能与样本较少有关，二则可能由于气阴虚而不足以对感触外邪引发明显应答。

重症病程为 15 天左右，主要表现为：发热、咳嗽、咳痰、湿啰音。与无基础病重症组相比，新出现了湿啰音，且病程较长，脉数出现率下降。提示可能由于气不足则津液外渗生湿，阴不足而灼津为痰。气阴不足故病程较长而热势不重。

危重症组病程为 18 天左右，主要表现为：咳嗽、喘息气促、发热、湿啰音、咳痰、胸闷憋气、咽部充血、气短。与无基础病危重症组相比，咳嗽、喘息气促出现率上升，甚至高于发热，同时有胸闷憋气、咽部充血、气短，脉数出现率下降。这可能与其糖尿病基础上能量代谢异常有关。其咳嗽、喘息气促、湿啰音、胸闷憋气、咽部充血、气短的出现可能与其气虚关系更为密切；气阴不足，故发热出现率下降，且病程较长。本组 10 例病人共死亡 6 例，其中 3 例均伴有 ARDS。

（六）不同年龄、不同病情、不同基础病对甲流症状学特点的影响

基于以往的经验，对于无任何疾病的人群和有某一特定疾病（比如：冠心病或者 COPD 或者其他疾病）为基础状况的人群来说，其年龄构成比是不同的。同样，对于甲流重症和危重症来说，目前公开发表的研究资料显示以青壮年居多，其年龄构成比和无任何疾病的人群年龄构成比也不同。

基于这种认识，我们对 1204 例 2009 年甲型 H1N1 流感病例进行了统计分析。其中无基础病者共 703 例，有不同基础病者共 501 例。我们从中分别选取年龄、病情程度（轻、重、危重）以及基础病情况（无基础病、肝脏疾病、心血管系统疾病、慢性阻塞性肺疾病、肾脏疾病、糖尿病）这 3 种因素，在特定条件下对其中两种因素进行了两两对比分析，见表 5-7。

表 5-7　不同病情程度下对无基础病与具体基础病的年龄构成比

进行两两比较的卡方检验结果（ "—" 表示数据缺失）

病情程度	与无基础病比较的具体基础病	P
轻症	肝脏疾病	< 0.05
	心血管疾病	< 0.05
	慢性阻塞性肺疾病	< 0.05
	肾脏疾病	—
	糖尿病	> 0.05
重症	肝脏疾病	> 0.05
	心血管疾病	< 0.05
	慢性阻塞性肺疾病	< 0.05
	肾脏疾病	> 0.05
	糖尿病	< 0.05
危重症	肝脏疾病	—
	心血管疾病	—
	慢性阻塞性肺疾病	—
	肾脏疾病	> 0.05
	糖尿病	—

　　通过在轻症、重症、危重症 3 个不同病情程度组内对不同基础病情况的年龄构成比进行分析，我们发现与无基础病的甲流患者年龄构成比相比较，肝脏疾病基础上的甲流轻症组有统计学差异，重症组无统计学差异；慢性阻塞性肺疾病和心血管系统疾病基础上的甲流轻症、重症组均存在显著差异；肾脏疾病基础上的甲流重症、危重症组无显著差异；糖尿病基础上甲流轻症组无统计学差异，重症组有统计学差异，见表 5-8。

表 5-8　不同基础病组与无基础病组的病情程度构成比两两比较的

卡方检验结果（ "—" 表示数据缺失）

不同基础病	轻症例数	重症例数	危重症例数	P
无基础病	417	207	81	—
肝脏疾病	3	17	6	< 0.05
心血管疾病	5	11	20	< 0.05
慢性阻塞性肺疾病	1	5	13	< 0.05

续表

不同基础病	轻症例数	重症例数	危重症例数	P
肾脏疾病	1	5	7	< 0.05
糖尿病	2	10	21	< 0.05

通过对不同基础病组与无基础病组的病情程度构成比进行两两比较分析，我们发现其均存在统计学差异，说明不同基础病对甲流的病情程度构成比均有影响；不同基础病条件下，重症、危重症所占比例均较无基础病组高，见表5-9。

表5-9　具体基础病下不同病情程度的年龄构成比卡方检验结果

（"—"表示数据缺失）

不同基础病	不同病情程度比较	P
肝脏疾病	轻症与重症	> 0.05
	重症与危重症	> 0.05
	轻症与危重症	> 0.05
心血管疾病	轻症与重症	> 0.05
	重症与危重症	< 0.05
	轻症与危重症	> 0.05
慢性阻塞性肺疾病	轻症与重症	—
	重症与危重症	> 0.05
	轻症与危重症	> 0.05
肾脏疾病	轻症与重症	—
	重症与危重症	> 0.05
	轻症与危重症	—
糖尿病	轻症与重症	< 0.05
	重症与危重症	> 0.05
	轻症与危重症	< 0.05

通过对具体基础病条件下不同病情程度的年龄构成比进行两两对比分析可以发现：肝脏疾病基础上，不同病情程度的年龄构成比两两间无统计学差异；心血管系统疾病基础上的甲流重症和危重症的年龄构成比存在统计学差异，而轻症和重症、轻症和危重症年龄构成比均无统计学差异；慢性阻塞性

肺疾病基础上的甲流轻症与危重症、重症与危重症年龄构成比均无统计学差异；肾脏疾病基础上的甲流重症与危重症年龄构成比无统计学差异；糖尿病基础上的甲流轻症与重症、轻症与危重症年龄构成比均有统计学差异，而重症与危重症无统计学差异。

通过对无基础病患者与患有不同基础病患者甲流症状学特点进行研究发现：①肝脏疾病、心血管疾病、慢性阻塞性肺疾病、肾脏疾病、糖尿病这几类基础病均能增加甲流患者重症和危重症的出现率，是甲流重症和危重症的高危因素。②不同基础病对甲流重症的影响程度不同，具体而言，慢性阻塞性肺疾病和心血管疾病这两种基础病对甲流患者的影响程度大于肾脏。心血管疾病对甲流危重症的影响要大于对甲流重症的影响。肝脏疾病对轻症甲流患者的影响比对重症甲流患者的影响大。糖尿病对甲流重症和危重症的影响要大于对轻症的影响。③不同基础病存在情况下的甲流轻、重、危重症临床表现各有特点，具体表现大体与相关脏腑功能有一致性。肝脏疾病基础上的甲流表现与肝脏疏泄功能密切相关，但其危重症的出现与肝脏本身关系更为密切。心血管疾病基础上的甲流表现与心主血脉及心肺相关性关系更为密切。慢性阻塞性肺疾病基础上的甲流表现与肺脏本身主气、司呼吸的关系较为密切。肾脏疾病基础上的甲流表现与肾主水液的关系更密切，同时涉及肺之通调水道和心主血脉及三者的关系，尤其可能与血证的出现关系更为密切。糖尿病基础上的甲流表现主要与机体能量代谢相关，气阴不足可能是其中较重要的病机。

综上所述，根据甲流轻症和重症、危重症的证候学研究显示：甲流为感受风热疫毒之邪所致，风热疫毒为本病的始动因素。疫毒侵袭肺卫，肺失宣降，表现为发热、咽痛、咳嗽、无汗、恶寒轻或不伴恶寒。就重症、危重症病例而言，其核心病机为热毒壅肺、闭肺，肺失宣降，毒瘀互结，肺气壅闭，化源竭绝。其中疫毒为本病的始动因素，肺之气机闭遏是病机演变的关键环节，内生湿浊瘀毒损伤肺络是病情进展、迁延难愈的主要机制，而热为标，咳喘更为标。其证候演变规律为热毒壅肺、闭肺→毒伤肺络→气阴两伤→喘脱、厥脱。病变以温病肺、胃气分病变为核心。内生湿浊瘀毒灼伤肺络，化源竭绝是病情进展、迁延难愈的主要机制。较 SARS 而言，部分甲流病例肺部病变第一周可急剧扩展，内生之湿浊瘀毒损伤肺络，患者肺部影像显示炎症明显加重，热势更为炽烈。血痰及粉红色泡沫痰的出现提示病情迅速进展，疫毒之邪损伤肺络，耗伤正气，邪毒内陷，气不摄血，气不摄津，津血外渗。若其证仅见痰中带血且其量不多者，病情尚属轻浅；而咯吐粉红色泡沫痰则为危象，温邪逼迫血液上走清道，循清窍而出，其化源绝，正如《温病条辨》上焦篇第十一条所说："至粉红水非血非液，实血与液交迫而出，有燎原之势，化源速绝……细按温病死状百端，大纲不越五条。在上焦有二：一曰肺之化源绝者死……"这与组织病理学所见肺血管充血及肺泡出血有关。若正不胜邪，则出现喘脱、厥脱证候。风热疫毒之邪耗气伤津，在恢复期多表现为余热未清，气阴两伤，症见干咳少痰或无痰，咽红、咽痛、气短乏力，舌红苔少，脉象细数。疫毒与正气相争，壮火食气，肺气更为内生之湿浊瘀毒困阻，肺络痹阻，清气不能生化，因此，正气耗伤也存在于甲流病程的始终。病人可表现为重度的气短乏力，其脉表现为细滑无力等虚象。"热、毒、浊、瘀、虚"并存，由实致虚，决定着正邪交争的状态，决定着病情的转归、患者的预后。研究还显示，甲流疫毒与代表"内伤"慢性基础疾病之间互相影响，不同内伤基础人群触冒甲流疫毒之后，在病因病机、证候演变、转归预后等各方面表现出特异性。因此，认识不同的内伤基础，对于提高以宿主为核心的疫病个体化辨证论治水平具有重要意义。

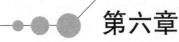

第六章

中医药防治甲型 H1N1 流感临床研究

　　自 20 世纪 50 年代以来，中医药在乙脑、流行性出血热以及 SARS、禽流感、手足口等疾病的防治中发挥了重要作用，但很多临床行之有效的治疗方法却难以被承认。近年来临床流行病学与循证医学的发展不仅为中医药临床研究提供了系统的方法学支持，也为中医药疗效评价创造了条件。在 2009 年甲型 H1N1 流感流行过程中，国家中医药管理局及时设立 2009 年中医药行业科研专项"中医药防治甲型 H1N1 流感、手足口病与流行性乙型脑炎的临床方案与诊疗规律研究"，以新发、突发传染病临床研究为重点开展了中医药防治传染病的系统研究。在甲流疫情的各个阶段，根据实际情况开展了不同形式的临床研究，对甲型 H1N1 流感中医药治疗方案特别是对多种中成药的临床疗效进行了评价。这些临床研究根据不同的研究目的，选择规范的研究方法，严格按照《中医临床研究质量控制与质量保证规范》对研究过程进行了质量控制，数据管理采用国家中医药管理局临床科研一体化平台统一进行，由专业统计人员对临床数据进行统计分析，以确保研究的整体质量，多个临床试验的研究结果为传染病中医临床实践提供了强有力的循证医学证据。

第一节　中医药预防甲型 H1N1 流感调查研究

　　"未病先防、既病防变"是中医学治未病思想的核心。中医学在应对传染病过程中尤其重视"未病先防"的理念。在 2009 年甲型 H1N1 流感暴发之初，国家中医药管理局即组织专家，根据甲型 H1N1 流感的证候特征，制定了预防方案（见附件），在疫苗尚未研制成功之前，为甲型 H1N1 流感的防控提供了积极有效的手段。

一、甲型 H1N1 流感临床发病与中药预防情况调查研究

（一）概述

甲型 H1N1 流感全球大流行期间，全国很多地区都根据地域、人群特点

制定了中药预防方案。2009 年 9 月 4 日，河北省廊坊市卫生局报告该市开发区大学城发生聚集性甲型 H1N1 流感病例，大学城北京中医药大学东方学院确诊了 5 例甲流病例，至 9 月 5 日 8 时共确诊病例 31 例，涉及大学城 3 所大学。疫情发生后，河北省卫生厅立即组织医疗救治和疾病预防控制专家，指导做好患者的医疗救治、密切接触者的管理和消毒处理等防控工作，在极短的时间内有效控制了疫情蔓延。

国家中医药管理局 2009 年专项对河北省廊坊市大学城 2009 年 9 月甲型 H1N1 流感防控过程进行了回顾性调研，以期从中总结中医药对甲型 H1N1 流感预防作用。

（二）研究方法

研究以发放问卷的形式收集了 2009 年 9 月 1 日—30 日期间河北省廊坊市东方大学城 8 所大学 20751 名学生的信息。其中，甲型 H1N1 流感疫情最严重的北京中医药大学东方学院选取研究对象最多，其他依次为中国民航管理干部学院、北京城市学院、华航航空学校、北京东方研修学院、北京财经专修学院、北京经济技术职业学院和北京明园大学。

本项研究组织了流行病学、统计学和中医药学专家共同制定了问卷《甲型 H1N1 流感发病情况调查表》，问卷主要包括 6 方面问题：

1. 在 2009 年 9 月大学城封校隔离期间您患甲流了吗？

2. 甲型 H1N1 流感暴露（接触）情况；

3. 接触方式主要是（可多选）什么？

4. 接触患者时是否采取防护措施及其他预防措施？

5. 接触者是否被确诊为甲型 H1N1 流感病例？

6. 症状持续时间和服药时间（包括药物及用法用量和流感症状，可多选）。

问卷设计后进行预调查，对问卷的信度进行了评价。Chronbach's α coefficient（克伦巴赫 α 信度系数，简称 α 系数）是检验量表内部一致性的方法，实际是以组间离均差表示条目间的同质性。信度系数越大，内部的一致性越高，同质性越好。计算公式：Cronbach's $\alpha = N \times Rv/1 + Rv (N-1)$，N 为量表的题目数，Rv 为题目间的平均相关系数，来自于相关系数矩阵。问题 1~5，克伦巴赫 α 信度系数为 0.523。

国家中医药管理局 2009 年专项办公室指派专家组和调查员进入现场，首先由专家对调研员进行方案和问卷培训，再由调研员对东方大学城不同院系的班主任、学生干部骨干进行培训，由其下发至各个班级学生进行填写。

（三）研究结果

为了解甲流发病情况及中药预防情况，本项研究对 2009 年 9 月 1 日至

30 日河北省廊坊市东方大学城内主要疫情发作区域（一区）的 8 所大学的学生进行调查。

1. 问卷收集情况　本次调查共收集问卷共 20751 份，其中北京中医药大学东方学院 5101 份（24.6%），中国民航管理干部学院 4366 份（21.0%），北京城市学院 3582 份（17.3%），华航航空学校 2480 份（12.0%），北京东方研修学院 2098 份（10.1%），北京财经专修学院 1855 份（8.9%），北京经济技术职业学院 693 份（3.3%），北京明园大学 576 份（2.8%），男性 7546 人（36.5%），女性 13043 人（62.9%），各个学校不同性别之间差异有显著性（χ^2=1483.14，P=0.000）。

2. 问卷具体调查情况

（1）甲型 H1N1 流感患病情况：调查对象中甲流患者共计 102 例（0.49%），主要集中在北京中医药大学东方学院（71.6%）、华航航空学校（11.76%）、中国民航管理干部学院（10.78%）、北京东方研修学院（2.94%）、北京明园大学（1.96%）和北京城市学院（0.98%），学校之间发病呈现显著差异。不同学校与不同性别间甲流患病情况见表 6-1。

表6-1　不同学校甲型 H1N1 流感患病构成

学校	甲型 H1N1 流感患病（男，%）	甲型 H1N1 流感患病（女，%）	合计（%）
北京中医药大学东方学院	25（24.5）	48（47.0）	73（71.6）
北京城市学院	1（0.98）	0（0.00）	1（0.98）
北京明园大学	1（0.98）	1（0.98）	2（1.96）
北京经济技术职业学院	0（0.00）	0（0.00）	0（0.00）
华航航空学校	5（4.90）	7（6.86）	12（11.76）
北京财经专修学院	0（0.00）	0（0.00）	0（0.00）
北京东方研修学院	3（2.94）	0（0.00）	3（2.94）
中国民航管理干部学院	6（5.88）	5（4.90）	11（10.78）
合计	41（0.5）	61（95.8）	102（100.0）

结果显示，不同学校、不同性别甲流患病构成之间差别有统计学意义（χ^2=1197.734，P=0.000；χ^2=86.100，P=0.000）。

（2）甲型 H1N1 流感接触发病情况：在对甲流发病情况进行调查的基础上，为了解甲流接触后的发病情况，分别对是否暴露（接触）及相关情况进行了调查，即问题 2~5，总体分析如下：

问题（2）甲型 H1N1 流感暴露（接触）情况。见表 6-2。

甲型 H1N1 流感暴露（接触）中，"不清楚"占调查问卷的比例最多（49.4%），其次是"同宿舍楼有甲流患者"（8.3%），不同学校、不同性别甲流暴露（接触）构成之间差别有统计学意义。

问题（3）接触方式主要是（可多选）什么？见表 6-3。

甲流的主要接触方式以接触患者触摸过的物体最多（14.6%），其次是近距离接触但没有说话（13.7%），不同学校和性别接触方式构成之间差别有统计学意义。

问题（4）接触患者时是否采取防护措施及其他预防措施？见表 6-4。

接触患者时采取防护措施及其他预防措施中，"带口罩"所占比例最大（56.8%），其次为"服用抗病毒药物"（37.9%）。不同学校和性别接触患者时采取防护措施及其他预防措施构成之间差别有统计学意义。

问题（5）接触者是否被确诊为甲型 H1N1 流感病例？见表 6-5。

接触者中被确诊为甲型 H1N1 流感病例的调查对象有 429 例（2.1%），不同学校和不同性别之间接触者中有确诊病例者具有显著性差异。

表 6-2　问题（2）总体学生分析表

学校	性别	室友为甲流患者(%)	同教室同学为甲流患者(%)	同宿舍楼有甲流患者(%)	其他场合有密切接触确诊为甲流患者(%)	不清楚(%)
北京中医药大学东方学院（5101 例）	男	106（7.8）	104（7.7）	290（21.4）	25（1.8）	202（14.9）
	女	155（4.1）	367（9.8）	1004（26.8）	187（5.0）	565（15.1）
北京城市学院（3582 例）	男	2（0.1）	5（0.3）	6（0.3）	25（1.6）	1447（92.2）
	女	2（0.1）	2（0.1）	4（0.1）	9（0.4）	1734（86.4）
北京明园学院（576 例）	男	0（0.0）	0（0.0）	0（0.0）	0（0.0）	214（99.1）
	女	0（0.0）	0（0.0）	0（0.0）	0（0.0）	296（100.0）
北京经济技术职业学院（693 例）	男	0（0.0）	0（0.0）	0（0.0）	2（0.7）	190（68.8）
	女	0（0.0）	0（0.0）	0（0.0）	0（0.0）	301（72.7）
华航航空学校（2480 例）	男	18（2.3）	21（2.7）	79（2.7）	52（6.6）	492（62.1）
	女	26（1.5）	52（3.1）	123（7.3）	111（6.6）	1107（65.9）
北京财经专修学院（1855 例）	男	2（0.2）	8（0.9）	19（2.1）	8（0.9）	295（32.2）
	女	0（0.0）	6（0.6）	27（2.9）	21（2.3）	286（30.9）

续表

学校	性别	室友为甲流患者（%）	同教室同学为甲流患者（%）	同宿舍楼有甲流患者（%）	其他场合有密切接触确诊为甲流患者（%）	不清楚（%）
北京东方研修学院（2098 例）	男	2（0.3）	6（0.8）	48（6.5）	0（0.0）	8（1.1）
	女	0（0.0）	13（1.0）	0（0.0）	0（0.0）	4（0.3）
中国民航管理干部学院（4366 例）	男	10（0.6）	4（0.2）	111（6.5）	41（2.4）	1054（62.0）
	女	3（0.1）	8（0.3）	7（0.3）	36（1.4）	1949（73.5）
合计		326（1.6）	596（2.9）	1720（8.3）	521（2.5）	10242（49.4）

表6-3 问题（3）总体学生分析表

学校	性别	近距离接触但没有说话（%）	近距离面对面说话（%）	有身体皮肤接触（%）	接触患者分泌物（%）	接触患者触摸过的物体（%）	吃过患者烹饪的食物（%）
北京中医药大学东方学院（5101 例）	男	137（10.1）	129（9.5）	25（1.8）	21（1.5）	325（24.0）	62（4.6）
	女	686（18.3）	279（7.5）	47（1.3）	33（0.9）	947（25.3）	86（2.3）
北京城市学院（3582 例）	男	199（12.7）	70（4.5）	16（1.0）	36（2.3）	81（5.2）	52（3.3）
	女	103（5.1）	56（2.8）	16（0.8）	47（2.3）	58（2.9）	75（3.7）
北京明园学院（576 例）	男	1（0.5）	2（0.9）	1（0.5）	1（0.5）	1（0.5）	1（0.5）
	女	2（0.7）	2（0.7）	1（0.3）	1（0.3）	2（0.7）	2（0.7）
北京经济技术职业学院（693 例）	男	111（40.2）	47（17.0）	17（6.2）	27（9.8）	32（11.6）	11（4.0）
	女	180（43.5）	71（17.1）	30（7.2）	48（11.6）	72（17.4）	29（7.0）
华航航空学校（2480 例）	男	212（26.8）	68（8.6）	39（4.9）	12（1.5）	157（19.8）	7（0.9）
	女	477（28.4）	101（6.0）	68（4.0）	33（2.0）	307（18.3）	14（0.8）
北京财经专修学院（1855 例）	男	64（7.0）	43（4.7）	5（0.5）	15（1.6）	115（12.6）	35（3.8）
	女	41（4.4）	53（5.7）	6（0.6）	22（2.4）	105（11.4）	32（3.5）
北京东方研修学院（2098 例）	男	1（0.1）	4（0.5）	0（0.0）	0（0.0）	0（0.0）	0（0.0）
	女	1（0.1）	1（0.1）	1（0.1）	1（0.1）	0（0.0）	0（0.0）
中国民航管理干部学院（4366 例）	男	209（12.3）	110（6.5）	45（2.6）	54（3.2）	245（14.4）	77（4.5）
	女	399（15.1）	172（6.5）	38（1.4）	50（1.9）	571（21.5）	82（3.1）
合计		2837（13.7）	1208（5.8）	356（1.7）	401（1.9）	3026（14.6）	567（2.7）

表 6-4 问题（4）总体学生分析表

学校	性别	带手套（%）	穿防护服（%）	带口罩（%）	服用抗病毒药物（%）	无任何防护措施（%）
北京中医药大学东方学院（5101例）	男	54（4.0）	23（1.7）	737（54.4）	494（36.4）	172（12.7）
	女	128（3.4）	38（1.0）	2297（61.4）	1376（36.8）	286（7.6）
北京城市学院（3582例）	男	66（4.2）	35（2.2）	444（28.3）	132（8.4）	272（17.3）
	女	49（2.4）	37（1.8）	340（16.9）	115（5.7）	637（31.8）
北京明园学院（576例）	男	2（0.9）	1（0.5）	206（95.4）	168（77.8）	3（1.4）
	女	4（1.4）	1（0.3）	291（98.3）	193（65.2）	1（0.3）
北京经济技术职业学院（693例）	男	103（37.3）	11（4.0）	176（63.8）	128（46.4）	4（1.4）
	女	153（37.0）	9（2.2）	294（71.0）	223（53.9）	1（0.2）
华航航空学校（2480例）	男	79（10.0）	32（4.0）	438（55.3）	172（21.7）	24（3.0）
	女	199（11.8）	61（3.6）	1028（61.2）	363（21.6）	31（1.8）
北京财经专修学院（1855例）	男	34（3.7）	21（2.3）	221（24.1）	171（18.7）	36（3.9）
	女	30（3.2）	19（2.1）	208（22.5）	178（19.2）	28（3.0）
北京东方研修学院（2098例）	男	643（86.4）	2（0.3）	736（98.9）	731（98.3）	2（0.3）
	女	1281（96.2）	5（0.4）	1327（99.7）	1325（99.5）	1（0.1）
中国民航管理干部学院（4366例）	男	230（13.5）	122（7.2）	1002（58.9）	672（39.5）	79（4.6）
	女	269（10.2）	105（4.0）	1933（72.9）	13320（49.8）	50（1.9）
合计		3351（16.1）	525（2.5）	10789（56.8）	7863（37.9）	1635（7.9）

表 6-5 问题（5）总体学生分析表

学校	性别	是（%）	否（%）	不知道（%）
北京中医药大学东方学院（5101例）	男	123（9.1）	291（21.5）	411（30.3）
	女	259（6.9）	1076（28.8）	1098（29.4）
北京城市学院（3582例）	男	3（0.2）	502（32.0）	745（47.5）
	女	1（0.0）	640（31.9）	1054（52.5）

续表

学校	性别	是（%）	否（%）	不知道（%）
北京明园学院（576例）	男	1（0.5）	201（93.1）	4（1.9）
	女	0（0.0）	284（95.9）	4（1.4）
北京经济技术职业学院（693例）	男	0（0.0）	222（80.4）	14（5.1）
	女	0（0.0）	331（80.0）	14（3.4）
华航航空学校（2480例）	男	7（0.9）	343（43.3）	239（30.2）
	女	17（1.0）	697（41.5）	522（31.1）
北京财经专修学院（1855例）	男	1（0.1）	112（12.2）	189（20.6）
	女	1（0.1）	102（11.0）	202（21.8）
北京东方研修学院（2098例）	男	0（0.0）	682（91.7）	50（6.7）
	女	0（0.0）	1292（97.1）	31（2.3）
中国民航管理干部学院（4366例）	男	11（0.6）	928（54.6）	304（17.9）
	女	4（0.2）	1775（67.0）	355（13.4）
合计		429（2.1）	9577（46.2）	5254（25.3）

3. 结果分析

（1）甲流患者暴露（接触）情况分析：对甲流患病暴露（接触）因素进行非条件 Logistic 回归分析的结果显示，多数人不清楚暴露情况，有 8.3% 的学生同宿舍楼有甲流患者，接触方式以接触患者触摸过的物体最多。甲流主要通过飞沫或气溶胶经呼吸道传播，也可通过口腔、鼻腔、眼睛等处黏膜直接或间接接触传播，接触患者的呼吸道分泌物、体液和被病毒污染的物品亦可传染。防护措施以戴口罩为主，其次是服用抗病毒药物。戴口罩可以起到一定的预防作用，但还需注意接触性传播的可能，见表6-6。

表6-6　甲流患者暴露与防护因素 Logistic 回归分析

因素	回归系数（B）	标准差（S.E）	Wald χ^2 值	P	优势比 Exp(B)	优势比的 95% CI
室友为甲流患者	3.198	0.232	189.786	0.000	24.487	15.536~38.579
同教室同学为甲流患者	1.178	0.352	11.227	0.001	3.249	1.631~6.472
同宿舍楼有甲流患者	1.036	0.246	17.723	0.000	2.819	1.740~4.568

续表

因素	回归系数（B）	标准差（S.E）	Wald χ^2 值	P	优势比 Exp（B）	优势比的 95% CI
其他场合有密切接触确诊为甲流患者	0.463	0.512	0.816	0.366	1.588	0.582~4.334
不清楚	−0.304	0.201	2.291	0.130	0.738	0.49~1.094
近距离（<2m）相处但没有说话	1.350	0.205	43.456	0.000	3.857	2.582~5.762
近距离（<2m）面对面说话	2.109	0.212	98.747	0.000	8.241	5.437~12.493
有身体皮肤的接触	1.288	0.424	9.205	0.002	3.624	1.577~8.326
接触患者分泌物	− 0.669	1.006	0.442	0.506	0.512	0.071~3.681
接触患者碰触过的物体	1.289	0.205	39.653	0.000	3.630	2.430~5.422
吃过患者烹饪的食物	− 0.345	0.715	0.233	0.630	0.708	0.174~2.878
戴手套	− 0.254	0.298	0.731	0.393	0.775	0.433~1.389
穿防护服	− 0.255	0.716	0.127	0.722	0.775	0.191~3.151
戴口罩	0.079	0.202	0.152	0.697	1.082	0.729~1.606
服用抗病毒药物	− 0.572	0.228	6.318	0.012	0.564	0.361~0.882
无任何防护措施	1.468	0.226	42.204	0.000	4.342	2.788~6.762
接触者是否被确诊为甲型 H1N1 流感病例	− 0.216	0.053	16.660	0.000	0.806	0.726~0.894

由此可见，引起甲流的危险因素有：室友为甲流患者、同宿舍楼有甲流患者、近距离接触但没说话、近距离接触面对面说话、接触患者触摸过的物体、无任何防护措施；而服用抗病毒药物可降低甲流发生，具有一定的保护作用。

（2）甲流患者服用抗病毒药物情况：对甲流患者服用药物的情况，包括服药种类、每天服药量、服药次数与服药持续时间等进行了非条件 Logistic 回归分析，见表 6-7、图 6-1、表 6-8。

表 6-7　甲流患者服药均数与中位数

服用药物	均数（人）	中位数（人）
连花清瘟胶囊	1413.3	2255
板蓝根冲剂	241.1	193
双黄连口服液	62.5	68
疏风解毒胶囊	46.9	55
其他	91.5	79
未服用任何药	380.0	360

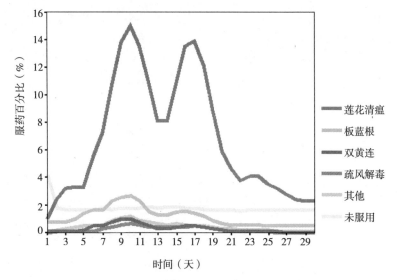

图 6-1　不同中药服用百分比及随时间变化情况

表 6-8　每天服药量、服药时间频数与百分比

	频数	百分比（%）	累计百分比（%）
每次服药量（粒 / 次）			
1	458	5.3	5.3
2	1760	20.2	25.4
3	3533	40.5	66.0
4	2898	33.2	99.2
> 4	69	0.8	100.0
合计	8718	100.0	100.0

续表

	频数	百分比（%）	累计百分比（%）
每天服药次数（次/天）			
1	53	0.6	5.4
2	470	92.5	0.8
3	8124	0.6	6.0
4	68	98.5	99.3
> 4	63	0.7	100.0
合计	8778	100.0	100.0
服药持续时间（天）			
1	58	0.7	0.7
2	329	3.9	4.6
3	2168	25.5	30.1
4	3496	41.2	71.3
5	1712	20.2	91.4
6	397	4.7	96.1
7	204	2.4	98.5
> 7	127	1.5	100.0
合计	8491	100.0	100.0

调查显示，许多学生服用了治疗流感的中成药及其他药物，其中服用连花清瘟胶囊患者最多。服药时间主要集中在 9 月 8 日—18 日之间。同时，对服药次数与持续时间进行统计，结果显示每天服药药量以每天 2 粒、3 粒和 4 粒为主，总共占 93.9%。不同学校和不同性别每次服药药量差别有统计学意义（χ^2=1961.826，P=0.000；χ^2=11.635，P=0.003）。每天服药次数以 3 次为主，占 92.5%，不同学校之间每天服药次数差别有统计学意义（χ^2=102.781，P=0.000）。服药持续时间以 4 天最多，占 41.2%，不同学校服药持续时间有显著性差异（χ^2=465.993，P=0.000）。

学校是人群密集场所，作为学生聚集地，一旦发生甲流等传染病疫情，很容易快速播散导致群体大规模传染。2009 年 9 月，廊坊大学城疫情暴发后，面对可能出现的大规模流行，学校在采取隔离措施的同时，针对甲流疫苗尚未研发成功的情况，为避免疫情扩散，对健康学生采取发放中药进行预防的积极措施。事实证明，在甲流疫情发生后大部分学生开始服用中药，而在服药学生中未再出现甲流疫情。由此推测，服用相关中成药对于预防甲流的发生有一定作用。本研究对当时服药学生服用药物种类以及具体服用情况进行了调查。研究显示，学生服用的预防药物以连花清瘟胶囊所占比例最大，其次是板蓝根冲剂、双黄连口服液及疏风解毒胶囊。服药时间也主要集中在 2009 年 9 月 5 日疫情发生之后，多数学生服用药物天数为 4 天，每天服用 3 次。

对于学校等人群密集场所，当甲流等传染病疫情发生后，在迅速进行隔离的同时，如何确保健康人群少感染、不感染是学校防控的关键。毫无疑问，疫苗的使用对于传染病的预防具有重要作用。针对甲流这种新发、突发传染病，疫苗的研制需要一定的周期，在此之前采取积极、有效的措施进行预防是防控工作的关键。本研究发现，服用中药学生整体发病情况显示，中药具有一定的预防甲流发病的作用。

二、中医预防方案干预社区人群流感发病率的调查研究

（一）概述

2009 年甲流暴发后，我国政府采取了研制疫苗、颁布中医药预防方案等积极的措施，全国多家中医院向公众免费提供中药预防汤药。同时，针对儿童、老人、孕妇等易感人群，以及在校学生、部队官兵等聚集人群采取免费发放中药预防药物的措施，取得了良好效果。本研究即是在 2009 年甲流流行期间，针对北京市东城区 3166 例社区居民，对中医药预防流感情况进行了研究，希望为中医药防控流感提供循证医学依据。

（二）研究方法

1. 一般资料　研究对象及分组情况：本研究自 2009 年 12 月中旬开始至 2010 年 3 月底，对北京市东城区常住居民 3166 人进行中药预防流感的研究。根据临床研究方案中制定的纳入、排除、剔除、脱落病例的标准，共收集资料完整的 3078 份。

根据患者年龄分为成人组和老人组，并根据患者意愿纳入干预组与对照组。4 组分别为：成人干预组、成人对照组、老人干预组、老人对照组。（成人组：年龄 18~65 岁；老人组：年龄 ≥ 65 岁）。其中，成人干预组男性 286 例，女性 529 例，平均年龄（51.18 ± 10.5）岁；成人对照组男性 320 例，女性 552 例，平均年龄（51.05 ± 10.63）岁。老人干预组男性 309 例，女性 446 例，平均年龄（72.88 ± 4.99）岁；老人对照组男性 279 例，女性 357 例，平均年龄（72.85 ± 5.04）岁。成人两组、老人两组在性别、年龄方面比较差异无统计学意义（$P > 0.05$），具有可比性。

2. 流感样病例诊断标准　参照中华人民共和国卫生行业标准流行性感冒诊断标准：

（1）流行病学史：在当地流行季节（如我国北方的冬季），一个单位或地区集中出现大量呼吸道感染者，或医院门诊、急诊上呼吸道感染患者明显增加。

（2）发热伴咽痛。

（3）未发病：无流感样病例相关症状。

（4）发病：有流感样病例相关症状。

3. 研究方案

（1）干预组：中药预防方案。

依据北京市中医药管理局 2009 年 11 月 7 日甲流预防方案：

成人预防方：金银花 6g、大青叶 6g、薄荷 3g、生甘草 3g。

老人预防方：太子参 10g、苏叶 6g、黄芩 10g、牛蒡子 10g。

给药方法：每次 1 袋，每日两次，每月连服 1 周，停药 3 周。连续 3 个月。

即：连服 7 天，停药 21 天，再服 7 天，停药 21 天，再服 7 天。

观察药物：由北京康仁堂药业有限公司统一加工为颗粒剂。

（2）对照组：不予药物干预。

（3）观察方法：根据研究内容制定观察表格，填写受试者一般资料及注射流感疫苗等信息，并发放受试者记录卡，记录是否发生流感样症状，定时收回，由研究人员完善观察表格内容。每月访视 1 次。观察终点为流感样病例发生事件。

（三）研究结果

1. 不同组别流感样病例整体发病率　对不同组别流感样病例发病率进行统计显示，成人干预组和对照组的整体比较中干预组流感样病例的发病率低于对照组，有显著性差异（$P < 0.05$），初步说明中药预防流感的成人方具有预防流感发病的作用；老人干预组和对照组的流感样病例发病率比较，无显著性差异（$P > 0.05$），但 $OR < 1$，提示老人预防方干预组较对照组具有预防流感发病的潜在优势。结果见表 6-9。

表 6-9　干预组和对照组流感样病例整体发病率比较

组别		N	未发病		发病		χ^2	P	OR
			N	%	N	%			
成人	干预组	815	747	91.66	68	8.34	6.9878	0.0082	0.6508
	对照组	872	765	87.73	107	12.27			
老人	干预组	755	659	87.18	97	12.84	0.0867	0.7684	0.9541
	对照组	636	551	86.63	85	13.36			

2. 接种与未接种甲流疫苗人群流感样病例的发病率　针对各组中均有接种甲流疫苗的人群，我们对接种甲流疫苗人群与未接种甲流疫苗人群的流感发病率也分别进行了比较。

（1）接种甲流疫苗人群流感样病例发病率：接种甲流疫苗人群流感样病例发病率研究结果显示：对接种甲流疫苗的成人干预组和对照组人群甲流发病率进行比较显示两组无显著性差异（χ^2=1.1961，$P > 0.05$），对老人干预组与对照组人群甲流发病率进行比较显示也无显著性差异（χ^2=0.9155，$P > 0.05$）。结果见表 6-10。

表 6-10　干预组和对照组接种甲流疫苗人群流感样病例发病率比较

| 组别 | | N | 未发病 | | 发病 | | χ^2 | P |
			N	%	N	%		
成人	干预组	70	64	91.43	6	8.57	1.1961	0.2741
	对照组	69	59	85.51	10	14.49		
老人	干预组	68	55	84.62	10	15.38	0.9155	0.3388
	对照组	56	42	77.78	12	22.22		

（2）未接种甲流疫苗人群流感样病例发病率：未接种甲流疫苗人群流感样病例发病率研究显示：成人干预组和对照组的未接种甲流疫苗人群中干预组流感样病例的发病率低于对照组，有显著性差异（$P < 0.05$）；老人干预组和对照组的未接种甲流疫苗人群中流感样病例发病率比较，差异不显著（χ^2=0.0013，$P > 0.05$），结果见表 6-11。

表 6-11　干预组和对照组未接种甲流疫苗人群流感样病例发病率比较

| 组别 | | N | 未发病 | | 发病 | | χ^2 | P |
			N	%	N	%		
成人	干预组	745	682	91.45	63	8.46	5.4745	0.0193
	对照组	803	706	87.92	97	12.08		
老人	干预组	687	601	87.48	86	12.52	0.0013	0.971
	对照组	580	507	87.41	73	12.59		

3. 接种与未接种普通流感疫苗人群流感样病例发病率　针对是否接种普通流感疫苗的人群，我们也进行了流感样病例发病率的统计。

（1）接种普通流感疫苗人群流感样病例发病率：接种普通流感疫苗人群

流感样病例发病率研究显示：成人干预组和对照组接种普通流感疫苗人群比较中，两组差异不显著（χ^2=0.297，$P>0.05$），老人干预组和对照组接种普通流感疫苗人群的比较中，差异也不显著（χ^2=1.0331，$P>0.05$）。结果见表 6-12。

表 6-12 干预组和对照组接种普通流感疫苗人群流感样病例发病率比较

组别		N	未发病		发病		χ^2	P
			N	%	N	%		
成人	干预组	97	85	87.63	12	12.37	0.297	0.5858
	对照组	72	61	84.72	11	15.28		
老人	干预组	288	237	83.75	46	16.25	1.0331	0.3094
	对照组	208	166	80.19	41	19.81		

（2）未接种普通流感疫苗人群流感样病例发病率：未接种普通流感疫苗人群流感样病例发病率研究显示：成人干预组和对照组的未接种普通流感疫苗人群中干预组流感样病例的发病率低于对照组，差异有显著性（$P<0.05$）；老人干预组和对照组的未接种普通流感疫苗人群中流感样病例发病率比较，差异不显著（χ^2=0.0431，$P>0.05$），结果见表 6-13。

表 6-13 干预组和对照组未接种普通流感疫苗人群流感样病例发病率比较

组别		N	未发病		发病		χ^2	P
			N	%	N	%		
成人	干预组	718	661	92.06	57	7.94	6.136	0.0132
	对照组	800	706	88.25	94	11.75		
老人	干预组	466	415	89.06	51	10.94	0.0431	0.8356
	对照组	428	383	89.49	45	10.51		

4. 不同体重指数人群流感样病例发病率比较 有研究报道，甲流的发生与体重指数有一定的相关性，体重指数超过 30 的人群甲流感染率高于体重指数低于 30 的人群。因此，本研究对不同体重指数人群的流感发病率进行了比较。

（1）体重指数＜30 人群流感样病例发病率比较：体重指数小于 30 的人群流感样病例发病率比较研究显示：成人干预组和对照组体重指数＜30 人群中干预组流感样病例的发病率低于对照组，差异有显著性（$P<0.05$）；

老人干预组和对照组体重指数 < 30 人群中流感样病例发病率比较，差异不显著（χ^2=0.2044，$P > 0.05$），结果见表 6-14。

表 6-14　干预组和对照组体重指数 < 30 人群流感样病例发病率比较

组别		N	未发病		发病		χ^2	P
			N	%	N	%		
成人	干预组	445	415	93.26	30	6.74	6.2829	0.0122
	对照组	468	414	88.46	54	11.54		
老人	干预组	369	321	86.99	48	13.01	0.2044	0.6512
	对照组	312	275	88.14	37	11.86		

（2）体重指数 > 30 人群流感样病例发病率比较：成人干预组和对照组体重指数 > 30 比较中，两组差异不显著（χ^2=1.0112，$P > 0.05$），老人干预组和对照组的比较，差异也不显著（χ^2=1.0792，$P > 0.05$）。结果见表 6-15。

表 6-15　干预组和对照组体重指数 > 30 人群流感样病例发病率比较

组别		N	未发病		发病		χ^2	P
			N	%	N	%		
成人	干预组	370	331	89.46	39	10.54	1.0112	0.3146
	对照组	404	352	87.13	54	12.87		
老人	干预组	386	338	87.56	48	12.44	1.0792	0.2989
	对照组	324	275	84.86	49	15.12		

本研究采用的预防方为北京市中医管理局甲型 H1N1 流感预防方案，成人方由金银花、大青叶、薄荷、生甘草四味药组成，以疏风清热药物为主，主要适用于相对健康者；老人方由太子参、苏叶、黄芩、牛蒡子四味药组成，有扶正祛邪之意，适用于老人及体虚易于外感者。以上两组药物的适应证，大体涵盖了普通人群及高危人群。

对北京市东城区 44 个社区 3166 名常住居民进行中药预防干预研究显示，运用中药预防方案在成年人中取得了较好的预防效果，在老年人中，由于老年人基础病多，正气不足，抗病能力差，预防效果不明显，但通过回归分析研究显示，中药仍有潜在的预防优势。这些初步验证了中药具有预防流感发病的作用，奠定了今后进一步深入研究的基础。此外，研究对中药预防的不良反应进行了观察，在成年人服药组无明显副作用，老年人服药组出现 1 例腹泻现象，1例胃疼，1例大便出血，结合预防方药物组成及功能主治，考虑可能与老年人本身的疾病及体质有关，有待于在今后的工作中进一步的实验及临床论证。

第二节 中医药治疗甲型 H1N1 流感的多中心随机对照临床试验研究

2009 年行业专项在组织进行甲流中医证候及中医辨证论治临床研究的同时，也十分注意治疗甲流中成药疗效的临床研究。在对甲流治疗中药进行全面筛选的基础上，对有确切作用的金花清感方、连花清瘟胶囊等中成药进行了随机对照临床研究。其中，金花清感方则是众多中医药专家专门针对本次甲流证候特征研发的特定中药，在北京市的甲流防治过程中发挥了重要作用，并作为北京市推荐药物在甲流防控过程中发挥了重要作用，相关研究结果在美国《内科学年鉴》（*Annals of Internal Medicine*）发表，产生了良好的国际影响，对中医药防治传染病的推广具有积极的意义。本部分选取了部分中成药的临床研究结果，对中成药治疗甲流的作用予以展示。

一、金花清感方与奥司他韦对比治疗甲型 H1N1 流感多中心随机对照临床试验研究

（一）概述

金花清感方为中医药专家根据此次甲流证候特征，结合伤寒与温病理论，专门针对此次甲流制定的中药方剂，主要由麻杏石甘汤和银翘散组成，主要成分包括金银花、石膏、麻黄（蜜炙）、苦杏仁、黄芩、连翘、浙贝母、知母、牛蒡子、青蒿、薄荷、甘草等。该方在实验研究有效的同时，在国家中医药管理局中医药防治传染病重点临床基地北京朝阳医院的组织下开展了与奥司他韦比较治疗 H1N1 型流感的随机对照试验研究，取得了可喜的结果。

（二）研究方法

研究设计 研究采用前瞻性的随机对照非盲多中心的临床试验，开展时间为 2009 年 7—11 月甲流肆虐时期，在中国 4 个省的 11 家临床单位进行。北京朝阳医院的伦理委员会对本研究的方案和实施计划进行了审批并同意进行。所有病人在纳入研究前都进行了知情同意书的签署。

（1）病人招募：15~17 岁，在 72 小时之内被诊断为甲流的病人被确定为本研究的对象。所有病人都被要求住院，以便得到隔离和观察。病例纳入标准：病例登记体温为 ≥ 37.5℃；1 项或多项呼吸系统异常症状（如咳嗽，喉痛，流鼻涕）；以及实时逆转录 – 聚合酶链反应（RT-PCR）技术测量结果

发现甲流病毒阳性。女性患者要求在服药前进行尿妊娠检查。病人符合以下条件者将被排除本研究：在本研究开始之前的 12 个月内接受过相关流感疫苗接种的；有慢性疾病或艾滋病者；有接受激素或其他免疫制剂者；有服用其他中药或抗病毒药物者；胸片显示肺部有渗出者。

（2）药物服用：本研究中使用的中药方是"麻杏石甘－银翘散"（即金花清感方），主要药物与用量为：炙麻黄 10g，知母 10g，青蒿 15g，石膏 30g，金银花 15g，黄芩 15g，炒杏仁 15g，连翘 15g，薄荷 6g，浙贝母 10g，牛蒡子 15g，甘草 10g。

上述草药质量标准采用 2005 年版中国药典标准。所有的草药从同一处发配到 11 个临床单位。在研究开始之前，所有的草药都进行了重金属测量、微生物污染检测和残留农药检测，所有的检测结果都符合中国药检安全标准。试验室人员不能分辨出这些药物。在每一个研究分中心，接受过专业培训的技师根据标准程序来配备这些汤药，每一剂煎煮出 800ml 的药汤。奥司他韦以胶囊形式分发，中药则以汤剂形式分发。出于伦理学考虑本研究未使用安慰剂胶囊，对照组则为空白对照。

患者在同意参加试验后，签署知情同意书，并完成基线资料采集，随机分配到试验组和对照组。试验组有 3 组，对照组 1 组。随机分配数字由统计软件运行所得，是一个区组长度为 8 的随机数字表（SPSS 统计软件，13.0 版本）。4 个研究中心分层次获得了随机号码，分别为北京、烟台、成都和武汉。病人被随机分配到对照组和 3 组试验组中的任何一组：口服奥司他韦，75mg/d，共 5 天；"麻杏石甘 - 银翘散"汤剂，200ml，口服，4 次 / 天，共 5 天；"麻杏石甘 - 银翘散"汤剂 + 口服奥司他韦，服法同上。

所有纳入的病人都是住院病人。治疗的依从性由护士进行评估，这些护士都是被盲对象。在医生诊治的基础上，如果病人体温高于 39℃，则允许使用"泰诺"退热。同理，由病人的住院医决定患者是否需要使用抗生素治疗。凡使用过退热药或抗生素的病人，都会记录在案。

（3）结局评估：在患者住院期间，被盲护士每天使用水银温度计对病人进行体温测量，测量时间分别为：上午 2 点至上午 6 点之间，上午 6 点至上午 10 点之间，上午 10 点至下午 2 点，下午 2 点至下午 6 点，下午 6 点至下午 10 点，下午 10 点至上午 2 点。每日对流感症状及其严重程度（如咳嗽，喉痛，流鼻涕，头痛，疲劳）和药物相关的副反应进行记录。本研究使用了症状积分（0= 无，1= 轻度，2= 中等，3= 严重），并对所有组别治疗前后的积分进行了对比。

主要疗效结局中的终点指标是：患者随机分配后到其退热所经历的时间（≥ 24 小时体温 ≤ 37℃）；试验期间症状积分有所改善；相关的不良反应事

件以及流感并发症发生率（如中耳炎、支气管炎、鼻窦炎、肺炎）。

在病毒学方面，本项研究对所有病人都进行了咽拭子检测，其检测标本都被送到中国疾病预防控制中心（Centers for Disease Control，CDC）地区分中心进行甲流病毒的测试（该检测方法采用美国 CDC 中心提供的 RNA 检测方法）。从患者入院到出院，每天都使用实时逆转录 - 聚合酶链反应（RT-PCR）技术对病毒 RNA 滴度进行测定。

（4）统计分析：样本量设置应该能保证在 ≥ 12 小时的时间内针对"退热"这一测量结局发现不同组别之间的差异。2009 年中国 H1N1 流感病人的临床研究表明，发热时间的中位数为 3 天（四分位距，2~4 天）。随机对照试验表明，奥司他韦可以降低流感病人病程 25%~32%。基于文献报道，确定以"至少 12 小时"作为临床治疗的效能时间是可以接受的。因此在假设标准差为 30、双尾 α 值为 0.05 的情况下，每组需要 100 个病人就能够有 80% 的把握度在"至少 12 小时"内体现出不同组别之间"退热"程度的明显差异，从而以此作为本研究最主要的结局比较。

所有接受过随机分配的病人都需要进行疗效分析，而且病人的分析将按照其所获得的治疗进行。均数或者是中位数（四分位）用来计算连续变量。对于分类变量，每类中的病人的构成比将用来计算该类变量。方差分析，Kruskal-Wallis 秩和检验，卡方检验也被适时地应用在四组基线资料的比较中。为了能够分析四组之间的退热时间差异，本研究使用了"加速失效时间模型"。该模型用来估计退热时间中位数和退热时间百分比变化，同时可以对中心分层随机效应进行调整，以及对发病 48 小时之内和 48~72 小时之内的对比进行调整。最后，模型建立在对数正态分布之上。对数 logistic 和 Weibull 模型也在研究中被考虑过，但是对数正态模型为最适合本研究的模型。对于治疗措施和中心，治疗措施和发病后时间的交互作用在本研究中均进行了检验。

从基线到第 5 天病毒滴度的变化分析，通过使用"广义线性混合模型"，在 SPSS 统计软件中的 PROC GLIMMIX 步骤实现。Bonferroni 校正法被用来进行四组中的多重比较。对于时间和治疗措施的交互作用同样也在该模型中进行了分析。

对照组中有一例病人的退热时间数据缺失。在主要结局指标的分析中，这例病人的数据在"加速失效时间模型"中，被认为是"删失观察数据"。

$P \le 0.05$ 时，被认为是有显著性统计学差异。除了主要结局指标的分析和病毒滴度变化是使用统计软件 SAS9.1.3 分析外，其他所有指标的分析都是用统计软件 SPSS13.0 进行的。

（5）试验流程图，见图 6-2。

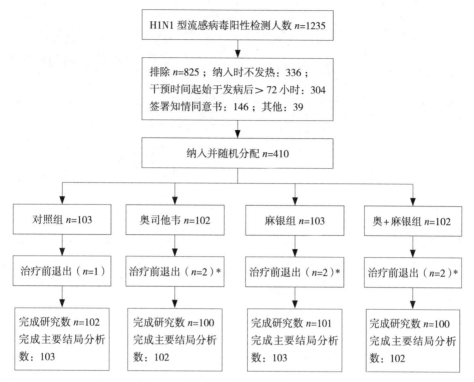

图 6-2　试验流程图

（三）研究结果

1. 病人基线情况　本次试验共招募了 410 个病人，年龄 15~69 岁，来自 11 个临床单位。平均年龄 19.0（SD，6.4），57.1% 的病人为男性。随访时间为 12 小时至 16 天不等（中位数，5.0 天）。自发病至接受随机分配的中位时间为 34.5 小时（四分位，18.0~48.0 小时），且组间没有显著性差异。

410 例病人中，分别有 102 个接受奥司他韦治疗，103 个接受"麻杏石甘 - 银翘散"汤剂治疗，102 个病人接受了奥司他韦 +"麻杏石甘 - 银翘散"。四组间的基线资料中人口学特征、临床特征、实验室检查都无差异，见表 6-16。

表 6-16　病人基线资料

特征	对照组 n=103	奥司他韦组 n=102	麻银组 n=103	奥司他韦 + 麻银组 n=102
男性，n（%）	58（56.3）	58（57.8）	65（63.1）	52（51.0）
平均年龄，y	18.7（5.3）	19.0（6.2）	19.6（7.1）	19.2（6.5）
已接种疫苗，n（%）	2（2.0）	2（2.0）	0（0.0）	2（2.1）

续表

特征	对照组 $n=103$	奥司他韦组 $n=102$	麻银组 $n=103$	奥司他韦＋麻银组 $n=102$
并存疾病, n（%）	1（1.0）	0（0.0）	0（0.0）	0（0.0）
体温, n（%）				
37.5~8.0℃	28（27.2）	26（25.5）	22（21.4）	24（23.5）
38.1~39.0℃	60（58.3）	52（51.0）	59（57.3）	53（52.0）
＞39.0℃	15（14.6）	24（23.5）	22（21.4）	25（24.5）
平均症状评分（IQR）*	3.0（2.0~3.0）	3.0（2.0~3.0）	3.0（2.0~3.0）	3.0（2.0~3.0）
症状, n（%）				
咳嗽	78（75.7）	75（73.5）	76（73.8）	73（71.6）
咽喉痛	66（64.1）	57（55.9）	61（59.2）	63（61.8）
流涕	19（18.4）	25（24.5）	25（24.3）	23（22.5）
头痛	45（43.7）	46（45.1）	40（38.8）	47（46.1）
平均白细胞计数（IQR），×10⁹/L	5.8（4.6~6.8）	5.7（4.4~6.9）	5.1（4.0~6.3）	5.5（4.5~7.3）
平均发病间隔和随机选择（IQR），h	30.0（11.0~47.0）	35（17~40）	35（25~49）	32（16~53）
住院天数				
中间值（IQR）	6（5~7）	6（5~7）	6（5~7）	6（5~7）
范围	4~14	3~13	3~11	2~11

注：*表示感冒、咽痛、流涕、头痛、乏力症状。

基线时所有组的病人使用抗生素的情况比较无差异（4.9%~7.8%；$P=0.88$），但是在纳入病人后，对照组使用抗生素的频次增多（34.3%vs 奥司他韦组 15.7%，麻杏石甘－银翘散"组 9.7%，联合组 7.8%；$P<0.001$）。一代或二代头孢类抗生素、克林霉素、阿奇霉素、左氧氟沙星、莫西沙星在本研究中根据住院医生的诊治用于某些病人，见表 6-17。

表 6-17　退热药和抗生素使用情况

药物和时间点	对照组（$n=103$）	奥司他韦组（$n=102$）	麻银组（$n=103$）	奥司他韦＋麻银组 $n=102$	P
服用对乙酰氨基酚, n（%）					
总计	＞20（19.4）	15（14.7）	16（15.5）	21（20.6）	0.62

续表

药物和时间点	对照组 （n=103）	奥司他韦组 （n=102）	麻银组 （n=103）	奥司他韦 + 麻银组 n=102	P
基线	6（5.8）	2（2.0）	2（1.9）	2（2.0）	0.153
第一天	15（14.6）	7（6.9）	7（6.8）	3（2.9）	0.017
第二天	4（3.9）	5（4.9）	3（2.9）	0	0.186
第三天	2（1.9）	0	0	1（1.0）	0.30
第四天	2（1.9）	0	1（1.0）	1（1.0）	0.57
第五天	1（1.0）	0	0	0	0.39
第六天	0	0	0	0	NE
服用抗生素，n（%）*					
总计	35（34.0）	16（15.7）	10（9.7）	8（7.8）	< 0.001
基线	5（4.9）	8（7.8）	6（5.8）	7（6.9）	0.88
第一天	28（27.2）	8（7.8）	5（4.9）	5（4.9）	< 0.001
第二天	27（26.2）	10（9.8）	6（5.8）	5（4.9）	< 0.001
第三天	22（21.4）	7（6.9）	6（5.8）	4（3.9）	< 0.001
第四天	20（19.4）	6（5.9）	7（6.8）	2（2.0）	< 0.001
第五天	19（19.4）	7（6.9）	6（5.8）	3（2.9）	< 0.001
第六天	8（19.4）	4（6.9）	2（1.9）	2（2.0）	0.001

注：*表示经过主治医师指导使用的第一代或第二代头孢菌素、克林霉素、阿奇霉素、左氧氟沙星、莫西沙星。

2. 临床结局评价　表 6-18 显示了干预措施组和对照组在症状缓解上的不同疗效。根据"加速失效时间模型"，退热预估计中位时间，奥司他韦组 [35%（95% CI，20%~46%），P < 0.001]、"麻杏石甘 - 银翘散"组 [37%（CI，23%~49%），P < 0.001]、奥司他韦 + "麻杏石甘 - 银翘散"组 [47%（CI，35%~56%），P < 0.001] 均有明显下降，见图 6-3。然而，治疗组之间的对比显示，只有退热中位时间的百分比在其中的两组有所差别，即联合组和奥司他韦组 [-19%（CI，-34%~-0.3%）]，这种区别并没有达到统计学显著性差异。此外，治疗措施和中心之间的交互作用（P=0.51），以及治疗措施和患病后时间之间的交互作用都没有统计学显著性差异（P=0.51）。

表 6-18　"加速失效时间模型"——退热时间中位数和退热时间差异

Kaplan-Meier 估计	对照组（n=103）	奥司他韦组（n=102）	麻银组（n=103）	奥司他韦＋麻银组（n=102）
退热时间中位数（95% CI）（h）	26.0（24.0~33.0）	20.0（17.0~24.0）	16.0（14.0~17.0）	15.0（12.0~18.0）
退热时间中位数差异（95% CI），%*				
相对于对照组		−34（−46~−20），$P < 0.001$	−37（−49~−23），$P < 0.001$	−47（−56~−35），$P < 0.001$
相对于奥司他韦组			−5.0（−22~17），$P=0.65$	−19（−34~−0.3），$P=0.047$
相对于麻银组				−15（−30~4），$P=0.122$

注：* 表示"加速失效时间模型"考虑随机中心效应和发热起始时间后的估计（≤ 48 小时对比 48~72 小时）

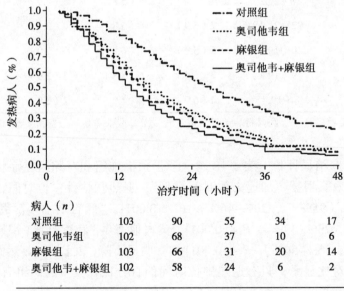

麻银=麻杏石甘汤-银翘散

图 6-3　"加速失效时间模型"——退热时间中位数拟合曲线图

　　基线症状积分的中位数为 3，且组间比较没有差异，见表 6-19。治疗后任何一个单一症状组间比较也无差异（如咳嗽，喉痛，头痛，疲劳等）。

表 6-19 研究期间症状积分变化

时间点	对照组	奥司他韦组	麻银组	奥司他韦组 + 麻银组
		基线		
病例数，n	103	102	103	102
症状积分中位数（IQR）	3.0（2.0~3.0）	3.0（2.0~3.0）	3.0（2.0~3.0）	3.0（2.0~3.0）
		治疗过程		
第一天				
病例数，n	102	102	103	102
症状积分中位数（IQR）	2.0（1.0~3.0）	2.0（1.0~2.0）	2.0（1.0~2.0）	2.0（1.0~3.0）
第二天				
病例数，n	102	102	102	102
症状积分中位数（IQR）	1.0（0.0~2.0）	1.0（0.0~2.0）	1.0（0.0~1.25）	1.0（0.0~2.0）
第三天				
病例数，n	102	102	102	102
症状积分中位数（IQR）	0.0（0.0~1.0）	0.5（0.0~1.0）	0.0（0.0~1.0）	0.0（0.0~1.0）
第四天				
病例数，n	102	101	100	101
症状积分中位数（IQR）	0.0（0.0~1.0）	0.0（0.0~1.0）	0.0（0.0~1.0）	0.0（0.0~1.0）
第五天				
病例数，n	102	100	100	100
症状积分中位数（IQR）	0.0（0.0~0.0）	0.0（0.0~0.0）	0.0（0.0~0.0）	0.0（0.0~0.0）

3. 病毒学结局评价　本研究对 148 例病人的基线咽喉拭子标本中的第一天和第五天的标本进行收集以评估病毒转阴时间。和其他 262 例未作病毒转阴测试的病人相比，这 148 例病人的症状积分较低，咳嗽、头痛和疲劳的比例偏低，白细胞计数偏低，而且发病时间到接受随机分配的时间较长。因此，这 148 例病人的病毒转阴结果并不能代表整个研究人群，见表 6-20。

表6-20　并发症和不良事件

项目	对照组 （n=103）	奥司他韦组 （n=102）	麻银组 （n=103）	奥司他韦＋麻银组 n=102
并发症				
支气管炎	0	0	1（1）	0
肺炎	2（2）	0	0	0
肺结核	0	0	0	0
不良事件				
恶心、呕吐	0	0	2（2）	0

在这个亚组中，咽喉拭子检测出的病毒滴度的中位数在入组时是无差异的，而且在四组中都观察到了病毒滴度的迅速下降（$P < 0.001$），见表6-21、图6-5。

表6-21　病毒滴度的测量变化

时间点	对照组（n=103）	奥司他韦组 （n=102）	麻银组（n=103）	奥司他韦＋麻银组 n=102
基线				
患者病毒滴度，n（%）	35（100）	38（100）	39（100）	36（100）
滴度中位数（IQR）	2.7（2.1~3.2）	2.7（2.3~3.7）	3.1（2.4~3.5）	2.4（1.8~3.3）
治疗过程				
第一天				
患者病毒滴度，n（%）	34（97.1）	36（94.7）	38（97.4）	34（94.4）
滴度中位数（IQR）	2.3（1.8~2.6）	2.2（1.9~2.8）	2.7（2.0~3.2）	2.0（1.6~2.8）
第二天				
患者病毒滴度，n（%）	32（91.4）	29（76.3）	32（82.1）	26（72.2）
滴度中位数（IQR）	2.3（1.8~3.1）	1.9（1.2~2.6）	2.0（1.3~2.7）	1.8（0.0~2.6）
第三天				
患者病毒滴度，n（%）	26（74.3）	19（50）	27（69.2）	18（50）
滴度中位数（IQR）	2.2（1.5~2.7）	1.3（0.0~2.1）	2.1（0.0~2.6）	1.5（0.0~2.1）
第四天				
患者病毒滴度，n（%）	22（62.9）	14（36.8）	19（48.7）	12（33.3）

续表

时间点	对照组（n=103）	奥司他韦组（n=102）	麻银组（n=103）	奥司他韦＋麻银组 n=102
滴度中位数（IQR）	1.7（0.0~2.2）	0.0（0.0~1.8）	0.0（0.0~2.1）	0.0（0.0~1.7）
第五天				
患者病毒滴度，n（%）	14（40）	6（15.8）	12（30.8）	6（16.7）
滴度中位数（IQR）	0.0（0.0~1.9）	0.0（0.0~0.0）	0.0（0.0~1.6）	0.0（0.0~0.0）
治疗各天之间的 P	0.69			

在治疗组中，基线时的病毒转阴与第五天变化并没有差异（时间和治疗措施交互作用分析后 $P=0.69$），见图6-4。

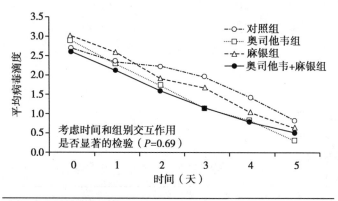

麻银=麻杏石甘汤-银翘散

图6-4　148例可应用受试者之间的病毒滴度平均值变化曲线图

4. 安全性分析　"麻杏石甘-银翘散"组中有两个病人出现了恶心和呕吐的症状。对照组、奥司他韦组和联合组均未发现不良反应，见表6-22。四组在治疗后并发症方面均无统计学差异：对照组中有1例肺结核，奥司他韦组中有2例肺炎，"麻杏石甘-银翘散"组中有1例支气管炎，联合组中无并发症，见表6-22。

表6-22　有病毒滴度测量的病人和无测量病人的基线对比

特征	无测量病人（n=262）	有测量病人（n=148）	P
男性，n（%）	148（56.3）	86（58.5）	0.66
平均年龄（SD）	18.7（5.8）	19.7（7.3）	0.12

续表

特征	无测量病人 （n=262）	有测量病人 （n=148）	P
已接种疫苗，n（%）	6（2.4）	0（0.0）	0.07
体温，n（%）			0.05
37.5~38℃	74（28.1）	26（17.7）	
38.1~39℃	139（52.9）	85（57.8）	
＞39℃	50（19.0）	36（24.5）	
症状评分中位数 （IQR）*	3（3~3）	2（1~3）	＜0.001
症状，n（%）			
咳嗽	209（79.5）	93（63.3）	＜0.001
咽喉痛	163（62.0）	84（57.1）	
流涕	66（25.1）	26（17.7）	
头痛	124（47.1）	54（36.7）	
乏力	118（44.9）	35（24.0）	＜0.001
白细胞计数中位数 （IQR），×10⁹/L	5.9（4.7~7.3）	4.8（4.0~6.0）	＜0.001
发病间隔和随机选择 中位数（IQR），h	26.0（10.0~41.0）	44.0（30.0~54.0）	＜0.001

注：*表示感冒、咽痛、流涕、头痛、乏力症状。

　　本研究是第一次通过国际临床注册，以随机对照试验开展的对中药复方、奥司他韦、空白对照治疗甲流的疗效和安全性的研究。研究显示，与空白对照组相比，"麻杏石甘-银翘散"组可以加快退热时间，但是其他症状改善方面却没有达到明显有区别的程度。和阳性药对比，退热时间中位数的减少在奥司他韦组和联合组之间 [20.0 小时（CI，17.0~24.0 小时）对比 16.0 小时（CI，14.0~17.0）] 仅仅为 19%（CI，−34%~−0.3%）有统计学显著性差异。因此，考虑到临床的复杂性，尚不能推断"麻杏石甘-银翘散"优于奥司他韦。本项研究也未发现在病毒转阴方面存在差异的证据，但是，病毒学结局仅仅是针对了一亚组病人的分析，而这部分病人恰恰临床症状较少，且发病时间到随机入组时间较长，因而无法获得确定的有关病毒学的结局评价信息。

　　有关中药治疗流感的机制非常复杂。据文献显示"麻杏石甘"可以调节甲型流感大鼠的 T 细胞亚群。研究者也发现"麻杏石甘"通过直接杀死病毒，干扰病毒吸附作用，抑制病毒繁殖，保护细胞被病毒感染等方面对甲流病毒有抑制作用。除了能够抑制病毒复制，"麻杏石甘"还明显优于利巴韦林。在香港暴发 SARS 期间，有研究者发现 2 个草药方有免疫调节作用。使用中草药可以有益于病毒感染性疾病的病人获得快速康复的免疫调节作用。但尚需要更多的研究阐明中药起作用的机制。

"麻杏石甘 - 银翘散"的处方已经在中国标准化地使用了几十年，但是其安全性尚未开展过系统的临床研究。本研究中"麻杏石甘 - 银翘散"组 2 例病人出现了恶心和呕吐。

在本研究中，纳入对象的年龄相对较为年轻，且病情较轻。他们被要求住院主要目的是便于隔离，而不是因为病情严重。因此难于发现除发热外其他症状改善率的变化。研究结果提示"麻杏石甘 - 银翘散"并没有抗病毒作用，而奥司他韦完全来自于其抗病毒的作用，这种抗病毒作用很有可能会增加耐药性。因此，对于那些强健的青壮年病人，在患流感时不必马上使用抗病毒治疗，完全可以尝试使用"麻杏石甘 - 银翘散"。本项研究也有一定的局限性：①这不是一个双盲、安慰剂对照的临床试验。奥司他韦以胶囊形式，麻杏石甘 - 银翘散"以汤药形式给予病人。在流感肆虐的最初几个月开始进行的试验，没有时间寻得颜色和味道与"麻杏石甘 - 银翘散"汤剂相同的安慰剂。但本试验设计并纳入了空白对照组，因此，试验能够证明对于发热的改善作用不会是来自安慰剂效应。另外，测量的体温和病毒转阴的测量都是客观指标。②虽然本研究中允许主治医师根据病人个体情况使用一些退热药和抗生素，但是在基线比较中，四组使用退热药的比较没有差异。退热药并没有过多使用，因此可以说它对体温并没有太多疗效影响。反而是在对照组很多病人在入组后使用了抗生素。③因只有 148 个病人的咽喉拭子标本在基线、第一天和第五天进行了采集，但是并不能代表所有的研究对象。

总之，本项研究发现三组治疗措施均可以加快退热时间。"麻杏石甘 - 银翘散"汤剂在不能获得奥司他韦治疗的情况下，可以作为治疗甲流的一种替代疗法。

二、连花清瘟胶囊治疗甲型 H1N1 流感的多中心随机双盲对照临床试验研究

（一）概述

连花清瘟胶囊该药由银翘散与麻杏石甘汤组成，临床主要用于治疗流行性感冒热毒袭肺证，主要见发热或高热、恶寒、肌肉酸痛、鼻塞流涕、咳嗽、头痛、咽干咽痛、舌偏红、苔黄或黄腻等。本项 440 例显示，该药可明

显改善流感患者发热或高热、恶寒、肌肉酸痛、鼻塞流涕、咳嗽、头痛、咽干咽痛等临床症状和体征，尤其对发热患者具有较好的疗效，用药 24 小时后患者平均体温明显下降，服药后降温起效时间为 3.98 小时。药物安全性研究显示，该药无明显毒副反应。

（二）研究方法

1. 研究设计　本研究为一个多中心、双盲、平行随机对照试验。在国内 7 个省 8 家医院进行。连花清瘟胶囊为试验组（以下称连花组），奥司他韦为对照组。每个中心和药物的随机分配号码通过电脑统计 SAS 软件产生。每个区组包含 4 个号码。患者以 1∶1 的比例被随机分配到连花组或者奥司他韦组。每个患者以升序获得随机数字号，并接受相应的治疗，直到患者数目达到每个中心的完成量。每个区组包括 4 个病人，被随机分配到治疗组和对照组。每个中心计划招募不少于两个区组，即 8 个病人，至多不超过 14 个区组，即 56 个病人。根据实际招募情况，资助者可以实时调整这些数目。首先，每个病人通过鼻拭子对甲流病毒进行检测。

2. 目标人群

（1）纳入标准：通过实时荧光定量 RT-PCR 技术诊断为甲流的患者，年龄在 16~65 岁之间，腋下体温为 ≥ 37.4℃，而且至少有以下相关临床症状之一：咳嗽，喉咙痛，头痛，流鼻涕，疲乏感，鼻塞感，肌肉痛，发冷和汗出。发病时间必须是 36 小时以内的患者。试验期间和试验结束后 30 天：女性患者尿孕检为阴性，并且使用有效的避孕措施。所有患者都签署知情同意书。

（2）排除标准：年龄小于 16 岁或者大于 65 岁，腋下体温 < 37.4℃，所有有原发疾病的病人，如心血管疾病患者；脑血管疾病患者；肝炎患者；肾病患者；血液系统疾病或心理障碍；伴有咽炎、急慢性阻塞性喉炎、急性气管炎、支气管炎、肺癌、支气管扩张症等呼吸系统疾病患者；对研究药物过敏者；已注射疫苗或即将注射流感疫苗者；已怀孕女性或打算怀孕，或哺乳期的或肥胖（体重指数 ≥ 40kg/m²）；在随机分配前 1 个月内参加过其他临床试验者；其他不符合纳入标准的患者。

本研究方案获得了伦理委员会审批。在招募病人时，签订了知情同意书。

3. 样本量估算　本研究为非劣效性试验，主要重点结局为流感症状减缓时间。非劣效边界值是 24 小时。样本量大小基于两组的普通标准差（60 小时），单尾检验水平 $\alpha=0.025$，$\beta=0.9$，经公式计算后，获得每个组样本为 107 例。考虑到 20% 的脱落率，设计样本量为 256 例，每组 128 例。连花组病人一日 3 次，一次 4 粒连花清瘟胶囊，同时服用奥司他韦胶囊，一日 2 次，一次 1 粒，共服 5 天。奥司他韦组病人一日 3 次，一次 4 粒连花清瘟胶囊仿制剂，同时服用奥司他韦胶囊，一日 2 次，一次 1 粒，共口服 5 天。所有药物都以同样外形的胶囊包装。进行制造和包装药物的人员不允许作为联系人、受试者和研究者。

4. 收集数据和随访　临床实验室检测包括血常规、尿常规检查，肝肾功能、血清心肌酶和血液化学检查。体格检查、胸片、心电图和所有实验室检查在基线和最后一次随访时，或当患者已有甲流类似症状但经过检测并未患有甲流的当天收集相关数据。病人样本每天都被采集并通过荧光定量方法进行检测。对于症状的评价，病人将通过四级程度评判制度进行自评（0 无、1 轻度、2 中度、3 严重）。腋温每隔 6 小时进行检测，最大间隔时间不能小于 1 小时，且记入病人每天的日志中。研究者每天需收集并评价不良事件、并发症和合并用药的情况，包括对乙酰氨基酚和抗生素。最后一次随访，病人应该归还所有药物的盒子，剩余药品也将计数回归。如果有未治愈的症状，应该一直记录到该症状缓解为止，缓解状态持续 24 小时。

5. 临床结局　主要结局是疾病持续时间。本研究将疾病时间定义为从症状开始出现到 9 种流感症状缓解和消失的时间，包括鼻塞、流鼻涕、咳嗽、喉咙痛、头痛、疲乏感、肌肉痛、发冷和汗出。次要结局指标包括：病毒脱落时间，即发病之初到第一次病毒核酸检测阴性的时间；退热时间，即第一服药时间到体温降到 37.3℃以下，并持续至少 24 小时；疾病严重程度通过 8 个流感症状评分曲线下面积获得，该面积由每日症状积分乘以疾病时间获得；每个个体症状的缓解时间，即每个个体症状发病之初到症状缓解的时间。测量时间精确到每一小时。

6. 安全性评价　安全性研究人群包括所有至少服用了一次药物的受试者且这些人基线后资料可获得。安全性评价包括不良事件和临床实验室检测。

（三）研究结果

1. 病人基本信息　从 2009 年 10 月 24 日到 11 月 23 日，有 405 例可疑甲型 H1N1 病毒感染病例通过鼻拭子筛查，362 例通过检测纸发现为流感病毒阳性。其中 256 例符合纳入标准的患者被随机分配到本研究中。每组有 5 例，共 10 例没有进行实验室检测，连花组 1 例在入组后服用了其他天然草药，奥司他韦组有 1 例由于不当样本传输，咽拭子检测并没有发现病毒，这 12 例特殊病例立即中止。最后的样本数为 244 例，每组 122 例，进入 ITT 分析，研究中，连花组有 1 例、奥司他韦组有 3 例随访脱落，见图 6-5。

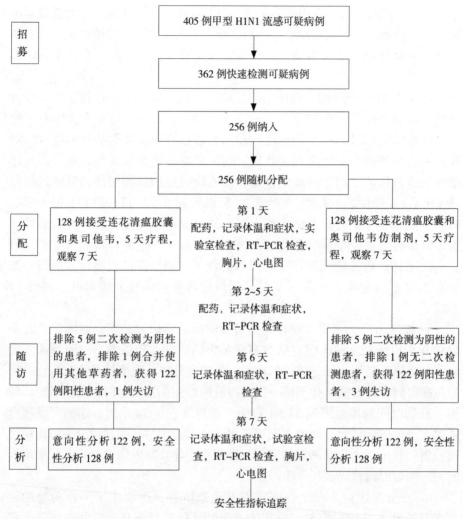

图 6-5　研究流程图

所有病人都被隔离在大学校区、医院或者家里，各自的比例为 54.5%（133/244）、31.1%（76/244）和 14.3%（35/244）。所有病人均有研究者引导进行体温检测，积分测评，并记录症状的严重程度，同时将研究服用药分发给每个受试者。所有测量根据每个病人附带的日志卡都依据标准操作程序进行，并在日志上每天记录一次。如果该病人未住院，研究者将在其规定的隔离地点进行测量，每日一次，收集症状积分和病人的生物样本。两组病人的所有基线信息没有统计学差异，包括疾病时间、初服药前的体温和体查、实验室检查（但不包括淋巴细胞计数）、胸片和心电图。两组基线资料及其分布情况见表 6-23、表 6-24。

表 6-23 基线资料

变量	连花组（n=122）	奥司他韦组（n=122）
性别（男／女）	64/58	63/59
年龄	21.5 ± 5.9	21.4 ± 3.9
职业		
学生	103（84.4）	106（86.9）
其他	19（15.6）	16（13.1）
合并病	4（3.3）	3（2.5）
合并用药	2（1.6）	4（3.3）
体温		
≤ 38℃	54（44.3）	55（45.1）
> 38℃ and ≤ 39℃	57（46.7）	57（46.7）
> 39℃ and ≤ 40℃	11（9.0）	10（8.2）
呼吸	20.2 ± 2.4	20.1 ± 2.0
心律	87.6 ± 11.0	6 86.0 ± 10.9
患病时间	19.6 ± 8.5	19.5 ± 8.2
体重指数	21.2 ± 2.4	21.2 ± 2.7

表 6-24 病人分布情况

分中心	连花组				奥司他韦组			
	纳入病例数	ITT	PP	SS	纳入病例数	ITT	PP	SS
1	26	26	26	26	25	25	23	26
2	22	22	22	22	22	22	21	22
3	20	20	20	20	20	20	20	20
4	12	12	12	12	12	12	12	12
5	20	15	14	20	15	15	15	20
6	4	4	4	4	4	4	4	4
7	6	6	6	6	6	6	6	6
8	18	17	17	18	18	18	18	18

2. 症状缓解时间　两组对所有流感症状缓解时间的 Hodges-Lehmann 中位数估计值为 10 小时，单尾 97.5% 可信区间为（2，∞）（ITT 人群）。

考虑到非劣效边界值被设定为 –24 小时，那么可信区间的低端值明显偏高。在 ITT 人群中针对在研究结束时 18 个未缓解或者是退出的病人进行了敏感性分析。敏感性分析显示：连花组有 168 小时的缺失值，而对照组为 0 小时。对于两组流感症状缓解时间的单尾 97.5% 可信区间上的中位数差异为（–11，∞），低端介值仍然高于非劣效的边缘值（–24 小时）。分析整个临床反应，正如图 6-6 所示，两条 Kaplan-Meier 曲线在入组后的头 12 个小时内完全重叠在一起，之后分开直到观察结束时呈平行状态。图示说明（中位数比较 69 vs.85，$P > 0.05$）连花组的缓解状况较好，虽然没有显著统计学差异。疾病严重程度的缓解，两组之间有显著的统计学差异（$P=0.047$）。连花组曲线下面积为 281.2；奥司他韦组为 318.5，这说明和奥司他韦组对比，连花组明显减轻疾病严重程度和缩短患病时间。为了减少任何止痛药和退热药的潜在作用，患病过程中服用这些药物的患者将被排除，其中连花组有 15 个，奥司他韦组有 19 个。疾病持续时间的中位数在两组之间的对比也没有统计学差异（连花组 68 小时而对照组 83 小时，$P > 0.05$）。但是对数秩和检验显示连花组较之对照组在缩短平均患病时间方面有显著作用：连花组为（73 ± 37）小时，而奥司他韦组（86 ± 35）小时，$P=0.0354$。

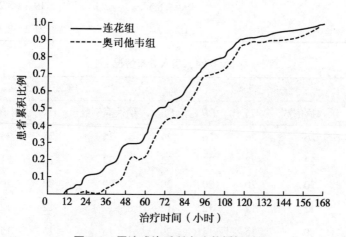

图 6-6　甲流感染后所有症状缓解时间

3. 病毒转阴时间　连花组的平均病毒转阴时间为（108 ± 36）小时，对照组为（101 ± 34）小时，对数秩和检验显示两组之间没有统计学差异（$P=0.1546$）。正如图 6-7 所示，发病 72 小时后到观察结束之间，两条 Kaplan-Meier 曲线完全重叠。这充分说明了发病后 3 天，两组之间的病毒转阴时间并无差异。

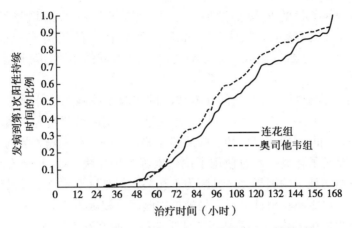

图 6-7　发病之初到第一次由荧光定量检测为阳性的时间

4. 退热时间　连花组的平均退热时间是（17±14）小时（n=122），奥司他韦组是（23±17）小时，两组对比有显著性差异，连花组疗效较好（P=0.0059）。为了减少任何止痛药和退烧药的潜在作用，患病过程中那些服用这些药的患者将被排除，其中连花组有 15 个，奥司他韦组有 19 个。连花组在退热的平均时间方面要优于对照组，连花组为（n=107）（15±12）小时，对照组为（n=105）（19±15）小时。根据体温的测量，所有病人又分为两个亚组，即≤ 38℃组和＞ 38℃组。我们发现在≤ 38℃组中，两组的退热平均时间无统计学差异。而在＞ 38℃组中，两组比较有显著性差异，连花组为（n=53）（17±10）小时，对照组为（n=50）（24±15）小时（P=0.0077）。

表 6-25　流感症状消失时间中位数及 95% 可信区间

症状	连花组		奥司他韦组	
	病例数	时间	病例数	时间
鼻塞	66	47.0（38.0，62.0）	62	43.0（38.0，57.0）
流鼻涕	71	27.0（22.0，38.0）	71	38.0（35.0，43.0）
咳嗽	106	62.0（47.0，66.0）	104	73.0（67.0，86.0）[*]
喉咙痛	98	43.5（39.0，47.0）	97	60.0（47.0，64.0）[*]
肌肉痛	56	20.5（18.0，31.0）	60	36.50（20.0，43.0）
疲乏感	68	20.5（17.0，23.0）	71	37.0（24.0，42.0）[*]
头痛	77	22.0（20.0，25.0）	76	34.50（21.0，39.0）
发冷	57	19.0（14.0，21.0）	53	18.0（16.0，21.0）
汗出	29	19.0（15.0，26.0）	30	21.0（18.0，38.0）

注：*P＜0.05。咳嗽、喉咙痛、疲乏感与其他症状比较，症状消失时间有显著性差异。

5. 流感症状的平均持续时间　患者流感症状的平均持续时间见表 6-25。在诸如咳嗽、喉咙痛、疲乏感等症状上的缓解有显著性差异（$P < 0.05$），以上数据显示，连花组在减少以上症状的持续时间上明显优于对照组。

6. 安全性分析　两组之间在基线时的实验室检测无统计学差异。总共有 11 例非严重不良事件发生，其中连花组为 4 例，对照组有 7 例。这些不良事件经过判断，很有可能和试验用药无关。有一个在家隔离的病人，在第 7 天时发展成了肺炎，及时使用了抗生素等支持疗法，在第 18 天时得到缓解。有关奥司他韦的因果关系判断为不相关，但是这个不良事件被评为严重不良事件。严重不良事件的报告是根据中国医疗权威机构的相关规定来进行的。两组之间的发生率并无显著统计学差异。所有发生了不良事件的病例，并未因此而停止试验用药。本研究中并未见和连花清瘟胶囊相关的不良事件评价结果，然后却有 4 例不良事件的发生被判断和奥司他韦相关，如恶心、呕吐等。

连花清瘟胶囊自 2004 年就被用来治疗季节性流感，但是作为一种替代疗法用来治疗甲流仍然缺乏大规模的随机对照试验对其进行疗效和安全性评价。本研究中纳入的研究人群，最为常见的症状依次为：发热（100%），咳嗽（86.1%），喉咙痛（80.7%），头痛（62.7%），流鼻涕（57.8%），疲乏感（57.0%），鼻塞（52.5%），肌肉疼（47.5%），发冷（45.1%），汗出（24.2%）。这些症状的缓解可作为本研究疗效评价的一个方面。本研究排除那些服用解热镇痛退热药的病人后，也没有差异。值得注意的是，基于曲线面积分析，连花组在缓解疾病严重程度上有显著疗效，同时连花组在缓解个体流感症状，诸如发热、咳嗽、喉咙痛、疲乏感上有显著疗效。平均退热时间，连花组为 17 小时，对照组为 23 小时。六小时差异比较发现，接受连花清瘟胶囊的病人较之奥司他韦退热疗效好。进一步的亚组分析显示，体温高于 38℃亚组中显示两组有显著性差异，连花组优于对照组。在没有病人服用镇痛和退烧药的情况下，连花组的疾病持续的平均时间和退烧时间较之奥司他韦组短。

两组药物在安全性评价的比较上无显著性差异。所有病例中，连花组无不良反应发生，但是奥司他韦组有 4 例不良反应发生，表现为恶心和呕吐。

本研究也存在一些不足之处：①由于甲流可以出现严重的并发症甚至导致死亡，因此本研究未设立安慰剂组。②研究计划中排除了高风险人群和具有严重并发症的人群。③观察时间较短，连花组有 6 个病人、奥司他韦组有 12 个病人在第 7 天的时候症状并未得到治愈，因此他们的最终结局并未纳入分析。④介于使用实时荧光定量测量技术的局限性，病毒脱落时间和病毒清除率以定性形式进行测量，对于病毒清除过程中的动态变化并未明晰。

总之，随机双盲对照试验结果显示连花清瘟胶囊对于减轻发热、咳嗽、喉咙痛、疲乏感有显著作用。至于缩短疾病持续时间和病毒脱落时间，连花清瘟胶囊和奥司他韦有同样的治疗作用。

第三节 中医药治疗甲型（包括 H1N1）流感的观察性研究

一、中医药方案（第三版）治疗甲型流感多中心队列研究

（一）概述

为了评价中医药治疗甲型（包括 H1N1）流感的有效性和安全性，为中医药防控流感提供循证医学证据，从 2009 年 12 月—2010 年 4 月甲流流行期间，国家中医药管理局 2009 行业专项甲流承担单位广东省中医院共完成 5967 例临床多中心队列研究。全国共计 22 个省市自治区的 45 个医疗机构作为分中心参加本项课题研究，研究结果初步显示，中医药治疗甲型流感有效安全，中医药可以作为流感的有效治疗方式之一。

（二）研究方法

采用多中心队列研究的方法，研究对象为各研究中心在研究期限内所收治的连续的甲型流感轻症病例。

1. 纳入标准 凡符合 WHO 及中国卫生部诊断标准临床诊断为流感疑似病例、临床诊断病例或病原学确诊的甲流，且排除重症及危重病例者，均纳入研究观察（经知情后不愿参加随机对照试验但同意参加队列研究的患者纳入队列观察）。

2. 样本量估算 各组别进行比较，假设各组之间进行 20 次两两比较，α 将调整为 0.05/20=0.0025，根据 WHO 指南资料中的参考数据估算则每组需约 810 例，总共约 5700 例。整个队列研究的总样本量不少于 6800 例。纳入 6800 例患者进行观察满足设计要求。

3. 自然形成不同队列 分组将根据各临床研究中心诊治常规（WHO 指南或中国国家卫生部推荐的治疗方案）治疗，自然形成不同的队列，对临床资料收集整理后，根据实际接受的治疗情况形成中药治疗、对症治疗、抗病毒治疗及其相互组合的队列。

中药治疗的定义：服用中药汤剂或中成药 3 剂（3 次）以上属于中药治疗。

对症治疗的定义：采用方案中的常规对症治疗方法（退热、止咳、化痰

等）进行治疗 1 次以上。

抗病毒治疗的定义：采用指定的抗病毒药物（如奥司他韦），按常规用量治疗 3 天以上者。

4. 治疗方案　参照卫生部《甲型 H1N1 流感诊疗方案（2009 年试行版第三版）》（见附录）及中医部分方案。各中心具体治疗情况，详细记录于 CRF 表中。

（1）西医对症治疗：对体温 ≥ 38.5℃病例可以采用物理降温或药物降温，药物降温选择对乙酰氨基酚或布洛芬口服治疗。咳嗽可选用复方甘草片或咳必清（无痰），咯痰可选用必嗽平或沐舒坦。

（2）抗病毒治疗：对于甲型流感患者，尤其是高危患者，可在患者发病 48 小时内使用抗病毒治疗。应用奥司他韦或扎那米韦，按照卫生部第三版治疗方案执行，口服 5 天。儿童患者根据公斤体重予以儿童剂量服用。

（3）中医辨证治疗：参照卫生部办公厅发布的《甲型 H1N1 流感诊疗方案（2009 年试行版第三版）》中医辨证治疗方案及其补充方案。

1）风热犯卫

主症：发病初期，发热或未发热，咽红不适，轻咳少痰，无汗。

舌脉：舌质红，苔薄或薄腻，脉浮数。

治法：疏风清热。

基本方药：银花 15g　连翘 15g　桑叶 10g　杭菊花 10g　桔梗 10g　牛蒡子 15g　竹叶 6g　芦根 30g　薄荷（后下）3g　生甘草 3g

煎服法：水煎服，每剂水煎 400ml，每次口服 200ml，1 日 2 次；必要时可日服 2 剂，每 6 小时口服 1 次，每次 200ml。

加减：苔厚腻加广藿香 10g（后下）、佩兰 10g；咳嗽重加杏仁 10g、枇杷叶 10g；腹泻加川黄连 10g、广木香 10g；咽痛重加锦灯笼或千层纸 10g。

常用中成药：疏风清热类中成药如抗病毒口服液、疏风解毒胶囊、香菊胶囊、银翘解毒类、桑菊感冒类、双黄连类口服制剂；化湿类中成药如藿香正气、葛根芩连类制剂等。

2）热毒袭肺

主症：高热，咳嗽，痰黏咯痰不爽，口渴喜饮，咽痛，目赤。

舌脉：舌质红，苔黄或腻，脉滑数。

治法：清肺解毒。

基本方药：炙麻黄 3g　杏仁 10g　生甘草 10g　生石膏（先煎）30g　知母 10g　浙贝母 10g　桔梗 15g　黄芩 15g　柴胡 15g

煎服法：水煎服，每剂水煎 400ml，每次口服 200ml，1 日 2 次；必要时可日服 2 剂，每 6 小时口服 1 次，每次 200ml。

加减：便秘加生大黄^{（后下）}10g；持续高热加青蒿 10g^{（后下）}、丹皮 10g。

常用中成药：清肺解毒类中成药如连花清瘟胶囊、清开灵制剂、银黄类制剂、莲花清热类制剂等。

3）风寒束表（若辨证为本型，推荐使用以下方案）

主症：恶寒甚于发热，无汗。头痛身痛，鼻塞流清涕。

舌脉：舌淡或淡胖苔薄白，脉浮紧。

治法：辛温解表。

基本方药：荆芥 15g　防风 15g　羌活 10g　独活 10g　川芎 10g　柴胡 10g　前胡 10g　桔梗 10g　枳壳 10g　茯苓 15g　甘草 15g

煎服法：水煎服，每剂水煎 400ml，每次口服 200ml，1 日 2 次；必要时可日服 2 剂，每 6 小时口服 1 次，每次 200ml。

无汗恶寒重者加麻黄 5 克；咳嗽者加炙麻黄 10g、北杏仁 10g；头痛者加川芎 10g、藁本 15g。

中成药：可选用正柴胡饮、散寒解热口服液等。

患者若复诊时仍有咳嗽或出现咳嗽，可应用以下治疗方案：

基本方药（止嗽散加减）：白前 15g　百部 15g　紫菀 15g　荆芥 10g　杏仁 15g　陈皮 15g　炙甘草 10g　桔梗 15g　款冬花 15g　射干 10g　牛蒡子 10g　蝉蜕 5g

加减法：痰多者加法半夏 20g、苏子 10g、瓜蒌 15g；口干痰少者加沙参 20g、知母 10g、麦冬 30g。

（4）儿童甲型 H1N1 流感治疗：儿童用药注意事项：上述饮片的用量均为成人量，儿童用药宜在中医师指导下酌减。

参考方案：

1）风热犯卫

基本方药：金银花 10g　连翘 10g　桑叶 6g　杭菊花 8g　桔梗 6g　牛蒡子 5g　竹叶 6g　芦根 10g　薄荷^{（后下）}3g　生甘草 3g

煎服法：水煎服，每剂水煎 150~200ml，分 2 次服用；必要时可日服 2 剂。

加减：苔厚腻加广藿香 6g^{（后下）}、佩兰 10g；咳嗽重加杏仁 10g、枇杷叶 10g；腹泻加川黄连 5g（G-6-PD 缺乏者禁用）、广木香 6g^{（后下）}；咽痛重加射干 8g 或千层纸 6g。

常用中成药：疏风清热类中成药如克感利咽口服液；清热化湿类中成药如健儿清解液。

2）热毒袭肺

基本方药：炙麻黄 3g　杏仁 8g　生甘草 5g　生石膏^{（先煎）}20g　知母

8g 浙贝母 10g 桔梗 10g 黄芩 6g 柴胡 5g

煎服法：水煎服，每剂水煎 150~200ml，分 2 次服用；必要时可日服 2 剂。

加减：便秘加生大黄 6g；持续高热加羚羊角骨 10g$^{（先煎）}$、丹皮 10g。

常用中成药：清肺解毒类中成药如清开灵制剂、银黄类制剂等；清肺热中成药可用肺力咳合剂。

3）风寒束表

基本方药：荆芥 6g 防风 5g 羌活 8g 独活 10g 川芎 5g 柴胡 5g 前胡 10g 桔梗 10g 枳壳 5g 茯苓 10g 甘草 3g

煎服法：水煎服，每剂水煎 150~200ml，分 2 次服用；必要时可日服 2 剂。

无汗恶寒重者加麻黄 3g；咳嗽者加炙麻黄 5g、北杏仁 10g；头痛者加川芎 5g、藁本 8g。

中成药：可选用正柴胡饮、藿香正气类制剂等。

5. 观察指标

（1）基线资料

1）人口学指标：年龄、性别、民族、国籍、身高、体重、职业、居住地等。

2）接种史：接种流感疫苗、接种甲型流感疫苗。

3）既往史：妊娠、肥胖、慢性呼吸系统疾病、心血管系统疾病（高血压除外）、肾病、肝病、血液系统疾病、神经系统及神经肌肉疾病、代谢及内分泌系统疾病、免疫功能抑制（包括应用免疫抑制剂或 HIV 感染等致免疫功能低下）、19 岁以下长期服用阿司匹林者等。

4）接触史：病例接触史、疫区居住或旅游史。

5）流感发病后诊疗情况：发病时间、发病时体温、发热时间、首次就诊时间、首诊医疗机构、发病后治疗方案。

6）症状：鼻塞、咽痛、咳嗽等相关症状。

7）体征：体温、血压、呼吸、脉搏、眼结膜、咽、扁桃体及肺部体征。

8）辅助检查：建议检查包括血、尿常规、肝功能（AST、ALT、TBIL、DBIL）、肾功能（Cr、BUN）、电解质（K^+、Na^+、Cl^-）、心电图、血糖、CRP、血沉、胸片、T 细胞亚群等项目。

9）病原学检测：采集咽拭子或鼻拭子放入病毒采集液中，采用 PCR 或其他方法检测，或病毒培养。

有条件的医院，在患者同意的情况下，可进行 8）、9）项的检查。

（2）临床观察指标及时点

1）体温：患者每天测体温 3 次（具体时间分别为上午 6：00—9：00，下午 12：00—15：00，晚上 18：00—21：00）。测量体温为腋温，水银体温计测量时间为 5 分钟。

2）症状：各种症状，留观患者每日记录 1 次，门诊患者根据随访填写病例报告表。

3）体征：有条件的进行血压、呼吸频率、脉搏、咽、扁桃体及肺部体征检查。留观患者每日观测 1 次，门诊患者复诊或登门复诊时检查。

4）病原学检测：尽可能做一次确诊检查，有条件的医院，门诊轻症患者在 3 日后复诊时留取标本进行检测。

5）合并症：记录研究期间患者出现和报告的所有合并症。

6）诊疗情况：记录研究期间患者的所有用药、疗法等治疗情况。

6. 访视方式

（1）根据中医药治疗甲型 H1N1 流感临床研究病例报告表（CRF）、操作规范（SOP）等，访视采取以下几种形式：

1）电话随访：由门诊专门人员在每天定时进行电话随访，填写病例报告表。随访第 3 天，预约患者来复诊。

2）门诊访视：嘱患者定期至本院指定门诊进行复诊。

3）上门访视：对不能前来复诊或电话随访失败的患者，由专门指定的医生进行上门访视，填写病例报告表。

访视内容包括患者体温、症状改善情况、有无新症状出现、用药情况、服药后有无不适等。

（2）访视终止的标准：如果轻症患者出现以下事件中的任一项，则访视终止：

1）治愈标准：体温正常 3 天，其他流感样症状基本消失，临床情况稳定。

2）转成重症：具备以下情况之一者：①持续高热＞ 3 天；②剧烈咳嗽，咳浓痰、血痰，或胸痛；③呼吸频率快，呼吸困难，口唇发绀；④神志改变：反应迟钝、嗜睡、躁动、惊厥等；⑤严重呕吐、腹泻，出现脱水表现；⑥影像学检查有肺炎征象；⑦肌酸激酶（CK）、肌酸激酶同工酶（CK-MB）等心肌酶水平迅速增高；⑧原有基础疾病明显加重。

3）死亡：包括由于甲型 H1N1 流感导致的死亡及其他原因导致的死亡。

7. 疗效评价指标

（1）主要结局指标

1）症状缓解时间：咳嗽、咽痛症状、扁桃体咽部红肿等主要症状减轻或消失，且持续 24 小时及以上。

2）并发症发生率：由于流感所导致的各类并发症数占总流感病人数的比例。

（2）次要结局指标

1）退热时间：退热定义为在不用退热药时，体温小于 37.4℃，且持续 24 小时及以上。

2）重症发生率：定义为从轻症转为重症的患者比率。

3）甲型流感病毒检测转阴：阴转率和阴转时间。

4）直接医疗费用：患者在随访期内治疗流感及其相关疾病所产生的费用，主要包括治疗总费用。

8. 安全性评价　详细观察和报告各类药物过敏反应（包括皮疹）、胃肠道反应（包括恶心、呕吐、腹泻）、精神系统障碍（失眠、头痛、头晕）以及实验室检查异常变化诸如血常规变化（白细胞、血色素、血小板）、肝功能损害（转氨酶、胆红素升高者作记录）、肾功能损害（肌酐、BUN 升高者作记录）、心电图异常改变等。

严重不良事件及时向研究场所负责人、课题组负责人及联系人报告。

所有不良事件均作出与研究药物关联性的评价。

（三）研究结果

2009 年 12 月 19 日，研究方案通过伦理委员会审查，并在中国临床试验注册中心完成注册（注册号 ChiCTR-TCH-10000780）。

1. 总体情况　研究期间共有 45 个临床分中心 5967 例受试者进入研究，按不同治疗方案分成中药治疗、对症治疗、中药加对症治疗 3 个队列，其中有 11 例患者未服用药物，脱落 241 例。

2. 主要结果

（1）中医药治疗能有效缩短患者甲型流感发热等症状的缓解时间：在本研究中，中医药在治疗甲型流感中取得了较好的临床疗效，平均症状缓解时间为 4.2 天，见表 6-26，平均发热缓解时间为 33.7 小时，见表 6-27，与国内外研究中达菲的疗效相当。并在临床观察性研究中，组间的症状缓解时间及平均发热缓解时间有显著性差异，且显示中药治疗疗效要好于对症治疗组。

表 6-26　观察性研究中主要症状缓解时间（天）

组别	均数	标准误	95% 可信区间	
			上限	下限
中药组	4.196	0.050	4.098	4.293
对症组	4.342	0.082	4.180	4.504
中药 + 对症组	4.480	0.042	4.397	4.563

注：将脉搏、收缩压、咽部充血、扁桃体肿大、鼻塞、咽喉肿痛、咳嗽、口渴、怕冷、白细胞、淋巴细胞、中性粒细胞等 12 个变量作为二分变量选入协变量，进行协方差分析，$F=9.281$，$P=0.000$。

表6-27 观察性研究中发热缓解时间（小时）

组别	均数	标准误	95% 可信区间	
			上限	下限
中药组	33.739	0.817	32.137	35.341
对症组	41.094	1.317	38.511	43.678
中药 + 对症组	35.826	0.684	34.484	37.167

注：将脉搏、收缩压、咽部充血、扁桃体肿大、鼻塞、咽喉肿痛、咳嗽、口渴、怕冷、白细胞、淋巴细胞、中性粒细胞等12个变量作为二分变量选入协变量，进行协方差分析，$F=11.265$，$P=0.000$。

（2）中医药治疗甲型流感总体费用较低：本研究中，在治疗总费用方面，临床观察性研究中，中药组要比其他两组药费降低 40 元左右。结果提示，中药治疗甲型流感轻症疗效较好且治疗费用低廉，见表 6-28。

表6-28 观察性研究中各组治疗总费用比较

组别	例数	$\bar{x} \pm s$	中位数	四分位间距	95% CI	
					下限	上限
中药组	582	71.92 ± 76.40	54.37	49.30	65.70	78.14
对症组	225	113.80 ± 154.34	36.90	128.90	93.53	134.08
中药 + 对症组	811	132.58 ± 119.26	98.39	108.36	124.36	140.80

注：$\chi^2=199.905$　$P=0.000$。

（3）中医药治疗甲型流感未发现明显不良反应：本研究未观察到中医药在甲型流感轻症的患者治疗过程中出现明显的不良反应。少数的可疑不良反应主要表现是胃肠道症状，未报告发现严重不良事件。

本研究通过 45 个临床研究分中心的 5967 队列研究显示，中医药治疗能有效缩短患者甲型流感发热等症状的缓解时间，证实了中医药在缓解流感症状方面的良好作用。同时，本研究显示，中药治疗费用低于西药且无明显不良反应，对于我国这样一个人口大国进行传染病的防控，选择疗效肯定且费用低廉的药物不仅可以降低医疗卫生开支，还可提高民众治疗的可及性。

二、喜炎平注射液治疗甲型 H1N1 流感轻症的多中心队列研究

（一）概述

喜炎平注射液是穿心莲内酯磺化物制成的中药注射剂，功能主治为清热解毒、止咳止痢。与其他中药注射剂不同的是，喜炎平注射液成分较为明确，为穿心莲内酯磺化物。

穿心莲内酯是爵床科植物穿心莲 [*Andrographis paniculata*（Burm.f.）Nees] 的主要成分。目前穿心莲内酯制成的注射剂除喜炎平注射液（穿心莲内酯磺化物）外，还有炎琥宁注射液（脱水穿心莲内酯琥珀酸半酯钾钠盐）、莲必治注射液（亚硫酸氢钠穿心莲内酯）、穿琥宁注射液（脱水穿心莲内酯琥珀酸半酯单钾盐）等。喜炎平注射液的制备工艺与其他穿心莲内酯制剂不同，是由穿心莲内酯晶体经磺化反应而制成，制剂辅料仅为注射用水。有研究者将以上等 13 种穿心莲注射液进行解热抗炎及毒性的比较研究，研究结论认为：喜炎平注射液和穿琥宁注射液的解热抗炎药理作用最强，但喜炎平注射液的毒性远较后者小得多，因而治疗指数最高。另外与莲必治注射液不同的是，喜炎平注射液是不含亚硫酸盐的穿心莲内酯，因而也大大减少了肾毒性。同样有研究显示：天然产物经磺化后得到的磺化物，在其水溶性显著增大的同时，生物学活性及安全性也明显提高。

喜炎平注射液的抗病毒作用目前认为可能与抑制病毒 DNA 复制有关，通过占据病毒复制 DNA 与蛋白质结合位点，阻止蛋白质对 DNA 片段的包裹，从而使病毒不能正常复制，达到抑制和杀灭病毒的作用。

喜炎平注射液的药理作用除抗病毒外，还具有抗炎和调节免疫的作用。已有部分体外研究证明，喜炎平注射液在 $3\sim200\,\mu g/mL$ 的浓度范围内能明显抑制脂多糖（LPS）诱导的巨噬细胞释放炎性因子，如 TNF-a、NO、IL-6，并呈现良好的剂量依赖关系。这种作用机制有助于减轻因炎症因子所致的感染中毒症状，如发热等，同时减少炎症因子对机体免疫系统的进一步损害。因此，喜炎平注射液被临床上广泛用于多种病毒感染性疾病的治疗，如急性上呼吸道感染、流感、手足口病、儿童秋季腹泻、发热伴血小板减少综合征等。部分医院用于病毒性心肌炎、带状疱疹、癌性发热等。

甲流病毒为一种新型流感病毒，具有传染性强、流行速度快的特点。在该病流行期间，喜炎平注射液被用于甲流的治疗，收到了较好的疗效。为进一步验证喜炎平注射液在甲流治疗中的临床疗效和安全性，本项研究选择了在 2009 年疫情集中暴发阶段，河北省石家庄市第五医院、沧州市传染病医院和山西省临汾市传染病医院所收治的病源学诊断为甲流的患者作为研究对象，以观察喜炎平注射液治疗甲流的临床疗效及其安全性。

（二）研究方法

本研究采用多中心队列研究的方法。

1. 研究人群　选择了在甲流疫情集中暴发阶段的三家传染病医院（河北省石家庄市第五医院、沧州市传染病医院和山西省临汾市传染病医院）所收治的甲流患者，研究对象入选标准包括：经 RT-PCR 病毒核酸检测为甲流阳性；年龄 1 岁 ~75 岁；体温（腋温）≥ 37.4℃，伴有咽痛、咳嗽症状。排除标准包括：已经接种甲流疫苗者；合并心、脑血管、肝、肾、造血系统等严重原发性疾病，精神病患者。

2. 研究分组　根据治疗用药的不同组合，分为以下三组：①喜炎平组：静脉给予喜炎平注射液（江西青峰药业有限公司提供）。用法用量根据 SFDA 批准的药品说明书，小儿用量根据体表面积计算公式计算；②喜炎平 + 达菲组：静脉给予喜炎平注射液（江西青峰药业有限公司提供），同时口服磷酸奥司他韦胶囊 75 毫克 / 次，2 次 / 日（上海罗氏制药有限公司，规格 75 毫克 / 粒）；③达菲组：口服磷酸奥司他韦胶囊 75 毫克 / 次，2 次 / 日（上海罗氏制药有限公司，规格 75 毫克 / 粒）。基础治疗包括：休息、饮水、口服维生素 B 以及酌情予以补充 5% 葡萄糖盐水。体温持续 39℃ 以上者，可以使用解热镇痛药等，但需详细记录用法用量。

3. 研究终点　发热、咳嗽及咽痛三项流感样症状得到完全缓解的时间。完全缓解时间定义如下：症状消失，且保持 24 小时或以上。其中发热完全缓解时间（退热时间）定义为：在未用其他退热措施下，全天腋温 < 37.5℃，且保持 24 小时或以上。

（三）研究结果

1. 基线比较　研究共纳入 163 例患者，其中喜炎平组 33 例、喜炎平 + 达菲组 109 例、单用达菲组 21 例。三组在基线年龄、性别、病程、体温、伴随疾病、实验室检查和病情轻重程度方面组间比较均无统计学差异，具有可比性（$P > 0.05$），见表 6-29~ 表 6-34。

表 6-29　年龄基线比较

年龄（岁）	喜炎平组 $n=33$	喜炎平 + 达菲组 $n=109$	达菲组 $n=21$	P
均值 ± 标准差	19.88 ± 11.67	20.36 ± 15.15	26.95 ± 17.90	
中位数	20	16	24	0.1594
最小值 ~ 最大值	3~51	2~80	1~73	

表 6-30　性别基线比较

性别	喜炎平组 $n=33$	喜炎平 + 达菲组 $n=109$	达菲组 $n=21$	P
男（n，%）	20，60.61	69，63.30	11，52.38	
女（n，%）	13，39.39	40，36.70	10，47.62	0.6391

表 6-31　病程基线比较

病程（天）	喜炎平组 *n*=33	喜炎平＋达菲组 *n*=109	达菲组 *n*=21	*P*
均值 ± 标准差	3.69 ± 2.46	3.37 ± 2.78	3.57 ± 1.96	
中位数	3	3	3	0.8229
最小值 ~ 最大值	1~10	0.5~19	0.5~7	

表 6-32　入院时体温基线比较

入院时体温(℃)	喜炎平组 *n*=33	喜炎平＋达菲组 *n*=109	达菲组 *n*=21	*P*
均值 ± 标准差	37.7 ± 1.1	37.8 ± 1.1	37.3 ± 0.9	
中位数	37.5	37.7	37.2	0.1241
最小值 ~ 最大值	36.0~40.0	35.2~40.1	35.6~39.4	

表 6-33　病情严重程度基线比较

病情轻重	喜炎平组 *n*=33	喜炎平＋达菲组 *n*=109	达菲组 *n*=21	*P*
轻（*n*，%）	26，78.79	65，59.63	12，57.14	0.1122
重（*n*，%）	7，21.21	44，40.37	9，42.86	

表 6-34　血白细胞计数基线比较

血白细胞计数	喜炎平组 *n*=33	喜炎平＋达菲组 *n*=109	达菲组 *n*=21	*P*
均值 ± 标准差	5.53 ± 1.99	6.39 ± 2.81	6.17 ± 3.43	
中位数	5.2	5.9	5.1	0.3080
最小值 ~ 最大值	2.10~11.67	2.10~20.32	1.9~14.8	

2. 疗效分析

（1）发热完全缓解时间：喜炎平组为 1.88 天，喜炎平＋达菲组为 1.66 天，达菲组 2.73 天，差异具有统计学意义（*P* < 0.05）。

（2）咽痛完全缓解时间：与单用达菲组（4.65 天）比较，喜炎平组（2.85 天）和喜炎平＋达菲组（2.88 天）有显著性差异，*P* 均 < 0.05。

（3）咳嗽完全缓解时间：三组差异无统计学意义（*P* > 0.05），见表 6-35~表 6-37。

表 6-35　发热完全缓解时间比较

发热完全缓解时间（天）	喜炎平组 n=33	喜炎平＋达菲组 n=109	达菲组 n=21	P
均值 ± 标准差	1.88 ± 1.0	1.66 ± 0.9	2.73 ± 0.6	
中位数	2.0	2.0	3.0	0.0013
最小值 ~ 最大值	1.0~5.0	1.0~8.0	2.0~4.0	

表 6-36　咽痛完全缓解时间比较

咽痛完全缓解时间（天）	喜炎平组 n=33	喜炎平＋达菲组 n=109	达菲组 n=21	P
均值 ± 标准差	2.85 ± 1.6	2.88 ± 1.5	4.65 ± 2.6	
中位数	3.0	3.0	3.0	0.0007
最小值 ~ 最大值	1.0~9.0	1.0~10.0	2.0~8.0	

表 6-37　咳嗽完全缓解时间比较

咳嗽完全缓解时间（天）	喜炎平组 n=33	喜炎平＋达菲组 n=109	达菲组 n=21	P
均值 ± 标准差	4.42 ± 2.8	4.88 ± 2.7	5.08 ± 2.8	
中位数	4.0	4.4	4.4	0.6384
最小值 ~ 最大值	1.0~17.0	1.0~19.0	1.0~12.0	

3. 安全性分析　三组患者治疗前后实验室检查和每组治疗前后实验室检查的数据均差异无显著性。试验过程中共发生 7 例不良事件，喜炎平组 1 例，喜炎平合并达菲组 2 例，达菲组 4 例。其中 4 例表现为心电图异常改变，经医师判断为与研究药物可能无关。两组不良事件发生率比较无统计学意义（$P > 0.05$）。

喜炎平组无症状性不良事件，喜炎平合并达菲组和达菲组分别有 1 例和 2 例症状性不良事件，均为消化道不良反应，包括恶心、胃痛、上腹部不适，与药物的关系判定均为可能有关，两组差异无统计学意义（$P > 0.05$）。

4. 结果分析　研究结果表明，喜炎平注射液和达菲治疗甲流均有较好的疗效和安全性。与单用达菲组比较，单用喜炎平和喜炎平联合达菲治疗组在发热完全缓解时间、咽痛完全缓解时间上具有统计学差异，说明喜炎平注射液在流感症状缓解方面的作用优于达菲。

喜炎平注射液体外抗流感病毒药效学研究表明，喜炎平注射液对甲型流感病毒（H1N1、H3N2）以及乙型流感病毒有着良好的抑制作用，其最佳有效浓度范围分别在 0.0489~1.5625mg/ml、0.0978~1.5625mg/ml、0.0489~1.5625mg/ml，药物的半数有效量（IC_{50}）分别为 0.1212mg/ml、0.2375mg/ml、0.3301mg/ml，治疗指数（TI）分别为 16.92、8.63、6.21（TI 值大于 1 为有效，指数越大，安全范围越大）。以上基础研究与本项临床结果相互证实，说明喜炎平注射液对甲流有效。

在本研究中，喜炎平注射液的退热及镇痛作用可能与其抗炎机制有关。喜炎平注射液能够明显抑制内毒素脂多糖（LPS）诱导的巨噬细胞释放炎性因子。通过抑制这些内生性致热原（EP）的释放，使得体温"调定点"回落到正常水平，最终达到解热镇痛的作用。有关于 13 种穿心莲注射液的药理作用比较研究显示，各药均在给药后 1 小时开始出现明显的解热作用，但在给药后的第 4 小时，喜炎平注射液仍维持较强的解热作用，优于其他穿心莲注射液。在本研究中，喜炎平组及联合达菲用药组，平均发热完全缓解时间在 2 天以内，咽痛完全缓解时间在 3 天以内，明显优于单用达菲组。提示喜炎平注射液在抗病毒作用外，还有着解热镇痛作用，能够控制流感样症状。

另外，本研究显示，喜炎平注射液和达菲均有较好的耐受性，单用达菲组和达菲联合喜炎平组出现消化道药物不良反应分别为 2 例和 1 例，而单用喜炎平组未发现症状性不良事件。喜炎平注射液的安全性良好与其工艺有关。中药注射剂最常见的不良反应为变态反应，大多数中药成分不溶于水，为解决注射剂中的水溶性问题，其工艺中常加入助溶剂，如聚山梨酯 80，这是目前认为中药注射剂中的重要致敏原之一，而喜炎平注射液的特殊磺化工艺，并未添加任何助溶剂，从而增加其安全性。研究中观察到达菲的不良事件主要为消化道症状，这与文献记载一致。文献中达菲的常见副作用有局部鼻腔反应、腹泻、恶心、头痛、支气管炎、咳嗽等。

第四节　中医药治疗甲型 H1N1 流感的回顾性分析

一、概述

在甲流的治疗和预防工作中，我国由西医专家和中医专家合作制定的甲流诊疗方案为甲流的治疗和预防提供了强有力的保障。我国政府共出台了三版甲型 H1N1 流感诊疗方案。根据第三版推荐，抗甲流首选药物除西药奥司他韦和乐感清外还包括 3 种中药处方。很多研究显示，中药在缩短甲流发热时间、缓解主要症状方面都有明确的作用，但对于甲流病毒转阴时间的影响则研究甚少。而甲流作为一种病毒传播性疾病，病原体的感染与清除对于疾病诊断与判断预后具有重要作用。因此，在进行中成药对甲流整体治疗作用研究的同时，本项研究主要进行了中成药单独使用及与奥司他韦联合应用对甲流转阴时间的影响的研究，全面评价中药在甲流治疗中的作用。

二、研究方法

通过回顾性研究方法，对 2009 年 5 月至 7 月甲流暴发过程中北京地坛医院等收治的 963 例确诊病例进行研究，分析中成药单独使用及与奥司他韦联合应用对甲流转阴时间的影响，以期获得相关信息用于指导未来的治疗方案。

三、研究结果

本研究共纳入自 2009 年 5 月至 7 月北京地坛医院等收治的甲流患者 963 例，均由中国疾病控制和预防中心通过实时 RT-PCR 技术确诊。

（一）病毒检测

按照美国疾病控制和预防中心的协议和世卫组织的建议，2009H1N1 病毒要通过实时 RT-PCR 鉴定。对确诊的甲流患者，每天采集咽拭子进行实时 RT-PCR 分析。该实验技术由中国疾病控制和预防中心提供支持。

（二）治疗方法

在 2009 年 5 月 9 日公布的《甲型 H1N1 流感诊疗方案》中，分别采用了美国疾病控制和预防中心及国家中医药管理局的相关标准。例如，当患者无低热的情况下，单独使用奥司他韦或中成药作为主要治疗手段；若出现高热，则奥司他韦和中成药联合使用作为主要治疗手段。在剂量方面，奥司他韦，口服，1 日 2 次，每次 75 毫克；双黄连口服液，口服 1 日 3 次，每次 20ml；连花清瘟胶囊，口服，1 日 4 次，每次 4 粒；疏风解毒胶囊，口服，1 日 3 次，每次 4 粒。这些中成药的生产商都通过了中国官方 GMP 认证和 FDA 的许可。

本研究纳入的病例中，598 例患者服用了上诉三种中成药，其中，416 例患者同时服用两种中成药，182 例患者只服用一种；另外还有 390 例患者同时服用奥司他韦和中成药。根据中医相似药理活性，我们将使用中成药的患者都归类为中医治疗，没有对使用不同中成药的病例进行辨证分层。

（三）疗效评价

将甲型 H1N1 病毒转阴时间（duration of viral shedding）作为疗效评价指标。病毒转阴时间定义为：从症状开始到通过 RT-PCR 测试咽拭子结果为阴性的这段时间。

（四）研究结果

1. 患者体征　研究显示，不同治疗组间的体温因素存在统计学差异，因此，本研究将体温作为混杂因素纳入统计分析，见表 6-38。

表 6-38　不同治疗方法下患者的体征比较表

体征	奥司他韦	中草药	奥司他韦 + 中草药
病例数	172	208	256
男性（%）	97（56.4）	113（54.33）	150（58.59）
年龄：$\bar{x} \pm SD$	23.08 ± 14.56	20.25 ± 11.79	22.96 ± 13.36
按年龄分组（%）			
< 5 岁	4（2.33）	1（0.48）	6（2.34）
5~14 岁	52（30.23）	76（36.54）	63（24.61）
15~30 岁	77（44.77）	100（48.08）	137（53.52）
31~50 岁	29（16.86）	25（12.02	35（13.67）
51~65 岁	8（4.65）	5（2.40）	14（5.47）
> 65 岁	2（0.16）	1（0.48）	1（0.39
按体温分组（%） *			
< 37.3℃	65（38.69）	121（58.17）	6 5（26.32）
37.3~38.0℃	45（26.79）	50（24.04）	87（35.22）
≥ 38.1℃	58（34.52）	37（17.79）	95（38.46）
发热持续时间	1.94 ± 1.04	1.82 ± 1.09	1.76 ± 0.85

注：$*P < 0.001$

同样，对患者在不同治疗方法下各种症状和体征出现的频率统计研究显示，在不同治疗方案中，不同症状出现频率是不同的，如：咽喉痛出现后两天内服用奥司他韦和中成药的患者要比两天后再用药的发病率高；肌痛出现后两天内服用奥司他韦的患者要比不用药的表现出更低的频率；而鼻塞统计显示不用药的患者要比症状开始两天内用奥司他韦的表现出更低的频率；不用药的情况下，不容易出现浮肿，见表 6-39。因此，本研究也将这些症状和体征都作为分析因素。

2. 不同治疗方案对甲流病毒转阴时间的影响　研究显示，某些症状和体征在不同诊疗方法中出现的频率是不同的，见表 6-26。为了分析不同诊疗方法所引起的症状出现频率的不同是否会对病毒转阴时间产生影响，本研究结合病人的年龄、性别和临床症状等因素，采用多元逻辑回归分析法来确定病毒转阴时间的影响因素。

患者体温情况是医生选择不同治疗手段的关键因素，研究显示体温不同的患者接受的治疗方案不同。因此，在本次病毒转阴时间的回顾性分析中，我们将体温作为最重要的分层因素。

表 6-39　患者在不同治疗方法下各种症状和体征出现的频率对照表（阳性例数/总样本量，%）

症状和体征	应用奥司他韦2天内	应用奥司他韦2天后	应用奥司他韦2天内接受中医治疗	应用奥司他韦2天后接受中医治疗	中医治疗组	对照组	P
咳嗽	104/172（60.4）	73/96（76.04）	193/256（75.39）	100/134（74.63）	152/208（73.08）	63/97（64.95）	0.0071
咽痛*	49/172（28.49）	42/96（43.75）	117/256（45.7）	60/134（44.78）	80/208（38.46）	28/97（28.87）	0.0014
有痰	41/172（23.84）	25/96（26.04）	67/256（26.17）	43/134（32.09）	54/208（25.96）	20/97（20.62）	0.4841
流涕	28/172（16.28）	30/96（31.25）	43/256（16.8）	30/134（22.39）	55/208（26.44）	21/97（21.65）	0.0121
头痛	31/172（18.02）	20/96（20.83）	44/256（17.19）	15/134（11.19）	31/208（14.9）	11/97（11.34）	0.2558
鼻鸣鼻塞#	17/172（9.88）	20/96（20.83）	37/256（14.45）	19/134（14.18）	31/208（14.9）	6/97（6.19）	0.0441
肌肉酸痛及关节痛@	10/172（5.81）	7/96（7.29）	38/256（14.84）	11/134（8.21）	16/208（7.69）	4/97（4.12）	0.0053
恶寒	10/172（5.81）	8/96（8.33）	24/256（9.38）	7/134（5.22）	16/208（7.69）	4/97（4.12）	0.4480
目赤	0/172（0）	2/96（2.08）	4/256（1.56）	4/134（2.99）	0/208（0）	2/97（2.06）	0.0953
腹泻	2/172（1.16）	1/96（1.04）	6/256（2.34）	5/134（3.73）	4/208（1.92）	1/97（1.03）	0.5806
恶心呕吐	5/172（2.91）	0/96（0）	6/256（2.34）	5/134（3.73）	10/208（4.81）	0/97（0）	0.0885
胸痛	0/172（0）	2/96（2.08）	0/256（0）	2/134（1.49）	1/208（0.48）	0/97（0）	0.0826
扁桃体肿大$	61/172（35.47）	25/96（26.04）	102/256（39.84）	51/134（38.06）	73/208（35.1）	22/97（22.68）	0.0226
淋巴结肿大	0/172（0）	1/96（1.04）	0/256（0）	1/134（0.75）	0/208（0）	1/97（1.03）	0.2997
胃痛	0/172（0）	0/96（0）	4/256（1.56）	1/134（0.75）	3/208（1.44）	0/97（0）	0.3389
呼吸困难	2/172（1.16）	0/96（0）	1/256（0.39）	0/134（0）	4/208（1.92）	1/97（1.03）	0.3243

注：*P=0.0014，应用奥司他韦 2 天内接受中医治疗和应用奥司他韦 2 天后接受中医治疗的两组病例出现咽痛的频率较高。
@P=0.0053，应用奥司他韦 2 天内接受中医治疗和对照组的两组病例出现肌肉酸痛（或关节痛）的频率较低。
#P=0.0441，对照组病例和应用奥司他韦 2 天内的病例出现鼻塞的频率较低。
$P=0.0226，对照组病例出现扁桃体肿大的频率较低。

对于体温低于 38.1℃的患者，研究显示，患病 2 天内接受奥司他韦治疗的患者比无药物治疗患者的病毒转阴时间相对缩短，但两者无统计学差异；而患病 2 天后接受治疗的统计显示，奥司他韦组和中成药合奥司他韦组对病毒转阴时间无明显影响，见图 6-8。因此，对于无高热的患者，在 2 天内接受奥司他韦治疗可能有助于降低病毒转阴时间。

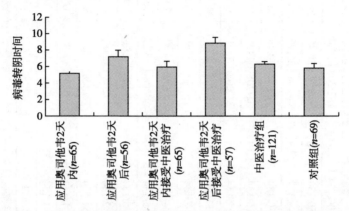

图 6-8　体温正常及高于 37.3℃时各组病例病毒转阴情况比较图

对于体温高于 38℃的患者，研究显示，与患病 2 天后接受奥司他韦治疗组相比，接受中成药单独治疗或未经治疗的患者病毒转阴时间要短，见图 6-9，分别为 5.38 天和 6.38 天。

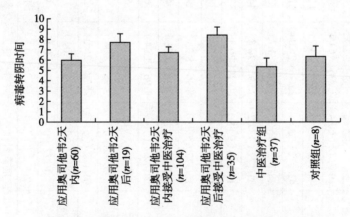

图 6-9　体温高于 38.1℃时各组病例病毒转阴情况比较图

同样，对于体温正常及升高患者不同时间服用奥司他韦情况进行分析，得到了相同的结果，即与患病 2 天后使用奥司他韦相比，2 天内使用奥司他韦病毒转阴时间更短，见图 6-10。

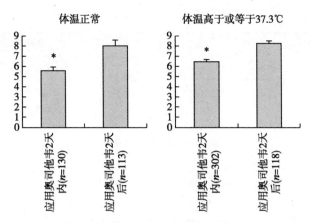

图 6-10　体温正常及高于 37.3℃时应用奥司他韦 2 天内
和应用奥司他韦 2 天后两组病例病毒转阴情况比较图

*$P < 0.05$。应用奥司他韦 2 天内和应用奥司他韦 2 天后两组比较，病
毒转阴情况有显著性差异

综合上述研究结果可见，甲流患者患病 2 天后接受奥司他韦治疗并不能缩短病毒转阴时间，而中成药治疗则可缩短病毒转阴时间。因此，对于体温在 38.1℃以上的患者，可以推荐进行中成药治疗。

3. 连花清瘟胶囊与奥司他韦治疗效果的对比　连花清瘟胶囊作为《甲型 HlN1 流感诊疗方案（2009 年试行版第三版）》推荐的中成药，广泛用于甲流的预防与治疗中。本研究在对不用治疗方案对病毒转阴时间进行整体分析的同时，选择有代表性的连花清瘟胶囊与奥司他韦进行比较，深入分析不同药物对病毒转阴时间的影响。

连花清瘟胶囊与奥司他韦病毒转阴时间影响风险因素分析。研究显示，发热对病毒转阴时间影响较大，可作为增加病毒转阴时间风险的危险因素。对于在患病 2 天内接受治疗的患者，服用连花清瘟胶囊或奥司他韦对病毒转阴时间的影响没有统计学差异。而对于患病 2 天后接受治疗的患者，连花清瘟胶囊可以减少病毒转阴时间风险的影响，见表 6-40。

表 6-40　连花清瘟胶囊与奥司他韦对病毒转阴情况比较

参数	奥司他韦≤ 2 天		奥司他韦> 2 天	
	OR（95%CI）	P	OR（95%CI）	P
年龄	0.969(0.421~2.233)	0.9411	1.511（0.662~3.446）	0.3268
性别	1.550(0.640~3.752)	0.3317	1.319（0.585~2.973）	0.5042

续表

参数	奥司他韦≤ 2 天		奥司他韦 > 2 天	
	OR（95%CI）	P	OR（95%CI）	P
发热	3.608（1.220~10.672）**	0.0204	0.869（0.377~2.003）	0.7423
咳嗽	0.678（0.240~1.916）	0.4631	0.537（0.205~1.404）	0.2047
咽痛	0.602（0.203~1.781）	0.3591	0.852（0.350~2.071）	0.7234
有痰	1.842（0.606~5.601）	0.2819	0.904（0.328~2.493）	0.8461
连花清瘟胶囊（与奥司他韦比较）	1.241（0.374~4.115）	0.7245	0.128（0.041~0.405）*	0.0005

注：* 当 $P < 0.05$，$OR < 1$ 时，表示该参数是一个保护因素。** 当 $P < 0.05$ 和 $OR > 1$ 时，表示该参数是一个危险因素。

同时，为了进一步客观评价两种药物对病毒转阴时间的影响，我们还进行了匹配性实验，即选择年龄基本一致（相差一年以内）、性别相同、用药时间在 2 天内的患者进行分析（应用 M-H 卡方检验，OR（95%CI）=0.143，$P < 0.001$（0.033~0.627）。其中，118 位患者服用奥司他韦，48 位患者服用连花清瘟胶囊，7 天内两组患者的转阴率分别为 76.27% 和 95.74%。结果显示，连花清瘟胶囊有相对低的风险因素。同样，对发热、咳嗽、咽喉疼、咳痰等不同症状作为风险因素进行回归分析显示，与奥司他韦治疗组相比，患病一周后使用连花清瘟胶囊对病毒转阴时间影响会有相对较低的风险，见表 6-41。

表 6-41　连花清瘟胶囊与奥司他韦在病毒转阴方面配对后的比较

参数	OR（95%CI）	P
发热	0.763（0.331~1.759）	0.5258
咳嗽	0.888（0.347~2.271）	0.8041
咽痛	1.245（0.497~3.116）	0.6399
有痰	0.655（0.222~1.934）	0.4433
连花清瘟胶囊（与奥司他韦）	0.142（0.031~0.642）*	0.0112

注：*$P < 0.05$，$OR < 1$，表示该参数是一个保护因素。

研究中对少见的不良反应进行了观察，在奥司他韦和中成药的联合治疗中，有两位患者出现了肝功能异常；在奥司他韦治疗的患者中还有两位出现了过敏反应；一位中成药用药患者出现了恶心和呕吐。

综上所述，本项研究通过回顾性病例研究方法，对 2009 年 5 月至 7 月甲流暴发过程中北京地坛医院等收治的 963 例确诊病例进行研究显示，对于体温正常或低热的患者，使用奥司他韦或中成药治疗与未经药物治疗的患者相比，病毒转阴时间并没有降低。对于体温高于 38℃患者，中药在缩短病毒转阴时间上效果更好。对于不同时间使用奥司他韦进行治疗研究显示，患病 2 天后接受治疗不能缩短病毒转阴时间。因此，对于体温较高的患者，中药或许是一项可供选择的治疗手段。

1. 苏惠萍，沈蔷，武维屏，等. 中医预防方案干预社区流感的随机对照研究 [J]. 北京中医药大学学报，2010，33（10）：690-694.

2. 刘宝录，刘芳胜，李江红. 中医药预防甲型 H1N1 流感效果探索 [C] // 甘肃省中医药学会 2010 年会员代表大会暨学术年会论文汇编. 兰州：甘肃省中医药学会，2010：278-279.

3. 苏清华. 长春中医药大学预防甲型 H1N1 流感的措施 [J]. 中国校医，2009，25（2）：150-151.

4. 张志斌. 中国古代疫病流行年表 [M]. 福州：福建科学技术出版社，2007.

5. 卫生部政策法规司. 中华人民共和国卫生行业标准——流行性感冒诊断标准（WS 285—2008）[S]. 北京：人民卫生出版社，2008.

6. 黎彦君，玉艳红，苏芮，等. 中医分期辨证治疗急性黄疸型甲型病毒性肝炎疗效分析 [J]. 环球中医药，2012，5（5）：375-377.

7. 玉艳红，苏芮，何源浩，等. 三种方案治疗中学生暴发甲型病毒性肝炎临床分析 [J]. 环球中医药，2012，5（5）：386-388.

8. 陈定潜，徐蓉，温贤敏，等. 四川地区中医药治疗轻症甲型 H1N1 流感的随机对照研究 [J]. 中华实验和临床感染病杂志（电子版），2011，5（3）：278-286.

9. 马羽萍，郭雅玲，康立，等. 中药治疗甲型 H1N1 流感疗效分析 [J]. 陕西中医，2010，31（10）：1351-1353.

10. Mariana Baz, Yacine Abed, Jesse Papenburg, et al.Emergence of Oseltamivir-Resistant Pandemic H1N1Virus during Prophylaxis[J]. N Engl J Med，2009，361（23）：2296-2297.

11. Anne Moscon.Global Transmission of Oseltamivir Resistant Influenza[J]. N Engl J Med，2009，360（10）：953-956.

12. 童纲. 发挥疾控系统在突发公共卫生事件中作用的几点思考 [J]. 中国卫生资源，2004，7（1）：15-17.

13. 张伟，王玉光. 深化中医工作机制 应对新发突发传染病 [J]. 世界科学技术（中医药现代化），2011，13（5）：783-784.

14. 刘志斌，杨冀平. 加强中医传染病学专业人才队伍建设的思考 [J]. 中国卫生事业管理，2010，27（4）：277-278.

15. 丁洋，李智伟. 培养与传染病防治新形势相适应的临床医学人才探讨 [J]. 中国误诊学杂志，2008，8（25）：6127.

16. 侯一军. 中药"双解汤"治疗冬季流感的临床观察 [J]. 北京中医杂志，2002，21（4）：231-232.

17. 张鸿彩. 解表法的临床运用与发展 [J]. 山东中医药大学学报，1997，21（5）：348-349.

18. 赵永伟. 银翘板柴汤治疗流行性感冒 105 例 [J]. 实用中医药杂志，2006，22（2）：77.

19. 范为宇，张早华，苏大明，等. 防治流感方药筛选的临床研究文献分析 [J]. 中国中医药信息杂志，2006，13（8）：99-102.

20. 杨立波，季振慧，王保群. 连花清瘟胶囊治疗流行性感冒 280 例疗效观察 [J]. 疑难病杂志，2005，4（5）：276-278.

21. 吴以岭. 解读连花清瘟胶囊 [J]. 中国医药指南，2005（11）：120.

22. 贾桂凤. 感冒合剂治疗流行性感冒 324 例疗效观察 [J]. 河北中医，1988（5）：10.

23. 余永贵，吴淑云. 感康合剂治疗流感 240 例 [J]. 陕西中医，2002，23（10）：871.

24. 孟杰，程红. 中医药治疗时行感冒 78 例 [J]. 河南中医，2002，22（5）：69-70.

25. 徐红日，王成祥，姜良铎. 抗流感颗粒剂治疗表寒里热证流行性感冒临床观察 [J]. 中国中医急症，2006，15（11）：1187-1188.

26. 张兆渠，崔向金. 柴银汤治疗流行性感冒 200 例 [J]. 实用中医药杂志，2000，16（9）：22.

27. 杨威. 基于"六气大司天"的中医学术流派分析 [C] // 中医各家学说理论与应用学术研讨会论文集. 日照：中华中医药学会，2008：140-143.

28. 王玉光，王晓静，杜宏波，等. 6 例甲型 H1N1 流感确诊病例中西医证治报告 [J]. 北京中医药，2009，28（6）：403-406.

29. 梁建庆. 甲型 H1N1 流感辨证治疗体会 [J]. 新中医，2010，42（10）：122-123.

30. 刘清泉，王玉光，张伟，等. 18 例甲型 H1N1 流感危重症病例中医临床分析 [J]. 北京中医药，2009，（28）12：915-918.

31. 郭立中，金妙文，周学平，等. 周仲瑛教授对防治甲型流感的思考 [J]. 环球中医药，2010，3（1）：23-25.

32. 姜良铎，傅骞，王玉光，等. 甲型 H1N1 流感的中医病因病机初探 [J]. 环球中医药，2010，3（1）：20-22.

33. 周平安，杨效华，焦扬. 甲型 H1N1 流感防治述要 [J]. 环球中医药，2010，3（2）：114-116.

34. 陈四清. 甲型 H1N1 流感中医辨治的思路与方法 [J]. 江苏中医药，2010，42（3）：4-5.

35. 范逸品，刘鲲鹏，王乐，等. 寒疫论治 [J]. 中国中医基础医学杂志，2012，18（4）：356-359.

36. 曹洪欣，蔡秋杰，王乐. 论寒疫与甲型 H1N1 流感的治疗 [J]. 中医杂志，2010，51

（1）：5-7.

37. 阮永队，魏文著，马春玲，等. 以寒疫论甲型 H1N1 流感 [J]. 中国中医基础医学杂志，2010，16（2）：149-151.

38. 顾植山. 顾植山对当前甲型 H1N1 流感疫病防治的几点建议 [J]. 浙江中医药大学学报，2009，33（3）：297-299.

39. 韩鑫冰，颜新. 应用五运六气理论解读"甲型 H1N1 流感"疫情 [J]. 辽宁中医杂志，2009，36（10）：1742-1743.

40. 边永君，杜颖，路洁. 路志正谈从湿论治甲型 H1N1 流感 [J]. 中国中医基础医学杂志，2010，16（10）：945-946.

41. 翟志光，王克林，杜松，等. 流行性感冒的中医药治法探析 [J]. 中国中医基础医学杂志，2009，15（8）：599-600.

42. 中华人民共和国卫生部. 甲型 H1N1 流感诊疗方案（2010 年版），2011.

43. 中华人民共和国卫生部. 流行性感冒诊断与治疗指南（2011 年版），2011.

44. 国家中医药管理局突发公共事件中医药应急专家委员会. 2012 年时行感冒（乙型流感）中医药防治方案（试行），2012.

45. 王玉光，毛羽，张伟，等. 华人甲型 H1N1 流感 96 例临床特征 [J]. 中华传染病杂志，2009，27（10）：606-608.

46. 闫杰，王玉光，肖江，等. 甲型 H1N1 流感 33 例确诊病例临床分析 [J]. 中华内科杂志，2009，48（10）：830-832.

47. MOSSAD SB.The resurgence of swine-origin influenza A（H1N1）[J]. Cleve Clin J Med，2009，76（6）：337-343.

48. 王玉光，倪量，张伟，等. 儿童甲型 H1N1 流感 93 例临床特征及治疗分析 [J]. 中华儿科杂志. 2010，48（2）：100-103.

49. Centers for Disease Control and Provention（CDC）. Novel influenza A（H1N1）virus in fections in three pregnant women-United syates，April-May 2009[J]. Morb Wkly Rep，2009，58（18）：497-500.

50. 王玉光，杜洪波，王融冰，等. 甲型 H1N1 流感轻症（单纯型）326 例临床特征分析[J]. 环球中医药，2011，4（1）：38-41.

51. 张伟，王玉光，刘清泉，等. 123 例甲型 H1N1 流感重症、危重症中医证候学特征及病因病机分析[J]. 中医杂志，2011，52（1）：35-38.

52. Chinese Pharmacopoeia Commission.Pharmacopoeia of the People's Republic of China [M]. Beijing：People's Medical Publishing House，2005.

53. World Health Organization.CDC Protocol of Realtime RTPCR for Influenza A（H1N1）[M]. Geneva：World Health Organization，2009.

54. Nicholson KG，Aoki FY，Osterhaus AD，et al.Efficacy and safety of oseltamivir in treat-

ment of acute influenza : arandomised controlled trial.Neuraminidase Inhibitor Flu Treatment Investigator Group[J]. Lancet, 2000, 355 (9218): 1845-1850.

55. Treanor JJ, Hayden FG, Vrooman PS, et al.Efficacy and safety of the oral neuraminidase inhibitor oseltamivir in treating acute influenza : a randomized controlled trial[J]. US Oral Neuraminidase Study Group.JAMA, 2000, 283 (8): 1016-1024.

56. Patel K, Kay R, Rowell L.Comparing proportional hazards and accelerated failure time models : an application in influenza[J]. Pharm Stat, 2006, 5 (3): 213-224.

57. Cheng JT.Review: drug therapy in Chinese traditional medicine[J]. J Clin Pharmacol, 2000, 40 (5): 445-450.

58. Zhao WN, Lu FG, Zhang W, et al.Effect of maxing shigan decoction and its alteration on mice T-cell subpopulation exposed to influenza virus A[J]. Practical Preventive Medicine, 2007, 14 : 178-280.

59. Guo F, He YC, Xiao ZZ, et al.Study on effect target of maxing shigan decoction on anti-influenza virus A in vitro[J]. Journal of Traditional Chinese Medicine University of Hunan, 2008, 28 : 5-9.

60. Zhang W, Lu FG, He YC, et al.Experimental study on effect of maxing shigan decoction on anti-influenza virus A in vitro[J]. Practical Preventive Medicine, 2007, 14 : 1351-1353

61. Poon PM, Wong CK, Fung KP, et al.Immunomodulatory effects of a traditional Chinese medicine with potential antiviral activity: a self-control study[J]. Am J Chin Med, 2006, 34 (1): 13-21

62. Chow MS, Chang Q, Zuo J.Herb-drug interaction involving oseltamivir and Chinese medicine formula[J]. FASEB J, 2008, 22 : 1136.

63. U.S.Food and Drug Administration.Dietary supplements containing ephedrine alkaloids[EB/OL]. (2006-08-22) [2015-03-06].http : //www.fda.gov/Safety/MedWatch /SafetyInformation/SafetyAlertsforHumanMedicalProducts/ucm152388.htm on 10June 2011.

64. Health Canada requests recall of certain products containing ephedra/ephedrine[EB/OL]. (2007-02-06) [2015-03-06]. http : //www.preventivehealthtoday.com/alerts/hc_ephedra_020109.html on 10 June 2011.

65. Hallas J, Bjerrum L, Stφvring H, et al.Use of a prescribed ephedrine/caffeine combination and the risk of serious cardiovascular events: a registrybased case-crossover study[J]. Am J Epidemiol, 2008, 168 (8): 966-973.

66. Andraws R, Chawla P, Brown DL.Cardiovascular effects of ephedra alkaloids : a comprehensive review[J]. Prog Cardiovasc Dis, 2005, 47 (4): 217-225.

67. Haller CA, Benowitz NL.Adverse cardiovascular and central nervous systemevents associated with dietary supplements containing ephedra alkaloids[J]. N EnglJ Med, 2000, 343 (25):

1833-1838.

68. Soni MG, Carabin IG, Griffiths JC, et al.Safety of ephedra: lessons learned[J]. Toxicol Lett, 2004, 150（1）: 97-110.

69. Yan Y, Zhan L, Chen Z, et al.Changes of ephedrine and pseudoephedrine content in Herba Ephedrae before and after honeybaking[J]. West China Journal of Pharmaceutical Sciences, 2007, 22: 559-561.

70. Moscona A.Neuraminidase inhibitors for influenza[J]. N Engl J Med, 2005, 353: 1363-1373.

71. Jefferson T, Jones M, Doshi P, et al.Neuraminidase inhibitors for preventing and treating influenza in healthy adults : systematic review and metaanalysis[J]. BMJ, 2009, 339: b5106.

72. Dharan NJ, Gubareva LV, Meyer JJ, et al.Infec- tions with oseltamivir-resistant influenza A （H1N1）virus in the United States[J]. JAMA, 2009, 301（10）: 1034-1041.

73. Ministry of Health of the People's Republic of China.The Guideline for the surveillance, reporting, diagnosis, and treatment of pandemic（H1N1）2009（the third edition）[EB/ OL]. （2009-10-13）[2015-03-06].http : //61.49.18.65/publicfiles/business/htmlfiles/mohyzs/ s3586/200910/43111. htm.

74. Treanor JJ, Hayden FG, Vrooman PS, et al.Efficacy and safety of the oral neuraminidase inhibitor Oseltamivir in treating acute influenza : arandomized controlled trial[J]. JAMA, 2000, 283（8）: 1016-1024.

75. Hollander M, Wolfe DA.Nonparametric statistical methods[M]. New York: John Wiley & Sons, 1973 : 75-82.

76. EMEA : Committee for Proprietary Medicinal Products.Points to consider on missing data[EB/ OL]. （2009-09-20）[2015-03-06]. http: //www.emea.eu.int/pdfs/human/ewp/177699EN. pdf.

77. Hayden F. Developing new antiviral agents for influenza treatment : what does the future hold[J]. Clin Infec Dis, 2009, 48 Suppl 1: S3-13.

78. Jefferson T, Di Pietrantonj C, Debalini MG, et al.Inactivated influenza vaccines : methods, policies, and politics[J]. J Clin Epidemiol, 2009, 62（7）: 677-686.

79. Lackenby A, Thompson CI, Democratis J. The potential impact of neuraminidase inhibitor resistant influenza[J]. Curr Opin Infect Dis, 2008, 21（6）: 626-638.

80. Cheng PK, Leung TW, Ho EC, et al.Oseltamivir- and amantadine-resistant influenza viruses A（H1N1）[J]. Emerg Infect Dis, 2009, 15（6）: 966-968.

81. Palamara AT, Nencioni L, Aquilano K, et al.Inhibition of influenza virus replication by resveratrol[J]. J Infect Dis, 2005, 191（10）: 1719-1729.

82. Wang X, Jia W, Zhao A, et al.Anti-influenza agents from plants and traditional Chinese

medicine[J]. Phytother Res，2006，20（5）：335-341.

83. Ehrhardt C，Hrincius ER，Korte V，et al.A polyphenol rich plant extract，CYSTUS052，exerts anti influenza virus activity in cell culture without toxic side effects or the tendency to induce viral resistance[J]. Antiviral Res，2007，76（1）：38-47.

84. Droebner K，Ehrhardt C，Poetter A，et al.CYSTUS052，a polyphenol-rich plant extract，exerts anti-influenza virus activity in mice[J]. Antiviral Res，2007，76（1）：1-10.

85. [No authors listed].Human infection with new influenza A（H1N1）virus：clinical observations from a school-associated outbreak in Kobe，Japan，May 2009[J]. Wkly Epidemiol Rec，2009，84（24）：237-244.

86. Cao B，Li XW，Mao Y，Wang J，et al.Clinical features of the initial cases of 2009 pandemic influenza A（H1N1）virus infection in China[J]. N Engl J Med，2009，361（26）：2507-2517.

87. Centers for Disease Control and Prevention（CDC）. Swine-origin influenza A（H1N1）virus infections in a school-New York City，April 2009[J]. MMWR Morb Mortal Wkly Rep，2009，58（17）：470-472.

88. Witkop CT，Duffy MR，Macias EA，et al.Novel influenza A（H1N1）outbreak at the US air force academy：epidemiology and viral shedding duration[J]. Am J Prev Med，2009，38（2）：121-126.

89. 韩光，曾超，杜钢军，等. 穿心莲内酯衍生物的合成及其抗炎免疫活性 [J]. 中草药，2006，37（12）：1771-1775.

90. 邓文龙，刘家玉，聂仁吉. 十三种穿心莲注射液的药理作用比较研究（Ⅰ）[J]. 中药通报，1985，10（7）：38-42.

91. 戈扬，刘永霞，张树来，等. 穿心莲内酯亚硫酸氢钠加成物大鼠长期毒性试验研究 [J]. 齐鲁药事，2005，24（9）：562-564.

92. 黄碧云，邹巧根，相秉仁. 磺化在天然产物结构修饰中的应用 [J]. 药学进展，2007，31（6）：264-268.

93. 王潞，赵烽，许卉，等. 喜炎平注射液对巨噬细胞分泌炎性因子的影响 [J]. 中药药理与临床，2008，24（1）：32-35.

94. Novel Swine-Origin Influenza A（H1N1）Virus Investigation Team，Dawood FS，Jain S，et al.Emergence of a novel swine-origin influenza A（H1N1）virus in humans[J]. N Engl J Med，2009，360（25）：2605-2615.

95. Tullu MS.Oseltamivir[J]. J Postgrad Med，2009，55（3）：225-230.

96. Johnson JA，Nowatzki TZ，Pharmd，et al.Health related quality of life of diabetic Pima Indians[J]. Med Care，1996，34（2）：97-102.

97. Centre for Disease Control and Prevention（CDC）. Update：drug susceptibility of swine-

origin influenza A（H1N1）virues，April 2009[J]．MMWR Morb Mortal Wkly Rep，2009，58（16）：433-435.

98. 杨洪军，赵亚丽，唐仕欢，等. 基于熵方法分析中风病方剂中药物之间的关联度 [J]. 中国中医基础医学杂志，2005，11（9）：706-709.

99. Hongjun Yang，Jianxin Chen，Shihuan Tang，et al. New drug R&D of Traditional Chinese medicine-Role of data mining approaches[J]．Journal of Biological Systems，17（3）：1-19.

100. Charles FN．Antiviral agents for prevention and/or treatment of influenza virus infections：old and new[J]．CME，2003，21（6）：318-321.

101. Frederick GH，Andrew T Pa.Antiviral management of seasonal and pandemic influenza[J]．J Infect Dis，2006，194 Suppl 2：S119-126.

102. Robert W Sidwell，Dale L Barnard，Craig W Day，et al.Efficacy of orally administered T-705 on lethal avian influenza A（H5N1）virus infections in mice[J]．Antimicrob Agents Chemother，2007，51（3）：845-851.

103. Hatakeyama S，Sakai-Tagawa Y，Kiso Ma.Enhanced Expression of an 2,6-Linked Sialic Acid on MDCK Cells Improves Isolation of Human Influenza Viruses and Evaluation of Their Sensitivity to a Neuraminidase Inhibitor[J]．J Clin Microbiol，2005，43（8）：4139-4146.

104. Robert W Sidwell，Bailey KW，Wong MH.In vitro and in vivo influenza virus-inhibi- tory effects of viramidine[J]．Antiviral Research，2005，68（1）：10-17.

105. Chengjun Mo，Ryan Yamagata，Alfred Pan，et al．Development of a high-throughput Alamar blue assay for the determination of influenza virus infectious dose serum antivirus neutralization titer and virus ca/ts phenotype[J]，Journal of Virological Methods，2008，150（1-2）：63-69.

106. Donald F S，Ann C Morrison，Dale L Barnard，et al.Comparison of colorimetric fluorometric and visual methods for determining anti-influenza（H1N1and H3N2）virus activities and toxicities of compounds[J]．Journal of Virological Methods，2002，106（1）：71-79.

107. James W.Noah，William Severson，Diana L Noah，et al.A cell-based luminescence assay is effective for high-throughput screening of potential influenza antivirals[J]．Antiviral Res，2007，73（1），50-59.

108. Emilia Ivanova，Reneta Toshkova，Julia Serkedjieva.A plant polyphenol-rich extract restores the suppressed functions of phagocytes in influenza virus-infected mice[J]．Microbes Infection，2005，7（3）：391-398.

109. Yacine Abed，Benjamin Nehme，Guy Boivin.Activity of the oral neuraminidase inhibitor A-322278 against the oseltamivir-resistant H274Y（A/H1N1）influenza virus mutant in mice[J]．Antimicrob Agents Chemother，2009，53（2）：791-793.

110. Pooran Chand, Shanta Bantia, Pravin L.Comparison of the anti-influenza virus activity of cyclopentane derivatives with oseltamivir and zanamivir in vivo [J]. Bioorg Med Chem, 2005, 13（12）: 4071-4077.

111. Sidwell RW, Smee DF.In vitro and in vivo assay systems for study of influenza virus inhibitors[J]. Antiviral Res, 2000, 48（1）, 1-16.

112. Sidwell RW, Bailey KW, Morrey JD, et al.Inhibition of influenza virus infections in immunosuppressed mice with orally administered peramivir（BCX-1812）[J]. Antiviral Res, 2003, 60（1）, 17-25.

113. Sidwell RW, Smee DF.Experimental disease models of influenza virus infections : recent developments[J]. Drug Discov, 2004, 1（1）, 57-63.

114. 陈奇. 中药药理研究方法学 [M]. 北京：人民卫生出版社，1993：251-256.

115. 富航育，卢长安，贺玉琢，等. 清肺饮抗小鼠流感病毒性肺炎的实验研究 [J]. 中华实验和临床病毒学杂志，1996，10（4）：381.

116. 中华医学会呼吸病学分会. 流行性感冒临床诊断和治疗指南（2004 年修订稿）[J]. 中华结核和呼吸杂志，2005，28（1）：5-7.

117. 蔡映云，杨振华. 流行性感冒疫苗与药物的预防作用 [J]. 中华结核和呼吸杂志，2002，25（11）：647-648.

118. 李龙芸，蔡柏蔷，朱元钰，等. 磷酸奥司他韦治疗流行性感冒的多中心临床研究[J]. 中华内科杂志，2001，40（12）：838-842.

119. Lackenby A, Hungnes O, Dudman SG, et al. Emergence of resistance to oseltamivir among influenza A（H1N1）viruses in Europe[J].Euro Surveill, 2008, 13（5）: 8026.

120. Nicoll A, Ciancio B, Kramarz P.Observed oseltamivir resistance in seasonal influenza viruses in Europe interpretation and potential implications[J]. Euro Surveill, 2008, 13（5）: 8025.

121. Influenza Project Team.Oseltamivir resistance in human seasonal influenza viruses（A/H1N1）in EU and EFTA countries : an update[J]. Euro Surveill, 2008, 13（6）: 8032.

122. 范鸣. 抗病毒药达菲致神经精神类不良反应 [J]. 药学进展，2006，30（3）：139-140.

123. 郭洪涛，郑光，张弛，等. 利用数据挖掘技术探索类风湿关节炎与糖尿病"同证"的科学基础 [J]. 世界科学技术·中医药现代化，2010，12（5）：818-822.

124. Guang Zheng, Miao Jiang, Yusheng Xu, et al.Discrete Derivative Algorithm of Frequency Analysis in Data Mining for Commonly-existed Biological Networks[J]. CNMT, 2010: 5-10.

125. Guang Zheng, Miao Jiang, Xiaojuan He, et al.Discrete derivative: a data slicing algorithm for exploration of sharing biological networks between rheumatoid arthritis and coronary heart disease[J]. BioData Mining, 2011, 4 : 18.

126. Andrea Campagna, RasmusPagh.Finding associations and computing similarity via biased pair sampling.2009 Ninth IEEE International Conference on Data Mining, 2009：61-70.

127. 本刊编辑部. 甲型 H1N1 流感中医诊治思路（1）[J]. 中医杂志, 2010, 51（1）：20-21.

128. 卫生部办公厅. 卫生部印发甲型 H1N1 流感诊疗方案（2009 年试行版第一版）[J]. 中国实用乡村医生杂志, 2009, 6（16）：3-4.

129. 钟南山, 李兰娟, 王辰, 等（代表卫生部甲型 H1N1 流感临床专家组）. 甲型 H1N1 流感诊疗方案（2009 年第三版）[J]. 中华医学杂志, 2009, 89（36）：2526-2528.

130. 中华人民共和国卫生部. 甲型 H1N1 流感诊疗方案（2009 年第三版）[J]. 中华临床感染病杂志, 2009, 2（5）：257-259.

131. 中华人民共和国卫生部. 甲型 H1N1 流感诊疗方案（2010 年版）[J]. 国际呼吸杂志, 2011, 2（31）：81-84.

132. Brigitte Mathiak, Silke Eckstein.Five steps to text mining in biomedical literature. In Proceedings of the Second European Workshop on Data Mining and Text Mining for Bioinformatics[J]. held in Conjunction with ECML/PKDD in Pisa, 2004, 24：47-50.

133. 宋鸿颖, 朴盛琴, 徐峰, 等. 甲型 H1N1 流感 96 例临床观察 [J]. 传染病信息, 2010, 23（4）：244-246.

134. 黄敏, 姜剩勇. 蟾酥注射液治疗高热疑似甲型 H1N1 流感临床分析 [J]. 中国误诊学杂志, 2010, 10（9）：2079-2080.

135. 尚娟. 重症甲型 H1N1 流感中血必净的运用 [J]. 临床研究, 2009, 18（24）：110-111.

136. 田耕, 王晶, 康利红, 等. 不同年龄组甲型 H1N1 流感患者临床特征及预后分析 [J]. 中国全科医学, 2010, 13（19）：2113-2116.

137. 李效全, 刘佳易, 胡琪. 利巴韦林双黄连口服液治疗轻型甲型 H1N1 流感的临床观察 [J]. 岭南急诊医学杂志, 2010, 15（1）：47-48.

138. 申玲玲, 杜光. 中成药治疗甲型 H1N1 流感的研究进展 [J]. 医药导报, 2010, 29（10）：1326-1328.

139. Baz M, Abed Y, Papenburg J, et al.Emergence of oseltamivir-resistant pandemic H1N1 virus during prophylaxis[J]. N Engl J Med, 2009, 361（23）：2296-2297.

140. Chen Wang, Bin Cao, Qing-Quan Liu, et al.Oseltamivir compared with the Chinese traditional therapy maxingshigan-yinqiaosan in the treatment of H1N1 influenza[J]. Ann Intern Med, 2011, 155（4）：217-225.

141. 南京中医药大学. 中药大辞典 [M]. 第 2 版. 上海：上海科学技术出版社, 2005.

142. 董乃维, 赵翠翠, 刘凤芝. 10 种天然黄酮化合物对大鼠心肌细胞抗凋亡作用的定量构效关系研究 [J]. 中国药物化学杂志, 2008, 18（1）：23-27.

143. 刘立明, 陈坚. 基因组规模代谢网络模型构建及其应用 [J]. 生物工程学报, 2010,

26（9）：1176-1186.

144. 李健，郭洪涛，牛旭艳，等. 治疗类风湿关节炎中药方剂作用原理的网络药理学研究策略 [J]. 中国实验方剂学杂志，2012，18（6）：267-270.

145. 牛旭艳，李健，吕诚，等. 类风湿性关节炎热证“药–证对应”机制的网络药理学研究 [J]. 中国实验方剂学杂志，2012，18（8）：299-303.

146. Iorio AM，Bistoni O，Galdiero M，et al.Influenza viruses and cross-reactivity in healthy adults：humoral and cellular immunity induced by seasonal 2007/2008 influenza vaccination against vaccine antigens and 2009 A（H1N1）pandemic influenza virus[J]. Vaccine，2012，30（9）：16-23.

147. Yu X，Zhang X，Zhao B，et al.Intensive cytokine induction in pandemic H1N1 influenza virus infection accompanied by robust production of IL-10 and IL-6[J]. PLoS One，2011，6（12）：28680.

甲型 H1N1 流感中医药预防方案（2009 版）

2009 年 3 月墨西哥和美国等先后发生人感染甲型 H1N1 流感病毒，人感染后的临床早期症状与流感类似，有发烧、咳嗽、疲劳、食欲不振等，还可以出现腹泻和呕吐等症状。少数病例病情重，进展迅速，可出现病毒性肺炎，合并呼吸衰竭、多脏器功能损伤，严重者可以死亡。

中医药在临床实践中丰富的流行性感冒的防治经验，对时行感冒（流感）疗效是肯定的。在总结古今文献的基础上，针对不同人群制定本预防方案。

一、生活起居预防

（一）"虚邪贼风，避之有时"，及时增减衣物，以适寒温。

（二）"食饮有节"，饮食要适时、适量、适温，少进刺激之品。

（三）"起居有常"，作息要有规律，多动、早睡。

（四）"精神内守，病安从来"，保持心态平衡，"恐则气下，惊则气乱"，对流感产生恐惧之心，也可导致气机逆乱，更易招致外感。

二、饮食预防

饮食宜清淡，少食膏粱厚味之品（易化生积热），所以在日常生活中，做一些简单、美味的小药膳，对预防流感也有帮助。

二白汤：葱白 15g、白萝卜 30g、香菜 3g。加水适量，煮沸热饮。

姜枣薄荷饮：薄荷 3g、生姜 3g、大枣 3 个。生姜切丝，大枣切开去核，与薄荷共装入茶杯内，冲入沸水 200~300ml，加盖浸泡 5~10 分钟趁热饮用。

桑叶菊花水：桑叶 3g、菊花 3g、芦根 10g。沸水浸泡代茶频频饮服。

薄荷梨粥：薄荷 3g、带皮鸭梨 1 个（削皮）、大枣 6 枚（切开去核），加水适量，煎汤过滤。用小米或大米 50g 煮粥，粥熟后加入薄荷梨汤，再煮沸即可食用，平时容易"上火"的人可吃。

鲜鱼腥草 30~60g，蒜汁加醋凉拌。

鲜败酱草 30~60g，开水焯后，蒜汁加醋凉拌或蘸酱吃。

鲜马齿苋 30~60g，开水焯后，蒜汁加醋凉拌或蘸酱吃。

赤小豆、绿豆适量熬汤服用。

绿豆 60g、生甘草 6g（布包）、生薏米 20g 熬汤后去甘草包，服用。

若口鼻干燥较重，可以棉签蘸香油外涂，具有润燥的功用。

三、药物预防

（一）成人

1. 太子参 10g、苏叶 6g、黄芩 10g、牛蒡子 10g

适用人群：素体虚弱，易于外感的人群。

煎服方法：每日 1 付，清水煎。早晚各一次，3~5 付为宜。

2. 大青叶 5 g、紫草 5 g、生甘草 5 g

功能：解毒清热。

适用人群：面色偏红，口咽、鼻时有干燥，喜凉，大便略干，小便黄。

煎服方法：每日 1 付，清水煎。早晚各一次，3~5 付为宜。

3. 桑叶 10g、白茅根 15g、金银花 12g

功能：清热宣肺。

适应人群：面色偏红，口咽、鼻时有干燥，喜凉，大便略干，小便黄。

煎服方法：每日 1 付，清水煎。早晚各一次，3~5 付为宜。

4. 苏叶 10g、佩兰 10g、陈皮 10g

功能：健脾化湿。

适应人群：面晦无光，常有腹胀，大便偏溏。

煎服法：每日 1 付，清水煎。早晚各一次，3~5 付为宜。

建议不同人群在执业医师的指导下使用，在流行期间可连服用 3~5 剂。

（二）儿童

藿香 6g、苏叶 6g、银花 10g、生山楂 10g

功能：清热消滞。

适应人群：儿童易夹食夹滞者。此类儿童容易"上火"，口气酸腐，大便臭秽或干燥。

煎服方法：每日 1 付，清水煎。早晚各一次，3~5 付为宜。

（三）服用中药预防感冒需要注意事项：

1. 老人应在医师的指导下适当调整用量服用；

2. 慢性疾病患者及孕妇慎用；

3. 预防感冒的中药不宜长期服用，一般服用 3~5 天；

4. 服用期间或服用后感觉不适者，应立即停止服药并及时咨询医师；

5. 对上述药物有过敏史者禁用，过敏体质慎用；

6. 不要轻信所谓的秘方、偏方和验方。

四、其他

根据中医和民间传统，多用具有芳香化浊类中药，制成香囊或香薰，具有除瘴避秽的作用，如苍术、艾叶、藿香、当归、白芷、山奈等。

卫生部发布的甲型H1N1流感四版方案

甲型 H1N1 流感诊疗方案（2009 年试行版第一版）

2009 年 3 月墨西哥暴发"人感染猪流感"疫情，造成人员死亡。4 月 30 日世界卫生组织（以下简称 WHO）宣布将流感大流行警告级别提高为 5 级。研究发现，此次疫情的病原为变异后的新型甲型 H1N1 流感病毒，该毒株包含有猪流感、禽流感和人流感三种流感病毒的基因片段，可以在人间传播。WHO 初始将此次流感疫情称为"人感染猪流感"，但随着对疫情性质的深入了解，现已将其重新命名为"甲型 H1N1 流感"。我国卫生部于 4 月 30 日宣布将其纳入《中华人民共和国传染病防治法》规定的乙类传染病，依照甲类传染病采取预防、控制措施。

根据目前所掌握的资料，本次发生的甲型 H1N1 流感是由变异后的新型甲型 H1N1 流感病毒所引起的急性呼吸道传染病。通过飞沫、气溶胶、直接接触或间接接触传播，临床主要表现为流感样症状，少数病例病情重，进展迅速，可出现病毒性肺炎，合并呼吸衰竭、多脏器功能损伤，严重者可以导致死亡。由于这种甲型 H1N1 流感是一种新发疾病，其特点仍待进一步观察总结。

一、病原学

甲型 H1N1 流感病毒属于正黏病毒科（Orthomyxoviridae），甲型流感病毒属（Influenza virus A）。典型病毒颗粒呈球状，直径为 80~120nm，有囊膜。囊膜上有许多放射状排列的突起糖蛋白，分别是红细胞血凝素（HA）、神经氨酸酶（NA）和基质蛋白 M2。病毒颗粒内为核衣壳，呈螺旋状对称，直径为 10nm。为单股负链 RNA 病毒，基因组约为 13.6kb，由大小不等的 8 个独立片段组成。病毒对乙醇、碘伏、碘酊敏感；对热敏感，56℃ 30 分钟可灭活。

二、流行病学

至北京时间 2009 年 5 月 8 日上午 8 时，全球共在 24 个国家和地区出现确诊甲型 H1N1 流感病例 2371 例，分布在美洲、欧洲、大洋洲和亚洲。其中墨西哥确诊 1112 例，死亡 42 例；美国确诊 896 例，死亡 2 例；我国香港特别行政区确诊 1 例。除墨西哥和美国外，其他国家和地区均无死亡病例报道。

（一）传染源

甲型 H1N1 流感病人为主要传染源。虽然猪体内已发现甲型 H1N1 流感病毒，但目前尚无证据表明动物为传染源。

（二）传播途径

主要通过飞沫或气溶胶经呼吸道传播，也可通过口腔、鼻腔、眼睛等处黏膜直接或间接接触传播。接触患者的呼吸道分泌物、体液和被病毒污染的物品亦可能造成传播。

（三）易感人群

人群普遍易感。

三、临床表现和辅助检查

潜伏期一般为 1~7 天，多为 1~4 天。

（一）临床表现

表现为流感样症状，包括发热（腋温 ≥ 37.5℃）、流涕、鼻塞、咽痛、咳嗽、头痛、肌痛、乏力、呕吐和（或）腹泻。

可发生肺炎等并发症。少数病例病情进展迅速，出现呼吸衰竭、多脏器功能不全或衰竭。

患者原有的基础疾病亦可加重。

（二）实验室检查

1. 外周血象：白细胞总数一般不高或降低。

2. 病原学检查

（1）病毒核酸检测：以 RT-PCR（最好采用 real-time RT-PCR）法检测呼吸道标本（咽拭子、口腔含漱液、鼻咽或气管抽取物、痰）中的甲型 H1N1 流感病毒核酸，结果可呈阳性。

（2）病毒分离：呼吸道标本中可分离出甲型 H1N1 流感病毒。合并病毒性肺炎时肺组织中亦可分离出该病毒。

3. 血清学检查：动态检测血清甲型 H1N1 流感病毒特异性中和抗体水平呈 4 倍或 4 倍以上升高。

（三）其他辅助检查

可根据病情行胸部影像学等检查。合并肺炎时肺内可见斑片状炎性浸润影。

四、诊断

本病的诊断主要结合流行病学史、临床表现和病原学检查，早发现、早诊断是防控与治疗的关键。

（一）疑似病例

符合下列情况之一即可诊断为疑似病例：

1. 发病前 7 天内与甲型 H1N1 流感疑似或确诊病例有密切接触（在无有效防护的条

件下照顾患者，与患者共同居住、暴露于同一环境，或直接接触患者的气道分泌物或体液），出现流感样临床表现。

2. 发病前 7 天内曾到过甲型 H1N1 流感流行（出现病毒的持续人间传播和基于社区水平的流行和暴发）的国家或地区，出现流感样临床表现。

3. 出现流感样临床表现，甲型流感病毒检测阳性，但进一步检测排除既往已存在的亚型。

（二）确诊病例

出现流感样临床表现，同时有以下一种或几种实验室检测结果：

1. 甲型 H1N1 流感病毒核酸检测阳性（可采用 real-time RT-PCR 和 RT-PCR）。

2. 分离到甲型 H1N1 流感病毒。

3. 血清甲型 H1N1 流感病毒的特异性中和抗体水平呈 4 倍或 4 倍以上升高。

五、临床分类处理原则

（一）疑似病例

安排单间病室隔离观察，不可多人同室。同时行甲型 H1N1 流感病毒特异性检查。及早给予奥司他韦治疗。

（二）确诊病例

由定点医院收治。收入甲型 H1N1 流感病房，可多人同室。给予奥司他韦治疗。

六、治疗

（一）一般治疗

休息，多饮水，密切观察病情变化；对高热病例可给予退热治疗。

（二）抗病毒治疗

应及早应用抗病毒药物。初步药敏试验提示，此甲型 H1N1 流感病毒对奥司他韦（oseltamivir）和扎那米韦（zanamivir）敏感，对金刚烷胺和金刚乙胺耐药。

奥司他韦应尽可能在发热 48 小时内使用（36 小时内最佳），疗程为 5 天。奥司他韦的成人用量为 75mg b.i.d.。1 岁及以上年龄的儿童患者应根据体重给药：体重不足 15kg 者，予 30mg b.i.d.；体重 15~23kg 者，45mg b.i.d.；体重 23~40kg 者，60mg b.i.d.；体重大于 40kg 者，75mg b.i.d.。对于吞咽胶囊有困难的儿童，可选用奥司他韦混悬液。

（三）其他治疗

1. 如出现低氧血症或呼吸衰竭的情况，应及时给予相应的治疗措施，包括吸氧、无创机械通气或有创机械通气等。

2. 出现其他脏器功能损害时，给予相应支持治疗。

3. 对病情严重者（如出现感染中毒性休克合并急性呼吸窘迫综合征），可考虑给予小剂量糖皮质激素治疗。不推荐使用大剂量糖皮质激素。

4. 合并细菌感染时，给予相应抗菌药物治疗。

（四）中医辨证治疗

1. 毒袭肺卫

症状：发热、恶寒、咽痛、头痛、肌肉酸痛、咳嗽。

治法：清热解毒，宣肺透邪。

参考方药：炙麻黄、杏仁、生石膏、柴胡、黄芩、牛蒡子、羌活、生甘草。

常用中成药：连花清瘟胶囊、银黄类制剂、双黄连口服制剂。

2. 毒犯肺胃

症状：发热或伴有恶寒、恶心、呕吐、腹痛腹泻、头痛、肌肉酸痛。

治法：清热解毒，化湿和中。

参考方药：葛根、黄芩、黄连、苍术、藿香、姜半夏、苏叶、厚朴。

常用中成药：葛根芩连微丸、藿香正气制剂等。

3. 毒壅气营

症状：高热、咳嗽、胸闷憋气、喘促气短、烦躁不安、甚者神昏谵语。

治法：清气凉营。

参考方药：炙麻黄、杏仁、瓜蒌、生大黄、生石膏、赤芍、水牛角。

必要时可选用安宫牛黄丸以及痰热清、血必净、清开灵、醒脑静注射液等。

甲型 H1N1 流感诊疗方案（2009 年试行版第二版）

2009 年 3 月，墨西哥暴发"人感染猪流感"疫情，并迅速在全球范围内蔓延。此次流感为一种新型呼吸道传染病，其病原为新甲型 H1N1 流感病毒，病毒基因中包含有猪流感、禽流感和人流感三种流感病毒的基因片段。世界卫生组织（WHO）初始将此型流感称为"人感染猪流感"，后将其重新命名为"甲型 H1N1 流感"。6 月 11 日，WHO 宣布将流感大流行警告级别提升为 6 级。

本诊疗方案是在 5 月 8 日公布的第一版诊疗方案的基础上，依据近期国际诊疗研究及我国内地近 300 例甲型 H1N1 流感病例的总结资料修订而成。由于这种甲型 H1N1 流感是一种新发疾病，其疾病规律仍待进一步观察和研究。

一、病原学

甲型 H1N1 流感病毒属于正黏病毒科（Orthomyxoviridae），甲型流感病毒属（Influenza virus A）。典型病毒颗粒呈球状，直径为 80nm~120nm，有囊膜。囊膜上有许多放射状排列的突起糖蛋白，分别是红细胞血凝素（HA）、神经氨酸酶（NA）和基质蛋白 M2。病毒颗粒内为核衣壳，呈螺旋状对称，直径为 10nm。为单股负链 RNA 病毒，基因组约为 13.6kb，由大小不等的 8 个独立片段组成。病毒对乙醇、碘伏、碘酊等常用消毒剂敏感；

对热敏感，56℃条件下 30 分钟可灭活。

二、流行病学

（一）传染源。

甲型 H1N1 流感病人和无症状感染者为主要传染源。虽然猪体内已发现甲型 H1N1 流感病毒，但目前尚无证据表明动物为传染源。

（二）传播途径

主要通过飞沫或气溶胶经呼吸道传播，也可通过口腔、鼻腔、眼睛等处黏膜直接或间接接触传播。接触患者的呼吸道分泌物、体液和被病毒污染的物品亦可能造成传播。

（三）易感人群。

人群普遍易感。

三、临床表现和辅助检查

潜伏期一般为 1~7 天，多为 1~3 天。

（一）临床表现

通常表现为流感样症状，包括发热、咳嗽、咽痛、咯痰、流涕、鼻塞、头痛、全身酸痛、乏力。部分病例出现呕吐和 / 或腹泻。约 10% 病例可不发热。

体征主要包括咽部充血和扁桃体肿大。

可发生肺炎等并发症。少数病例病情进展迅速，出现呼吸衰竭、多脏器功能不全或衰竭。

患者原有的基础疾病亦可被诱发加重，呈现相应的临床表现。

病情严重者可以导致死亡。

（二）实验室检查

1. 外周血象：白细胞总数一般不高或降低。

2. 血生化：部分病例出现低钾血症，少数病例丙氨酸氨基转移酶、天门冬氨酸氨基转移酶升高。

3. 病原学检查：

（1）病毒核酸检测：以 RT-PCR（最好采用 real-time RT-PCR）法检测呼吸道标本（咽拭子、口腔含漱液、鼻咽或气管抽取物、痰）中的甲型 H1N1 流感病毒核酸，结果可呈阳性。

（2）病毒分离：呼吸道标本中可分离出甲型 H1N1 流感病毒。合并病毒性肺炎时肺组织中亦可分离出该病毒。

4. 血清学检查：动态检测血清甲型 H1N1 流感病毒特异性中和抗体水平呈 4 倍或 4 倍以上升高。

（三）胸部影像学检查

合并肺炎时肺内可见片状影像。

四、诊断

本病的诊断主要结合流行病学史、临床表现和病原学检查，早发现、早诊断是防控与有效治疗的关键。

（一）疑似病例

符合下列情况之一即可诊断为疑似病例：

1. 密切接触者发病前 7 天内接触传染期甲型 H1N1 流感病例，并出现流感样临床表现的。

密切接触者是指在未采取有效防护情况下接触传染期甲型 H1N1 流感病例的人群，具体包括：诊断、治疗或护理、探视甲型 H1N1 流感病例的人员；与病例共同生活、工作的人员；接触过病例的呼吸道分泌物、体液的人员。

2. 发病前 7 天内曾到过甲型 H1N1 流感流行（出现病毒的持续人间传播和基于社区水平的流行和暴发）的国家或地区，也包括曾到过明确有甲型 H1N1 流感流行的社区，出现流感样临床表现。

3. 出现流感样临床表现，甲型流感病毒检测阳性，但进一步检测排除既往已存在的亚型。

（二）确诊病例

出现流感样临床表现，同时有以下一种或几种实验室检测结果：

1. 甲型 H1N1 流感病毒核酸检测阳性（可采用 real-time RT-PCR 和 RT-PCR 方法）。

2. 分离到甲型 H1N1 流感病毒。

3. 血清甲型 H1N1 流感病毒的特异性中和抗体水平呈 4 倍或 4 倍以上升高。

五、高危病例及重症病例

（一）高危病例

高危病例是指患甲型 H1N1 流感后可能病情较重，病死率较高的人群。包括：

1. 年龄 < 5 岁的儿童（年龄 < 2 岁更易发生严重并发症）；

2. 年龄 ≥ 65 岁的老年人；

3. 妊娠妇女；

4. 伴有以下疾病或状况者：慢性呼吸系统疾病，心血管系统疾病（高血压除外）、肾病、肝病、血液系统疾病、神经系统及神经肌肉疾病、代谢及内分泌系统疾病、免疫功能抑制（包括应用免疫抑制剂或 HIV 感染等致免疫功能低下）、19 岁以下长期服用阿司匹林者；

5. 集体生活于养老院或其他慢性病疗养机构的人员。

（二）重症病例

当确诊或疑似病例出现以下情况之一时为重症病例：

1. 合并肺炎和 / 或低氧血症、呼吸衰竭。

2. 合并感染中毒性休克。

3. 合并多脏器功能不全或多脏器功能衰竭。

六、临床分类处理原则

（一）疑似病例

在通风条件良好的单人房间进行隔离观察，不可多人同室。安排行甲型 H1N1 流感病毒特异性检查。对其中的高危病例、重症病例应及时给予神经氨酸酶抑制剂（如奥司他韦）治疗。

（二）确诊病例

在通风条件良好的房间进行隔离治疗，可多人同室。对其中的高危病例、重症病例应及时给予神经氨酸酶抑制剂（如奥司他韦）治疗。

七、治疗

（一）一般治疗

休息，多饮水，密切观察病情变化；对高热病例可给予退热治疗。

（二）抗病毒治疗

研究显示，此种甲型 H1N1 流感病毒对神经氨酸酶抑制剂奥司他韦（oseltamivir）、扎那米韦（zanamivir）敏感，对金刚烷胺和金刚乙胺耐药。

对于临床症状较轻且无合并症、病情趋于自限的甲型 H1N1 流感病例，无需积极应用神经氨酸酶抑制剂。对于高危病例、重症病例应及时给予神经氨酸酶抑制剂（如奥司他韦）治疗。

对于需要使用奥司他韦治疗的病例，应尽可能在发病 48 小时内用药（36 小时内最佳），疗程为 5 天。奥司他韦的成人用量为 75mg，一日两次。1 岁及以上年龄的儿童患者应根据体重给药：体重不足 15kg 者，予 30mg，一日两次；体重 15~23kg 者，予 45mg，一日两次；体重 23~40kg 者，予 60mg，一日两次；体重大于 40kg 者，予 75mg，一日两次。对于吞咽胶囊有困难的儿童，可选用奥司他韦混悬液。

（三）其他治疗

1. 如出现低氧血症或呼吸衰竭的情况，应及时给予相应的治疗措施，包括氧疗或机械通气等。

2. 合并休克时给予相应抗休克治疗。

3. 出现其他脏器功能损害时，给予相应支持治疗。

4. 合并细菌感染时，给予相应抗菌药物治疗。

5. 当出现感染中毒性休克、多器官功能不全或衰竭时，可根据当地医疗设施条件，转入具备防控条件的 ICU 治疗。

（四）中医辨证治疗

1. 风热犯卫

主症：发病初期，发热或未发热，咽红不适，轻咳少痰，无汗。

舌脉：舌质红，苔薄或薄腻，脉浮数。

治法：疏风清热。

基本方药：金银花 15g　连翘 15g　桑叶 10g　杭菊花 10g　桔梗 10g　牛蒡子 15g　竹叶 6g　芦根 30g　薄荷^(后下) 3g　生甘草 3g

煎服法：水煎服，一日 1~2 付。

加减：苔厚腻加广藿香、佩兰；咳嗽重加杏仁、枇杷叶；腹泻加川黄连、广木香。

常用中成药：疏风清热、辛凉解表类中成药如疏风解毒胶囊、香菊胶囊、银翘解毒类、桑菊感冒类、双黄连类制剂；藿香正气、葛根芩连类制剂等。

2. 热毒袭肺

主症：高热，咳嗽，痰黏咯痰不爽，口渴喜饮，咽痛，目赤。

舌脉：舌质红，苔黄或腻，脉滑数。

治法：清肺解毒。

基本方药：炙麻黄 3g　杏仁 10g　生甘草 10g　生石膏^(先煎) 30g　知母 10g　浙贝母 10g　桔梗 15g　黄芩 15g　柴胡 15g

煎服法：水煎服，一日 1~2 付。

加减：便秘加生大黄。

常用中成药：清肺解毒类中成药如连花清瘟胶囊、银黄类制剂等。

3. 气营两燔

主症：高热，烦躁不安，甚者神昏，咳嗽，胸闷憋气，或喘促气短。

舌脉：舌质红绛，苔黄，脉细数。

治法：清气凉营。

基本方药：水牛角 15g　生地黄 15g　赤芍 10g　金银花 15g　丹参 12g　连翘 15g　麦冬 10g　竹叶 6g　瓜蒌 30g　生石膏^(先煎) 30g　栀子 12g

煎服法：水煎服，一日 1~2 付。

加减：便秘加生大黄；高热肢体抽搐加羚羊角粉。

常用中成药：安宫牛黄丸、喜炎平、痰热清、血必净、清开灵、醒脑静注射液等。

注：以上药物应在医师指导下使用；剂量供参考，儿童剂量酌减；有并发症、慢性基础病史的患者，随证施治。

八、出院标准

体温正常 3 天，其他流感样症状基本消失，临床情况稳定，咽拭子甲型 H1N1 流感病毒核酸检测阴性。

甲型 H1N1 流感诊疗方案（2009 年第三版）

2009 年 3 月，墨西哥暴发"人感染猪流感"疫情，并迅速在全球范围内蔓延。世界卫生组织（WHO）初始将此型流感称为"人感染猪流感"，后将其更名为"甲型 H1N1 流感"。6 月 11 日，WHO 宣布将甲型 H1N1 流感大流行警告级别提升为 6 级，全球进入流感大流行阶段。此次流感为一种新型呼吸道传染病，其病原为新甲型 H1N1 流感病毒株，病毒基因中包含有猪流感、禽流感和人流感三种流感病毒的基因片段。

本诊疗方案是在 7 月 10 日第二版诊疗方案基础上，依据近期国内外研究成果及我国甲型 H1N1 流感诊疗经验修订而成。由于这种甲型 H1N1 流感是一种新发疾病，其疾病规律仍待进一步观察和研究。

一、病原学

甲型 H1N1 流感病毒属于正黏病毒科（Orthomyxoviridae），甲型流感病毒属（Influenza virus A）。典型病毒颗粒呈球状，直径为 80nm~120nm，有囊膜。囊膜上有许多放射状排列的突起糖蛋白，分别是红细胞血凝素（HA）、神经氨酸酶（NA）和基质蛋白 M2。病毒颗粒内为核衣壳，呈螺旋状对称，直径为 10nm。为单股负链 RNA 病毒，基因组约为 13.6kb，由大小不等的 8 个独立片段组成。病毒对乙醇、碘伏、碘酊等常用消毒剂敏感；对热敏感，56℃条件下 30 分钟可灭活。

二、流行病学

（一）传染源

甲型 H1N1 流感病人为主要传染源，无症状感染者也具有传染性。目前尚无动物传染人类的证据。

（二）传播途径

主要通过飞沫经呼吸道传播，也可通过口腔、鼻腔、眼睛等处黏膜直接或间接接触传播。接触患者的呼吸道分泌物、体液和被病毒污染的物品亦可能引起感染。通过气溶胶经呼吸道传播有待进一步确证。

（三）易感人群

人群普遍易感。

（四）较易成为重症病例的高危人群

下列人群出现流感样症状后，较易发展为重症病例，应当给予高度重视，尽早进行甲型 H1N1 流感病毒核酸检测及其他必要检查。

1. 妊娠期妇女。

2. 伴有以下疾病或状况者：慢性呼吸系统疾病、心血管系统疾病（高血压除外）、肾病、肝病、血液系统疾病、神经系统及神经肌肉疾病、代谢及内分泌系统疾病、免疫功能抑制（包括应用免疫抑制剂或 HIV 感染等致免疫功能低下）、19 岁以下长期服用阿司匹林者。

3. 肥胖者（体重指数 ≥ 40 危险度高，体重指数在 30~39 可能是高危因素）。

4. 年龄＜5 岁的儿童（年龄＜2 岁更易发生严重并发症）。

5. 年龄 ≥ 65 岁的老年人。

三、临床表现和辅助检查

潜伏期一般为 1~7 天，多为 1~3 天。

（一）临床表现

通常表现为流感样症状，包括发热、咽痛、流涕、鼻塞、咳嗽、咯痰、头痛、全身酸痛、乏力。部分病例出现呕吐和 / 或腹泻。少数病例仅有轻微的上呼吸道症状，无发热。体征主要包括咽部充血和扁桃体肿大。

可发生肺炎等并发症。少数病例病情进展迅速，出现呼吸衰竭、多脏器功能不全或衰竭。

可诱发原有基础疾病的加重，呈现相应的临床表现。

病情严重者可以导致死亡。

（二）实验室检查

1. 外周血象检查：白细胞总数一般不高或降低。

2. 血生化检查：部分病例出现低钾血症，少数病例肌酸激酶、天门冬氨酸氨基转移酶、丙氨酸氨基转移酶、乳酸脱氢酶升高。

3. 病原学检查

（1）病毒核酸检测：以 RT-PCR（最好采用 real-time RT-PCR）法检测呼吸道标本（咽拭子、鼻拭子、鼻咽或气管抽取物、痰）中的甲型 H1N1 流感病毒核酸，结果可呈阳性。

（2）病毒分离：呼吸道标本中可分离出甲型 H1N1 流感病毒。

（3）血清抗体检查：动态检测双份血清甲型 H1N1 流感病毒特异性抗体水平呈 4 倍或 4 倍以上升高。

（三）胸部影像学检查

合并肺炎时肺内可见片状阴影。

四、诊断

诊断主要结合流行病学史、临床表现和病原学检查，早发现、早诊断是防控与有效治疗的关键。

（一）疑似病例

符合下列情况之一即可诊断为疑似病例：

1. 发病前 7 天内与传染期甲型 H1N1 流感确诊病例有密切接触，并出现流感样临床表现。

密切接触是指在未采取有效防护的情况下，诊治、照看传染期甲型 H1N1 流感患者；与患者共同生活；接触过患者的呼吸道分泌物、体液等。

2. 发病前 7 天内曾到过甲型 H1N1 流感流行（出现病毒的持续人间传播和基于社区水平的流行和暴发）的地区，出现流感样临床表现。

3. 出现流感样临床表现，甲型流感病毒检测阳性，尚未进一步检测病毒亚型。

对上述 3 种情况，在条件允许的情况下，可安排甲型 H1N1 流感病原学检查。

（二）临床诊断病例

仅限于以下情况作出临床诊断：同一起甲型 H1N1 流感暴发疫情中，未经实验室确诊的流感样症状病例，在排除其他致流感样症状疾病时，可诊断为临床诊断病例。

甲型 H1N1 流感暴发是指一个地区或单位短时间出现异常增多的流感样病例，经实验室检测确认为甲型 H1N1 流感疫情。

在条件允许的情况下，临床诊断病例可安排病原学检查。

（三）确诊病例

出现流感样临床表现，同时有以下一种或几种实验室检测结果：

1. 甲型 H1N1 流感病毒核酸检测阳性（可采用 real-time RT-PCR 和 RT-PCR 方法）；

2. 分离到甲型 H1N1 流感病毒；

3. 双份血清甲型 H1N1 流感病毒的特异性抗体水平呈 4 倍或 4 倍以上升高。

五、重症与危重病例

（一）出现以下情况之一者为重症病例

1. 持续高热＞ 3 天。

2. 剧烈咳嗽，咳脓痰、血痰，或胸痛。

3. 呼吸频率快，呼吸困难，口唇发绀。

4. 神志改变：反应迟钝、嗜睡、躁动、惊厥等。

5. 严重呕吐、腹泻，出现脱水表现。

6. 影像学检查有肺炎征象。

7. 肌酸激酶（CK）、肌酸激酶同工酶（CK-MB）等心肌酶水平迅速增高。

8. 原有基础疾病明显加重。

（二）出现以下情况之一者为危重病例

1. 呼吸衰竭。

2. 感染中毒性休克。

3. 多脏器功能不全。

4. 出现其他需进行监护治疗的严重临床情况。

六、临床分类处理原则

（一）疑似病例

在通风条件良好的房间单独隔离。住院病例须做甲型 H1N1 流感病原学检查。

（二）临床诊断病例

在通风条件良好的房间单独隔离。住院病例须做甲型 H1N1 流感病原学检查。

（三）确诊病例

在通风条件良好的房间进行隔离。住院病例可多人同室。

七、住院原则

根据患者病情及当地医疗资源状况，按照重症优先的原则安排住院治疗。

（一）优先收治重症与危重病例入院。对危重病例，根据当地医疗设施条件，及时转入具备防控条件的重症医学科（ICU）治疗。

（二）不具备重症与危重病例救治条件的医疗机构，在保证医疗安全的前提下，要及时将病例转运到具备条件的医院；病情不适宜转诊时，当地卫生行政部门或者上级卫生行政部门要组织专家就地进行积极救治。

（三）高危人群感染甲型 H1N1 流感较易成为重症病例，宜安排住院诊治。如实施居家隔离治疗，应密切监测病情，一旦出现病情恶化须及时安排住院诊治。

（四）轻症病例可安排居家隔离观察与治疗。

八、治疗

（一）一般治疗

休息，多饮水，密切观察病情变化；对高热病例可给予退热治疗。

（二）抗病毒治疗

研究显示，此种甲型 H1N1 流感病毒目前对神经氨酸酶抑制剂奥司他韦（oseltamivir）、扎那米韦（zanamivir）敏感，对金刚烷胺和金刚乙胺耐药。

对于临床症状较轻且无合并症、病情趋于自限的甲型 H1N1 流感病例，无需积极应用神经氨酸酶抑制剂。

对于发病时即病情严重、发病后病情呈动态恶化的病例，感染甲型 H1N1 流感的高危人群应及时给予神经氨酸酶抑制剂进行抗病毒治疗。开始给药时间应尽可能在发病 48 小时以内（以 36 小时内为最佳）。对于较易成为重症病例的高危人群，一旦出现流感样症状，不一定等待病毒核酸检测结果，即可开始抗病毒治疗。孕妇在出现流感样症状之后，宜尽早给予神经氨酸酶抑制剂治疗。

奥司他韦：成人用量为 75mg b.i.d.，疗程为 5 天。对于危重或重症病例，奥司他韦剂量可酌情加至 150mg b.i.d.。对于病情迁延病例，可适当延长用药时间。1 岁及以上年龄的儿童患者应根据体重给药：体重不足 15kg 者，予 30mg b.i.d.；体重 15~23kg 者，予 45mg b.i.d.；体重 23~40kg 者，予 60mg b.i.d.；体重大于 40kg 者，予 75mg b.i.d.。对于吞咽胶囊有困难的儿童，可选用奥司他韦混悬液。

扎那米韦：用于成人及 7 岁以上儿童。成人用量为 10mg 吸入 b.i.d.，疗程为 5 天。7 岁及以上儿童用法同成人。

（三）其他治疗

1. 如出现低氧血症或呼吸衰竭，应及时给予相应的治疗措施，包括氧疗或机械通气等。

2. 合并休克时给予相应抗休克治疗。

3. 出现其他脏器功能损害时，给予相应支持治疗。

4. 合并细菌和 / 或真菌感染时，给予相应抗菌和 / 或抗真菌药物治疗。

5. 对于重症和危重病例，也可以考虑使用甲型 H1N1 流感近期康复者恢复期血浆或疫苗接种者免疫血浆进行治疗。

对发病 1 周内的重症和危重病例，在保证医疗安全的前提下，宜早期使用。推荐用法：一般成人 100~200ml，儿童 50ml（或者根据血浆特异性抗体滴度调整用量），静脉输入。必要时可重复使用。使用过程中，注意过敏反应。

（四）中医辨证治疗

轻症辨证治疗方案

1. 风热犯卫

主症：发病初期，发热或未发热，咽红不适，轻咳少痰，无汗。

舌脉：舌质红，苔薄或薄腻，脉浮数。

治法：疏风清热。

基本方药：金银花 15g　连翘 15g　桑叶 10g　杭菊花 10g　桔梗 10g　牛蒡子 15g　竹叶 6g　芦根 30g　薄荷（后下）3g　生甘草 3g

煎服法：水煎服，每剂水煎 400ml，每次口服 200ml，1 日 2 次；必要时可日服 2 剂，每 6 小时口服 1 次，每次 200ml。

加减：苔厚腻加广藿香、佩兰；咳嗽重加杏仁、枇杷叶；腹泻加川黄连、广木香；咽痛重加锦灯笼。

常用中成药：疏风清热类中成药如疏风解毒胶囊、香菊胶囊、银翘解毒类、桑菊感冒类、双黄连类口服制剂；藿香正气、葛根芩连类制剂等。

2. 热毒袭肺

主症：高热，咳嗽，痰黏咯痰不爽，口渴喜饮，咽痛，目赤。

舌脉：舌质红，苔黄或腻，脉滑数。

治法：清肺解毒。

基本方药：炙麻黄 3g　杏仁 10g　生甘草 10g　生石膏（先煎）30g　知母 10g　浙贝母

10g　桔梗 15g　黄芩 15g　柴胡 15g

煎服法：水煎服，每剂水煎 400ml，每次口服 200ml，1 日 2 次；必要时可日服 2 剂，每 6 小时口服 1 次，每次 200ml。

加减：便秘加生大黄；持续高热加青蒿、丹皮。

常用中成药：清肺解毒类中成药如连花清瘟胶囊、银黄类制剂、莲花清热类制剂等。

重症与危重症辨证治疗方案

1. 热毒壅肺

主症：高热，咳嗽咯痰、痰黄，喘促气短；或心悸，躁扰不安，口唇紫黯。

舌脉：舌质红，苔黄腻或灰腻，脉滑数。

治法：清热泻肺，解毒散瘀。

基本方药：炙麻黄 5g　生石膏$^{(先煎)}$30g　杏仁 10g　知母 10g　鱼腥草 15g　葶苈子 10g　金荞麦 10g　黄芩 10g　浙贝母 10g　生大黄$^{(后下)}$10g　丹皮 10g　青蒿 15g

煎服法：水煎服，每剂水煎 400ml，每次口服 200ml，1 日 2 次；必要时可日服 2 剂，每 6 小时口服 1 次，每次 200ml。

加减：持续高热，神昏谵语加安宫牛黄丸；抽搐加羚羊角、僵蚕、广地龙等；腹胀便结加枳实、元明粉。

常用中成药：喜炎平、痰热清、清开灵注射液。

2. 气营两燔

主症：高热，口渴，烦躁不安，甚者神昏谵语，咳嗽或咯血，胸闷憋气气短。

舌脉：舌质红绛，苔黄，脉细数。

治法：清气凉营。

基本方药：水牛角 30g　生地黄 15g　赤芍 10g　金银花 15g　丹参 12g　连翘 15g　麦冬 10g　竹叶 6g　瓜蒌 30g　生石膏$^{(先煎)}$30g　栀子 12g

煎服法：水煎服，每剂水煎 400ml，每次口服 200ml，1 日 2 次；必要时可日服 2 剂，每 6 小时口服 1 次，每次 200ml。

加减：便秘加生大黄；高热肢体抽搐加羚羊角粉。

常用中成药：安宫牛黄丸、血必净、醒脑静注射液等。

注：以上药物应在医师指导下使用；剂量供参考，儿童剂量酌减；有并发症、慢性基础病史的患者，随证施治。若见休克、多器官功能障碍综合征或合并其他严重疾病者，在应用西医治疗的同时，根据实际情况随证施治。

九、出院标准

1. 体温正常 3 天，其他流感样症状基本消失，临床情况稳定，可以出院。

2. 因基础疾病或合并症较重，需较长时间住院治疗的甲型 H1N1 流感病例，在咽拭子甲型 H1N1 流感病毒核酸检测转为阴性后，可从隔离病房转至相应病房做进一步治疗。

甲型 H1N1 流感诊疗方案（2010 年版）

2009 年 3 月，墨西哥暴发"人感染猪流感"疫情，并迅速在全球范围内蔓延。世界卫生组织（WHO）初始将此型流感称为"人感染猪流感"，后将其更名为"甲型 H1N1 流感"。6 月 11 日，WHO 宣布将甲型 H1N1 流感大流行警告级别提升为 6 级，全球进入流感大流行阶段。此次流感为一种新型呼吸道传染病，其病原为新甲型 H1N1 流感病毒株，病毒基因中包含有猪流感、禽流感和人流感三种流感病毒的基因片段。

本诊疗方案是在《甲型 H1N1 流感诊疗方案（2009 年第三版）》基础上，结合近期国内外研究成果及我国甲型 H1N1 流感诊疗经验，增加了有关儿童及孕产妇患者的临床特点及治疗原则修订而成。由于这种甲型 H1N1 流感是一种新发疾病，其疾病规律仍待进一步观察和研究。

一、病原学

甲型 H1N1 流感病毒属于正黏病毒科（Orthomyxoviridae），甲型流感病毒属（Influenza virus A）。典型病毒颗粒呈球状，直径为 80~120nm，有囊膜。囊膜上有许多放射状排列的突起糖蛋白，分别是红细胞血凝素（HA）、神经氨酸酶（NA）和基质蛋白 M2。病毒颗粒内为核衣壳，呈螺旋状对称，直径为 10nm。为单股负链 RNA 病毒，基因组约为 13.6kb，由大小不等的 8 个独立片段组成。病毒对乙醇、碘伏、碘酊等常用消毒剂敏感；对热敏感，56℃条件下 30 分钟可灭活。

二、流行病学

（一）传染源

甲型 H1N1 流感病人为主要传染源，无症状感染者也具有一定的传染性。目前尚无动物传染人类的证据。

（二）传播途径

主要通过飞沫经呼吸道传播，也可通过口腔、鼻腔、眼睛等处黏膜直接或间接接触传播。接触患者的呼吸道分泌物、体液和被病毒污染的物品也可能引起感染。通过气溶胶经呼吸道传播有待进一步确证。

（三）易感人群

人群普遍易感。接种甲型 H1N1 流感疫苗可有效预防感染。

（四）较易成为重症病例的高危人群

下列人群出现流感样症状后，较易发展为重症病例，应给予高度重视，尽早进行甲型 H1N1 流感病毒核酸检测及其他必要检查。

1. 妊娠期妇女。

2. 伴有以下疾病或状况者：慢性呼吸系统疾病、心血管系统疾病（高血压除外）、肾病、肝病、血液系统疾病、神经系统及神经肌肉疾病、代谢及内分泌系统疾病、免疫功能抑制（包括应用免疫抑制剂或 HIV 感染等致免疫功能低下）、19 岁以下长期服用阿司匹林者。

3. 肥胖者（体重指数大于 30）。

4. 年龄 < 5 岁的儿童（年龄 < 2 岁更易发生严重并发症）。

5. 年龄 ≥ 65 岁的老年人。

三、临床表现和辅助检查

潜伏期一般为 1~7 天，多为 1~3 天。

（一）临床表现

通常表现为流感样症状，包括发热、咽痛、流涕、鼻塞、咳嗽、咯痰、头痛、全身酸痛、乏力。部分病例出现呕吐和 / 或腹泻。少数病例仅有轻微的上呼吸道症状，无发热。体征主要包括咽部充血和扁桃体肿大。

可发生肺炎等并发症。少数病例病情进展迅速，出现呼吸衰竭、多脏器功能不全或衰竭。

新生儿和小婴儿流感样症状常不典型，可表现为低热、嗜睡、喂养困难、呼吸急促、呼吸暂停、发绀和脱水。儿童病例易出现喘息，部分儿童病例出现中枢神经系统损害。

妊娠中晚期妇女感染甲型 H1N1 流感后较多表现为气促，易发生肺炎、呼吸衰竭等。妊娠期妇女感染甲型 H1N1 流感后可能导致流产、早产、胎儿窘迫、胎死宫内等不良妊娠结局。

可诱发原有基础疾病的加重，呈现相应的临床表现。

病情严重者可以导致死亡。

（二）实验室检查

1. 外周血象检查　白细胞总数一般正常或降低。部分儿童重症病例可出现白细胞总数升高。

2. 血生化检查　部分病例出现低钾血症，少数病例肌酸激酶、天门冬氨酸氨基转移酶、丙氨酸氨基转移酶、乳酸脱氢酶升高。

3. 病原学检查

（1）病毒核酸检测：以 RT-PCR（最好采用 real-time RT-PCR）法检测呼吸道标本（咽拭子、鼻拭子、鼻咽或气管抽取物、痰）中的甲型 H1N1 流感病毒核酸，结果可呈阳性。

（2）病毒分离：呼吸道标本中可分离出甲型 H1N1 流感病毒。

（3）血清抗体检查：动态检测双份血清甲型 H1N1 流感病毒特异性抗体水平呈 4 倍或 4 倍以上升高。

（三）胸部影像学检查

甲型 H1N1 流感肺炎在 X 线胸片和 CT 的基本影像表现为肺内片状影，为肺实变或磨玻璃密度，可合并网、线状和小结节影。片状影为局限性或多发、弥漫性分布，较多为双侧病变。可合并胸腔积液。儿童病例肺内片状影出现较早，多发及散在分布多见，易出现过度充气，影像学表现变化快，病情进展时病灶扩大融合，可出现气胸、纵隔气肿等征象。

孕妇行胸部影像学检查时注意做好对胎儿的防护。

四、诊断

诊断主要结合流行病学史、临床表现和病原学检查，早发现、早诊断是防控与有效治疗的关键。

（一）疑似病例

符合下列情况之一即可诊断为疑似病例：

1. 发病前 7 天内与传染期甲型 H1N1 流感确诊病例有密切接触，并出现流感样临床表现。

密切接触是指在未采取有效防护的情况下，诊治、照看传染期甲型 H1N1 流感患者；与患者共同生活；接触过患者的呼吸道分泌物、体液等。

2. 出现流感样临床表现，甲型流感病毒检测阳性，尚未进一步检测病毒亚型。

对上述 2 种情况，在条件允许的情况下，可安排甲型 H1N1 流感病原学检查。

（二）临床诊断病例

仅限于以下情况作出临床诊断：同一起甲型 H1N1 流感暴发疫情中，未经实验室确诊的流感样症状病例，在排除其他致流感样症状疾病时，可诊断为临床诊断病例。

甲型 H1N1 流感暴发是指一个地区或单位短时间出现异常增多的流感样病例，经实验室检测确认为甲型 H1N1 流感疫情。

在条件允许的情况下，临床诊断病例可安排病原学检查。

（三）确诊病例

出现流感样临床表现，同时有以下一种或几种实验室检测结果：

1. 甲型 H1N1 流感病毒核酸检测阳性（可采用 real-time RT-PCR 和 RT-PCR 方法）。

2. 分离到甲型 H1N1 流感病毒。

3. 双份血清甲型 H1N1 流感病毒的特异性抗体水平呈 4 倍或 4 倍以上升高。

五、重症与危重病例

（一）出现以下情况之一者为重症病例

1. 持续高热 > 3 天，伴有剧烈咳嗽，咳脓痰、血痰，或胸痛。

2. 呼吸频率快，呼吸困难，口唇发绀。

3. 神志改变：反应迟钝、嗜睡、躁动、惊厥等。

4. 严重呕吐、腹泻，出现脱水表现。

5. 合并肺炎。

6. 原有基础疾病明显加重。

（二）出现以下情况之一者为危重病例

1. 呼吸衰竭。

2. 感染中毒性休克。

3. 多脏器功能不全。

4. 出现其他需进行监护治疗的严重临床情况。

六、临床分类处理原则

（一）疑似病例

在通风条件良好的房间单独隔离。住院病例须做甲型 H1N1 流感病原学检查。

（二）临床诊断病例

在通风条件良好的房间单独隔离。住院病例须做甲型 H1N1 流感病原学检查。

（三）确诊病例

在通风条件良好的房间进行隔离。住院病例可多人同室。

七、住院原则

根据患者病情及当地医疗资源状况，按照重症优先的原则安排住院治疗。

（一）优先收治重症与危重病例入院。对危重病例，根据当地医疗设施条件，及时转入具备防控条件的重症医学科（ICU）治疗。

（二）不具备重症与危重病例救治条件的医疗机构，在保证医疗安全的前提下，要及时将病例转运到具备条件的医院；病情不适宜转诊时，当地卫生行政部门或者上级卫生行政部门要组织专家就地进行积极救治。

（三）高危人群感染甲型 H1N1 流感较易成为重症病例，宜安排住院诊治。如实施居家隔离治疗，应密切监测病情，一旦出现病情恶化须及时安排住院诊治。

妊娠中晚期妇女感染甲型 H1N1 流感应密切观察病情变化，对患者的全身状况以及胎儿宫内状况进行综合评估，及时住院诊治。

（四）轻症病例可安排居家观察与治疗。

八、治疗

（一）一般治疗

休息，多饮水，密切观察病情变化；对高热病例可给予退热治疗。

（二）抗病毒治疗

研究显示，此种甲型 H1N1 流感病毒目前对神经氨酸酶抑制剂奥司他韦

（oseltamivir）、扎那米韦（zanamivir）敏感，对金刚烷胺和金刚乙胺耐药。也可考虑使用盐酸阿比朵尔、牛黄清感胶囊等其他抗病毒药物。

对于临床症状较轻且无合并症、病情趋于自限的甲型 H1N1 流感病例，无需积极应用神经氨酸酶抑制剂。

感染甲型 H1N1 流感的高危人群应及时给予神经氨酸酶抑制剂进行抗病毒治疗。开始给药时间应尽可能在发病 48 小时以内（以 36 小时内为最佳）。不一定等待病毒核酸检测结果，即可开始抗病毒治疗。孕妇在出现流感样症状之后，宜尽早给予神经氨酸酶抑制剂治疗。

对于就诊时病情严重、病情呈进行性加重的病例，须及时用药，即使发病已超过 48 小时，也应使用。

奥司他韦：成人用量为 75mg，一日两次，疗程为 5 天。对于危重或重症病例，奥司他韦剂量可酌情加至 150mg，一日两次。对于病情迁延病例，可适当延长用药时间。1 岁及以上年龄的儿童患者应根据体重给药：体重不足 15kg 者，予 30mg，一日两次；体重 15~23kg 者，予 45mg，一日两次；体重 23~40kg 者，予 60mg，一日两次；体重大于 40kg 者，予 75mg，一日两次。

扎那米韦：用于成人及 7 岁以上儿童。成人用量为 10mg 吸入，一日两次，疗程为 5 天。7 岁及以上儿童用法同成人。

（三）其他治疗

1. 如出现低氧血症或呼吸衰竭，应及时给予相应的治疗措施，包括氧疗或机械通气等。

2. 合并休克时给予相应抗休克治疗。

3. 出现其他脏器功能损害时，给予相应支持治疗。

4. 出现继发感染时，给予相应抗感染治疗。

5. 18 岁以下患者避免应用阿司匹林类药物退热。

6. 妊娠期的甲型 H1N1 流感危重病例，应结合病人的病情严重程度、并发症和合并症发生情况、妊娠周数及病人和家属的意愿等因素，考虑终止妊娠的时机和方式。

7. 对于重症和危重病例，也可以考虑使用甲型 H1N1 流感近期康复者恢复期血浆或疫苗接种者免疫血浆进行治疗。

对发病 1 周内的重症和危重病例，在保证医疗安全的前提下，宜早期使用。推荐用法：成人 100~200ml，儿童酌情减量，静脉输入。必要时可重复使用。使用过程中，注意过敏反应。

（四）中医辨证治疗

1. 轻症辨证治疗方案

（1）风热犯卫

主症：发病初期，发热或未发热，咽红不适，轻咳少痰，无汗。

舌脉：舌质红，苔薄或薄腻，脉浮数。

治法：疏风清热。

基本方药：金银花 15g　连翘 15g　桑叶 10g　菊花 10g　桔梗 10g　牛蒡子 15g　竹叶 6g　芦根 30g　薄荷（后下）3g　生甘草 3g

煎服法：水煎服，每剂水煎 400ml，每次口服 200ml，1 日 2 次；必要时可日服 2 剂，每 6 小时口服 1 次，每次 200ml。

加减：苔厚腻加藿香 10g、佩兰 10g；咳嗽重加杏仁 10g、炙枇杷叶 10g；腹泻加黄连 6g、木香 3g；咽痛重加锦灯笼 9g。若呕吐可先用黄连 6g，苏叶 10g 水煎频服。

常用中成药：疏风清热类中成药如疏风解毒胶囊、银翘解毒类、桑菊感冒类、双黄连类口服制剂，藿香正气类、葛根芩连类制剂等。

儿童可选儿童抗感颗粒、小儿豉翘清热颗粒、银翘解毒颗粒、小儿感冒颗粒、小儿退热颗粒。

（2）热毒袭肺

主症：高热，咳嗽，痰黏咯痰不爽，口渴喜饮，咽痛，目赤。

舌脉：舌质红，苔黄或腻，脉滑数。

治法：清肺解毒。

基本方药：炙麻黄 5g　杏仁 10g　生石膏（先煎）35g　知母 10g　浙贝母 10g　桔梗 10g　黄芩 15g　柴胡 15g　生甘草 10g

煎服法：水煎服，每剂水煎 400ml，每次口服 200ml，1 日 2 次；必要时可日服 2 剂，每 6 小时口服 1 次，每次 200ml。

加减：便秘加生大黄（后下）6g；持续高热加青蒿 15g、丹皮 10g。

常用中成药：清肺解毒类如连花清瘟胶囊、银黄类制剂、莲花清热类制剂等。

儿童可选小儿肺热咳喘颗粒（口服液）、小儿咳喘灵颗粒（口服液）、羚羊角粉冲服。

2. 重症辨证治疗方案

（1）毒热壅肺

主症：高热不退，咳嗽重，少痰或无痰，喘促短气，头身痛；或伴心悸，躁扰不安。

舌脉：舌质红，苔薄黄或腻，脉弦数。

治法：解毒清热，泻肺活络。

基本方药：炙麻黄 6g　生石膏（先煎）45g　杏仁 9g　知母 10g　鱼腥草 15g　葶苈子 10g　黄芩 10g　浙贝母 10g　生大黄（后下）6g　青蒿 15g　赤芍 10g　生甘草 3g

煎服法：水煎服，每剂水煎 400ml，每次口服 200ml，1 日 2 次；必要时可日服 2 剂，每 6 小时口服 1 次，每次 200ml。也可鼻饲或结肠滴注。

加减：持续高热加羚羊角粉 0.6g（分冲）；腹胀便秘加枳实 9g、元明粉 6g（分冲）。

中药注射剂：喜炎平 500mg/d 或热毒宁注射剂 20ml/d，丹参注射液 20ml/d。

（2）毒热闭肺

主症：壮热，烦躁，喘憋短气，咳嗽剧烈，痰不易咯出，或伴咯血或痰中带血，咯

267

粉红色血水，或心悸。

舌脉：舌红或紫黯，苔黄腻，脉弦细数。

治法：解毒开肺，凉血散瘀。

基本方药：炙麻黄 6g 生石膏^{（先煎）}45g 桑白皮 15g 黄芩 10g 葶苈子 20g 马鞭草 30g 大青叶 10g 生茜草 15g 丹皮 10g 生大黄^{（后下）}6g 西洋参 10g 生甘草 3g

煎服法：水煎服，每剂水煎 400ml，每次口服 200ml，1 日 2 次；必要时可日服 2 剂，每 6 小时口服 1 次，每次 200ml。也可鼻饲或结肠滴注。

加减：咯血或痰中带血加生侧柏叶 30g、仙鹤草 30g、白茅根 30g；痰多而黏加金荞麦 20g、胆南星 6g、芦根 30g。

中药注射剂：喜炎平 500mg/d 或热毒宁注射剂 20ml/d，丹参注射液 20ml/d。可加用参麦注射液 20ml/d。

3. 危重症辨证治疗方案

（1）气营两燔

主症：高热难退，咳嗽有痰，喘憋气短，烦躁不安，甚至神识昏蒙，乏力困倦，唇甲色紫。

舌脉：舌质红绛或黯淡，苔黄或厚腻，脉细数。

治法：清气凉营，固护气阴。

基本方药：羚羊角粉^{（分冲）}1.2g 生地黄 15g 元参 15g 黄连 6g 生石膏^{（先煎）}30g 栀子 12g 赤芍 10g 紫草 10g 丹参 12g 西洋参 15g 麦冬 10g 竹叶 6g

煎服法：水煎服，每剂水煎 400ml，每次口服 200ml，1 日 2 次；必要时可日服 2 剂，每 6 小时口服 1 次，每次 200ml。也可鼻饲或结肠滴注。

加减：痰多加天竺黄 10g；神识昏蒙加服安宫牛黄丸；大便秘结加生大黄（后下）10g；痰中带血加生侧柏叶 15g、生藕节 15g、白茅根 30g。

中药注射剂：喜炎平 500mg/d 或热毒宁注射剂 20ml/d，丹参注射液 20ml/d，参麦注射液 40ml/d。

（2）毒热内陷，内闭外脱

主症：神识昏蒙、淡漠，口唇爪甲紫黯，呼吸浅促，咯粉红色血水，胸腹灼热，四肢厥冷，汗出，尿少。

舌脉：舌红绛或黯淡，脉沉细数。

治法：益气固脱，清热解毒。

基本方药：生晒参 15g 炮附子^{（先煎）}10g 黄连 6g 金银花 20g 生大黄^{（后下）}6g 青蒿^{（后下）}15g 山萸肉 15g 枳实 10g 郁金 15g 炙甘草 5g

煎服法：水煎服，日一剂，口服或鼻饲。

加减：胸腹灼热、四末不温、皮肤发花加僵蚕 10g、石菖蒲 10g。

中药注射剂：喜炎平 500mg/d 或热毒宁注射剂 20ml/d，丹参注射液 20ml/d，参附注射液 60ml/d，生脉注射液或参麦注射液 40ml/d。

4. 恢复期辨证治疗方案

气阴两虚，正气未复

主症：神倦乏力，气短，咳嗽，痰少，纳差。

舌脉：舌黯或淡红，苔薄腻，脉弦细。

治法：益气养阴。

基本方药：太子参 15g　麦冬 15g　五味子 10g　丹参 15g　浙贝母 10g　杏仁 10g　青蒿（后下）10g　炙枇杷叶 10g　生薏米 30g　白薇 10g　焦三仙各 10g

煎服法：水煎服，日一剂。

注：

1. 妊娠期妇女发病，治疗参考成人方案，避免使用妊娠禁忌药，治病与安胎并举，以防流产，并应注意剂量，中病即止。

2. 儿童用药可参考成人治疗方案，根据儿科规定调整剂量，无儿童适应证的中成药、注射液不宜使用。

九、出院标准

（一）体温正常 3 天，其他流感样症状基本消失，临床情况稳定，可以出院。

（二）因基础疾病或合并症较重，需继续住院治疗的甲型 H1N1 流感病例，在咽拭子甲型 H1N1 流感病毒核酸检测转为阴性后，可从隔离病房转至相应病房做进一步治疗。

相关通知公告

卫生部国家中医药管理局关于在卫生应急工作中
充分发挥中医药作用的通知

国中医药发〔2009〕11 号

各省、自治区、直辖市卫生厅局、中医药管理局，新疆生产建设兵团卫生局：

中医药是中国特色医药卫生事业的重要组成部分，与西医药共同承担着维护和增进人民健康的重要任务，是突发公共事件卫生应急工作的重要力量。近年来，中医药在突发急性传染病类突发公共卫生事件防治和突发公共事件医疗卫生救援工作中发挥了积极作用，取得了良好效果。为进一步健全突发公共事件卫生应急机制，提高卫生应急能力，充分发挥中医药的优势和在卫生应急工作中的作用，现将有关事宜通知如下：

一、中西医结合协同做好突发公共事件卫生应急工作

在同级人民政府的统一领导和指挥下，在卫生行政部门和中医药管理部门的指导协

调下，贯彻落实中西医并重的方针，注重发挥中医药的特色和优势，按照有关预案规定，各类医疗卫生机构通力合作，在突发公共事件卫生应急中发挥中医药作用，按照中西结合、整合资源、统一领导、密切配合的原则，在各自的职责范围内协同做好突发公共事件卫生应急工作。

二、建立中医药参与突发公共事件卫生应急工作的协调机制

（一）建立完善组织体系

1. 各级卫生行政部门成立的卫生应急工作领导小组中，应有中医药管理部门和中医药管理人员参加，建立中西医统一领导、统一指挥、密切配合、协调一致的运行机制。

2. 各级中医药管理部门应组建中医药系统突发公共事件卫生应急组织领导体系，作为同级突发公共事件卫生应急组织指挥体系的有机组成部分。

3. 各级卫生行政部门组建的卫生应急专家组中，应有中医药专家参加。

4. 各级中医药管理部门应组建突发公共事件卫生应急中医药专家队伍。

5. 根据事件处置需要，各级卫生行政部门成立的现场卫生应急指挥部中应有中医药管理人员参加。

6. 各级卫生行政部门在部署突发公共事件卫生应急工作任务时，要将各级各类中医医疗机构纳入。

（二）建立完善协调制度

1. 各级卫生行政部门按照规定启动卫生应急响应时，要及时与中医药管理部门沟通，通报情况，并根据需要组织相关中医药人员和中医医疗机构实施响应措施。

2. 各级中医药管理部门要主动与有关部门进行沟通，积极参与并组织开展突发公共事件卫生应急工作。

3. 各级中医医疗机构要按照统一部署和要求，接受统一指挥，积极运用中医药技术方法开展卫生应急工作。

4. 各级卫生行政部门和中医药管理部门要加强沟通，在卫生应急信息网络的建设中，把各级中医药管理部门和中医医疗机构作为重要组成部分，实现卫生行政部门、中医药管理部门和各级各类医疗机构之间的信息共享。

三、切实做好中医药参与突发公共事件卫生应急的保障工作

（一）做好整体规划和经费保障

各级卫生行政部门要将中医药纳入卫生应急体系总体规划中，在制定卫生应急体系建设等相关规划、安排信息系统和机构建设、组织人员培训及安排卫生应急经费和物资储备时，要提供必要的支持和保证。

（二）加强技术指导

1. 根据突发公共事件发生后的具体情况，及时组织专家制定中医药参与卫生应急

的技术方案，或在相关技术方案中纳入中医药内容，充分体现中西医技术方法的有机结合。

2. 不断总结中医药参与突发公共事件卫生应急工作经验，及时对技术方案进行调整和完善。

3. 各级卫生行政部门、中医药管理部门要加强对医疗机构的指导，鼓励在运用现代技术的同时运用中医药技术和方法开展卫生应急工作。

4. 在技术方案制定、医疗救治培训等工作中，充分发挥中医药专家的作用。

5. 支持和鼓励中医药人员开展中医药参与突发公共事件卫生应急工作的科学研究。

（三）加强能力建设

1. 各级卫生行政部门、中医药管理部门要加强对中医医疗机构和中医药人员参与突发公共事件卫生应急工作的组织管理，定期开展培训和演练。

2. 各级中医医疗机构要提高突发公共事件卫生应急能力建设，配备必需的设施设备，组建卫生应急队伍并保证队伍稳定，加强中医药卫生应急专业技术培训，提高中医药卫生应急救治水平。

3. 各级中医医疗机构要将具有中医特色的应急技术加以整理、研究和提高，在临床中充分发挥中医药的作用。

（四）加强宣传引导

各级政府、卫生行政部门、中医药管理部门和其他有关部门以及中医医院要通过电视、广播、报纸、互联网、手册等大众传媒，对社会公众广泛开展中医药应对突发公共事件的宣传教育，普及中医药防治知识，提高公众应用中医药的防护意识和自救能力，为在突发公共事件卫生应急中充分发挥中医药作用创造良好的社会氛围。

二〇〇九年四月二十四日

国家中医药管理局关于进一步做好甲型 H1N1 流感中医药防控工作的通知

国中医药发〔2009〕14 号

各省、自治区、直辖市卫生厅局、中医药管理局，新疆生产建设兵团卫生局，局各直属单位；北京中医药大学：

近期，部分国家和地区相继发生的甲型 H1N1 流感疫情，已成为全球高度关注的公共卫生事件。目前全球疫情仍在继续蔓延，我国也已经出现确诊病例，防控形势十分严峻。对此，党中央、国务院高度重视，多次召开专题会议进行研究部署，并明确提出要重视发挥中医药在防治工作中的作用。为贯彻落实国务院常务会议精神，进一步做好甲型 H1N1 流感中医药防控工作，现就有关工作通知如下：

一、进一步提高认识，切实加强组织领导

各级中医药管理部门应当牢固树立大局意识、政治意识和责任意识，深刻认识做好甲型 H1N1 流感中医药防控工作的重要性，认真贯彻落实国务院常务会议精神，切实加强领导和工作部署。在当地党委、政府的统一领导下，认真研究制定落实国务院提出的近期十项重点工作的具体措施。要与有关部门密切配合，在当地建立的多部门联防联控工作机制中发挥应有的作用，特别是要进一步加强与当地卫生行政部门的沟通协调，尽快建立中西医统一领导、统一指挥、密切配合、协调一致的运行机制。

各省级中医药管理部门要尽快组建甲型 H1N1 流感中医药防控工作领导小组，并作为卫生行政部门组建的防控领导小组的组成部分。要密切关注疫情的变化，及时了解相关信息和工作进展，做到资源共享、有效协调。要根据本次疫情特点和本地区的实际情况，制订完善应急预案和工作方案，并纳入到卫生行政部门制订的预案中。

二、强化中医药人员技术培训，做好防控应急物资储备

各级中医药管理部门要积极开展甲型 H1N1 流感的中医药防控工作，提高中医医疗机构和中医药人员的防范意识。要加强对中医药专业技术人员的培训，及时组织开展预案演练，不断提高防治能力和水平，重点要加强诊断治疗、消毒隔离和个人防护等相关知识的培训，特别是加强《甲型 H1N1 流感诊疗方案（2009 年试行版第一版）》和《甲型 H1N1 流感中医药预防方案（2009 版）》的中医药防治知识培训。中医医疗机构要按照要求，做好床位、设施、设备、药品和防护用具的储备工作，特别是要加强对有关中药饮片和中成药的储备。

三、做好应急准备工作，确保各项措施落实到位

各级中医医疗机构要根据本单位的实际情况，研究制定甲型 H1N1 流感防控工作预案，明确职责和任务分工，提出具体的措施和要求。要严格按照《预检分诊管理办法》要求，加强感染性疾病科和发热门诊的建设，做好门（急）诊就诊病人的预检分诊工作，防止误诊、漏诊。要加强对不明原因肺炎和流感样病例的症状监测，尤其要加强对有甲型 H1N1 流感病例接触史和有疫情发生地旅行史人员的监测和相关病例排查工作，对流感样病例要进行登记报告。要严格执行疫情零报告制度，发现疫情必须及时准确上报，绝不允许缓报、瞒报和漏报。要按照《医院感染管理办法》的要求，建立和完善预防控制院内感染的各项制度，做好消毒隔离和人员防护，防止院内交叉感染。各省级中医药管理部门要加强对中医医疗机构的检查和督导，发现不足及时提出意见，杜绝一切工作漏洞。

各级中医药管理部门要加强与卫生行政部门的沟通，在保证设施、设备、人员等符合要求的前提下，争取本地区至少有一家中医医院作为甲型 H1N1 流感病例防治的定点医疗机构，以便开展中医药治疗甲型 H1N1 流感的临床救治和观察工作。作为甲型 H1N1

流感防治定点医疗机构的中医医院，对于甲型 H1N1 流感疑似病例，要做好医学观察，对于重症病例要积极组织会诊和抢救并及时报告。非定点医疗机构，发现疑似病例，要按照要求及时转诊。

各级中医药管理部门和中医医疗机构要密切关注疫情情况，一旦本地区发生甲型 H1N1 流感病例，要主动与有关部门进行沟通，积极组织中医医疗机构参与临床救治。各级中医医疗机构要早介入，早参与，积极运用中医药技术方法开展临床救治工作，并注意详细了解临床表现，研究分析证候特点，做好临床资料的收集、分析和总结。临床救治时要注意做好医务人员的自身防护工作。要重视发挥中医药专家的作用，加强技术指导，提高临床救治和疗效水平。

四、建立完善信息报送制度，确保沟通畅通

各级中医医疗机构要建立完善信息报送制度，定期向省级中医药管理部门报送疫情情况和相关工作安排等信息。

各省级中医药管理部门要加强对各级中医医疗机构的指导和协调，及时了解、汇总本地区的甲型 H1N1 流感中医药防控工作进展情况，并报告国家中医药管理局。

各省级中医药管理部门要对本省（区、市）前一阶段中医药防控甲型 H1N1 流感的工作情况进行总结，形成书面报告，并确定一名联系人，将其姓名、职务、电话、手机等信息与书面报告一并于 2009 年 5 月 17 日前报送至国家中医药管理局医政司。要保证联系人手机 24 小时畅通。未按照规定报送甲型 H1N1 流感防控省级中医药专家名单的省份要同时报送相关信息，包括成立专家组的文件，专家组人员的姓名、性别、电话、职务、职称、单位和联系方式。

各地在工作中有何问题和建议，请及时与我局医政司联系。

联系人：郗媛媛　　刘文武

联系电话：010—65955519　　传真：010—65930820

二〇〇九年五月一日

国家中医药管理局关于切实做好甲型 H1N1
流感中医药防控工作的通知

国中医药发〔2009〕32 号

各省、自治区、直辖市卫生厅局、中医药管理局，新疆生产建设兵团卫生局，局各直属单位：

为认真贯彻落实国务院第 85 次常务会议精神和《国务院办公厅关于切实做好当前甲型 H1N1 流感防控工作的通知》，进一步做好当前和下一阶段的甲型 H1N1 流感中医药防控工作，现就有关事项通知如下：

一、进一步加强组织领导，建立健全协调机制

各省级卫生行政部门和中医药管理部门要认真贯彻落实《卫生部、国家中医药管理局关于在卫生应急工作中充分发挥中医药作用的通知》（国中医药发〔2009〕11号），切实加强组织领导，落实部门责任，进一步建立健全中医药参与甲型H1N1流感防控工作的协调机制。要充分发挥省级领导小组的组织、协调作用和省级专家组的指导作用。各省级中医药管理部门要进一步增强责任感和使命感，主动加强和其他部门、单位的沟通协调，特别是要加强和医政部门及收治病人的传染病院、综合医院的沟通，做好总体工作部署和安排。

二、积极参与医疗救治，继续开展预防工作

前期治疗实践已经证明，单纯中医药治疗对甲型H1N1流感病情较轻者是一种有效的治疗方法，中药与达菲合用对于甲型H1N1流感病情较重者是一种可行的治疗方法。各级中医医疗机构和中医药人员要积极行动起来，全力做好医疗救治工作。要按照卫生部印发的《甲型H1N1流感诊疗方案（2009年第三版）》，对于甲型H1N1流感轻症患者，积极应用中医药技术和方法开展治疗，防止病情加重。对于重症和危重症患者，中医药要早介入，充分发挥中医药在治疗危重症中的优势和作用，提高治愈率，最大限度地降低病死率。在开展医疗救治的同时，要继续应用中医药开展甲型H1N1流感的预防，控制疫情扩散。

三、不断总结临床经验，深入开展科学研究

开展甲型H1N1流感中医药治疗的医疗机构和人员要重视病例资料的收集、整理和分析，要完整记录中医药诊疗的全过程。要认真总结中医药参与重症和危重症病例治疗的经验，为进一步完善甲型H1N1流感重症和危重症辨证治疗方案提供依据，为形成中西医结合的综合治疗方案、提高临床疗效提供借鉴。

要加强甲型H1N1流感中医药防治的科学研究，组织各方面的专家共同做好科研设计，从甲型H1N1流感的预防治疗效果评价、药物筛选和开发等各方面深入开展研究。

四、加强宣传引导，做好信息沟通和反馈

各级中医药管理部门要积极配合有关部门，做好甲型H1N1流感中医药防控工作的新闻宣传。要加强中医药预防方案及中医药治疗轻症患者和中西医结合治疗重症、危重症相关情况的宣传，特别是对公众关心的服用中药预防甲型H1N1流感等热点问题，要进行指导。要广泛宣传中医药防治季节性流感的知识和方法，大力普及适合百姓日常应用的中医药适宜技术和手段，提高全社会应用中医药防控疾病的意识和能力。

进一步加强信息沟通，做好甲型H1N1流感中医药防控工作的信息报送。开展中医药救治工作的各医疗机构，要建立完善信息报送制度。各省级中医药管理部门要积极协

调各有关部门，及时了解、汇总本地区甲型H1N1流感中医药防治情况，并及时反馈国家中医药管理局。

五、加强督导检查，探索构建传染病防治临床科研体系

各省级中医药管理部门要会同相关部门，组织开展甲型H1N1流感中医药防控工作的督导检查，重点是中医药参与甲型H1N1流感防控工作协调机制建立情况和中医药参与防治工作情况、中医医疗机构应对甲型H1N1流感各项准备工作情况等，推动甲型H1N1流感中医药防控工作的深入开展。要以地市级以上传染病院、中医医院和部分综合医院为依托，结合财政部、国家中医药管理局共同实施的行业科技专项的落实工作，探索建立中医药防治新发、重大传染病的临床科研平台，为中医药参与甲型H1N1流感及其他重大传染病防治提供更加有力、有效的科技支撑。

二〇〇九年十一月三十日

卫生部办公厅、国家中医药管理局办公室关于在甲型H1N1 流感防控工作中进一步发挥中医药作用的通知

国中医药办发〔2010〕5号

各省、自治区、直辖市卫生厅局、中医药管理局，新疆生产建设兵团卫生局，部直属（直管）医院，局直属（直管）医院：

在前一阶段甲型H1N1流感防治工作中，按照党中央、国务院的统一部署，卫生部、国家中医药管理局和地方各级卫生行政部门、中医药管理部门高度重视发挥中医药的作用，广大中医药工作者积极主动参与，中医药防治甲型H1N1流感取得良好效果，引起了全社会和国际上的广泛关注。为进一步发挥中医药在甲型H1N1流感防控工作中的作用，现将有关事宜通知如下：

一、提高认识，建立健全协调机制

目前，我国部分地区甲型H1N1流感病毒依然活跃，未来一段时间疫情将在农村地区进一步蔓延，但流行强度将持续减弱，南方地区疫情下降速度可能慢于北方地区；全国重症和死亡病例的报告数呈下降趋势，但农村、边远地区还将有一定数量的报告。专家认为，鉴于春节前后人员大范围流动，不排除局部地区出现甲型H1N1流感暴发疫情，全国范围疫情有所回升的可能。

去年甲型H1N1流感防控的实践和科学研究证明，中医药治疗甲型H1N1流感是行之有效的，发挥了独特作用，是我国防控工作独具的优势。做好甲型H1N1流感中医药防治工作，对于减少甲型H1N1流感带来的危害具有重要意义。

各级卫生行政部门和中医药管理部门要进一步提高认识，切实加强组织领导，落实

部门责任，按照《卫生部、国家中医药管理局关于在卫生应急工作中充分发挥中医药作用的通知》要求，进一步建立健全中医药参与甲型 H1N1 流感防控工作的协调机制，将中医药纳入甲型 H1N1 流感防治工作总体规划中。要建立完善组织体系，各级卫生行政部门成立的甲型 H1N1 流感领导小组中要有中医人员参与；在组建的临床专家组及多学科人员组成的重症与危重症病例医疗救治团队中，要有中医专家参与；要将符合条件的中医医院确定为甲型 H1N1 流感定点医院和后备定点医院。各级卫生行政部门和中医药管理部门要加强沟通协调，建立完善协调制度，共同做好中医药参与甲型 H1N1 流感防治工作部署和安排。

二、加强协作，共同开展医疗救治

各级医疗机构和中医药人员要按照卫生部制定的甲型 H1N1 流感诊疗方案，科学应用中医药技术和方法开展治疗。对于轻症患者，可考虑主要以中医治疗为主，防止病情加重；对于重症和危重症患者，中医药要早介入，发挥中西医结合综合治疗的优势，最大程度降低病死率。要加强中医人员与西医人员的配合，加强中医医疗机构和其他医疗机构之间的协作，收治甲型 H1N1 流感病例的传染病院、综合医院要积极吸纳中医科室或中西医结合科室的中医药人员参加救治，对于中医力量薄弱的传染病院或综合医院，要主动请区域内技术力量较强的中医医院的专家参加会诊和救治。要探索建立中西医人员协同治疗甲型 H1N1 流感的有效途径，逐步形成有中国特色的甲型 H1N1 流感治疗模式。

三、及时总结，深入开展科学研究

开展甲型 H1N1 流感中医药治疗的医疗机构和人员要高度重视中医药治疗情况的总结和临床研究工作，及时做好病例资料的收集、整理和分析，完整记录中医药诊疗的全过程，特别是要认真总结中医药在重症和危重症病例治疗的经验，要针对临床诊疗中的关键问题和提高疗效的瓶颈问题，科学设计，规范实施，积极深入开展临床研究，肯定疗效，规范方案，发现机理，为充分发挥中西医两种医学的优势、制定中西医结合的综合治疗方案提供依据。

相关机构要组织多学科专家共同参与中医药防治甲型 H1N1 流感科学研究，建立相关保障措施和机制，临床科研同步实施，中西医结合，平战结合，立足当前，着眼长远，共同推进中医药防治甲型 H1N1 流感等传染病临床科研体系建设。

四、资源共享，确保信息沟通畅通

建立完善中医药防治甲型 H1N1 流感的信息报送制度，进一步加强信息沟通。省级中医药管理部门要及时了解、汇总本地区甲型 H1N1 流感中医药防治情况，并反馈至国家中医药管理局。因防治工作需要，省级中医药管理部门组织收集、了解中医药治疗甲型 H1N1 流感相关信息时，各级医疗机构要积极配合和支持。

五、加强建设，不断提高防治能力

各级卫生行政部门在加强防治能力建设、组织人员培训及安排相关经费和物资储备时，要对中医药防治甲型 H1N1 流感工作提供必要的支持和保证。医疗机构要加强中医药参与甲型 H1N1 流感防治工作能力建设，中医医疗机构重点加强基础设施设备建设和诊断治疗、消毒隔离等知识培训等，传染病院等其他医疗机构重点加强中医临床科室建设和中医药防治甲型 H1N1 流感技术方案培训，不断提高中医药防治甲型 H1N1 流感的临床疗效和救治水平。要充分发挥中医药专家的作用，切实加强技术指导。

二○一○年一月二十八日

相关方案与管理办法

中医药防治传染病临床科研体系建设方案（试行）

按照《中华人民共和国传染病防治法》、《卫生部国家中医药管理局关于在卫生应急工作中充分发挥中医药作用的通知》（国中医药发〔2009〕11号）要求，为进一步发挥中医药在传染病防治中的作用，加强中医药防治传染病临床科研体系（以下简称临床科研体系）建设，特制定本方案。

一、建设意义

随着社会环境、生活方式和疾病谱的转变，新发、突发传染病对人们健康的威胁日益凸显；而中医药以其整体观、辨证论治，在面对不明原因的突发、新发疾病时，显示出独到的优势。建立临床科研体系，对于支撑和提升这种优势，保障人民群众健康，具有重要的战略意义。

建立临床科研体系是保障临床科研同步实施，为中医药临床救治提供相应平台的重要举措；是理论结合实践，探索中医药应急临床科研工作模式和机制的重要举措；是整合资源，构建中医药防控急性传染病和突发公共卫生事件应急体系的重要举措；是平战结合，形成一支稳定的临床、科研、文献、预警预测等各方面的中医药专家队伍的重要举措；也是发挥中医药防治疫病的独有优势，提高我国应对重大突发公共卫生事件能力的重要举措。

二、指导思想

临床科研体系建设要立足当前、着眼长远，遵循"转观念、建体系、创机制、育队伍、升能力、见实效"的基本思路，以提高中医药应对传染病的临床防治能力为核心，促进临床与科研工作同步展开，促进中医药学与现代医学有机结合，为中医药应对传染病的科学防控提供技术方法、人才队伍、平台基地和模式机制保障，进一步发挥中医药防治传染病的特色和优势，提高对人民健康的贡献度。

三、工作思路及原则

临床科研体系是依托相关传染病防治和科研机构，结合各方中医药防治传染病临床科研力量共同组成的整体化网络系统。其主要功能是在坚持"临床科研结合、中西医结合、平战结合、继承创新结合、管产学研用结合"的原则下，以中医药防治传染病重点研究室和临床基地为主要防治和研究力量，以中医药防治传染病临床实践为基础，以临床科研一体化信息服务和管理系统平台为依托，通过决策调控系统、专家保障系统、临床科研系统的良性整体运行，及时总结并不断优化中医药临床救治和预防方案，客观评价中医药防治效果，科学研究解决中医药防治传染病的关键科学问题和技术难题，不断促进中医药防治传染病特色优势发挥和能力提升。

四、职责任务

临床科研体系包括决策调控系统、专家保障系统、临床科研系统。决策调控系统以国家中医药管理局及地方各级卫生、中医药管理部门成立的中医药防治传染病工作领导小组共同构成；专家保障系统由国家中医药管理局中医药防治传染病工作专家委员会、各省（区、市）中医药防治传染病专家组及中医药防治传染病重点研究室和临床基地学术专家委员会共同构成；临床科研系统以全国中医药防治传染病临床研究中心（依托中国中医科学院、中国疾病预防控制中心建立）、中医药防治传染病重点研究室和临床基地为主体，结合相关中医临床和科研资源共同组成。

（一）决策调控系统

1. 国家中医药防治传染病工作领导小组

（1）按照国家相关传染病联防联控领导小组工作要求和国家中医药防治传染病工作的总体部署，研究制定临床科研体系的建设规划。

（2）协调卫生部、财政部等相关部门研究制定保障和促进临床科研体系健康发展和有效运行的相关政策。

（3）建立与世界卫生组织、中国疾病预防控制中心等相关组织和单位的沟通、协调工作机制。

（4）组建国家中医药管理局中医药防治传染病工作专家委员会并建立专家库。

（5）组织实施中医药防治传染病相关医疗和科研项目，确立目标、任务及承担单位。

（6）对各省（区、市）中医药应对传染病的科研组织、临床救治、中医药防治传染病重点研究室和临床基地建设等工作进行宏观指导和运行监督。

2. 各省（区、市）中医药防治传染病工作领导小组

（1）组织落实本地区临床科研体系的建设规划及各项政策。

（2）组建本地区中医药防治传染病专家组。

（3）建立完善本地区中医药防治传染病临床科研组织协调工作机制。

（4）组织实施本地区中医药防治传染病临床救治工作。

（5）负责本地区中医药防治传染病相关医疗和科研项目具体组织实施、中医药防治传染病重点研究室和临床基地建设等工作进度和质量的监管。

（二）专家保障系统

1. 国家中医药管理局中医药防治传染病工作专家委员会

（1）负责为中医药防治传染病相关战略规划和政策法规的制定与实施提供咨询和建议。

（2）指导、参与中医药防治传染病临床诊疗和预防方案的研究制定。

（3）进行中医药防治传染病医疗和科研重大项目的宏观指导和论证。

（4）组织有关中医药防治传染病重大科研项目的实施，并对相关工作提出咨询意见和建议。

（5）对各地中医药防治传染病重点研究室和临床基地建设工作提供业务咨询和技术指导。

2. 各省（区、市）中医药防治传染病专家组

（1）参与本地区临床科研体系建设规划及相关政策的制定。

（2）根据国家有关精神，结合区域实际，参与制定完善本地区中医药应对传染病临床诊疗方案、预防方案。

（3）对本地区承担的中医药防治传染病相关科研项目、中医药防治传染病重点研究室（临床基地）建设等工作提供技术指导和咨询。

（三）临床科研系统

1. 全国中医药防治传染病临床研究中心

（1）围绕中医药防治传染病的重点需求，协助开展相关战略研究并参与整体规划制定。

（2）负责组织推进中医药防治传染病临床科研体系的运行和建设。

（3）牵头组织中医药应对传染病临床治疗及预防技术方案的制定及修订工作。

（4）负责中医药防治传染病相关医疗和科研重大项目的顶层设计，并对实施过程中的重大问题提供咨询和建议。

（5）开展中医药防治传染病的相关研究工作，建立临床科研一体化平台操作规范，促进解决中医药防治传染病临床、科研的关键问题和共性技术。

（6）收集、整理、分析中医药预防、治疗传染病和相关科学研究等方面信息，为相关政府部门提供科学决策依据和建议。

（7）围绕中医药防治传染病的工作重点和基层需要，提供技术指导，组织人员培训，开展学术交流，提高中医药防治传染病临床和科研能力。

（8）承担国家中医药管理局交办的其他工作任务。

（9）中心设立办公室，负责日常事务性工作及相关服务工作。

2. 中医药防治传染病重点研究室

（1）负责本地区中医药防治传染病临床科研信息的收集、汇总分析和及时沟通，包括收治患者的临床信息、救治方案、当地疫情等，形成中医药防治传染病信息数据库。

（2）围绕本地区中医药防治传染病的优势领域进行整理总结，开展理论和临床研究。

（3）在传染病疫情发生时，及时开展因地制宜的中医药诊疗规律和防治方案研究，并在体系统一组织部署下开展协作。

（4）通过人员培训、学术交流、技术指导等方式，推广科研成果，提高本地区范围内中医药防治传染病的临床服务能力。

3. 中医药防治传染病临床基地

（1）了解掌握本地区传染病流行情况，按照国家有关规定对法定和新发传染病进行医疗救治，并具备传染病急危重症的诊治能力。

（2）围绕确定的重点病种（3种以上），以提高中医临床疗效为核心，挖掘、整理、总结临床经验，制定、实施中医诊疗方案，并定期对实施情况进行评估，不断修订优化。

（3）配备信息技术设备，建立基本工作情况、临床与科研情况、国内外本专业学术动态和传染病流行情况等信息资料库。

（4）开展中医药传染病临床专业知识培训，推广临床诊疗新技术、新方法，开展中医药防治传染病科普教育。

（5）参加传染病协作组的各项活动。

五、建设任务

（一）总体目标

通过5~10年建设，建立和培育一批稳定的、能够运用中医药理论和技术快速反应、高效应对传染病的临床科研人才队伍、专家保障队伍和组织管理队伍；形成有效整合资源，促进临床科研结合，推动成果应用，有利于中医药传承、知识和技术创新的中医药防治传染病的临床科研组织模式和机制；围绕中医药应对传染病理论和实践发展的关键重大科学技术问题，研究产出一批成果，为中医药防治传染病提供有效技术方法和科学证据，丰富理论体系，促进学术发展；及时了解掌握传染病发生发展动态，不断探索和总结中医药防治传染病的方法和规律，有效应对新发、突发传染性疾病，努力提高中医药应对传染病临床防治能力和水平。

（二）阶段目标

到2012年，初步建立中医药参与传染病防治的组织机制和科研组织模式，搭建形成信息平台和基本数据库，产生一批中医药防治传染病的技术成果，形成若干临床实践性强、效果稳定可靠的中医诊疗方案，初步形成临床科研结合的中医药防治传染病人才队伍，初步建立临床科研结合、信息交流及时、研究方法规范、科学支撑有力的中医药防治传染病临床科研体系。

（三）建设任务

1. 完善组织管理　各级中医药管理部门要健全中医药防治传染病组织领导机制，确保与相关部门的协调沟通顺畅；不断完善各级专家委员会及其工作制度；完善中医药参与传染病临床应急救治保障机制，确保中医药第一时间介入开展临床科研工作。

2. 建立运行机制　各级中医药管理部门要建立"临床与科研结合、中西医结合、平战结合、继承创新结合、管产学研用结合"的临床科研体系建设和运行机制，按照"国家部署，省局协调，专家指导，中心组织，单位负责"的职责进行组织管理。

3. 畅通信息渠道　相关部门和单位要协调建立中医药防治传染病信息沟通方式和机制，及时汇总全国各地区有关临床科研信息，形成数据库和信息服务平台，实现应急信息快速传递、研究数据翔实有据、体系各方资源共享。

4. 开展科学研究　重点研究室建设单位要按照肯定疗效、规范标准、发现机理的重点任务，明确优势领域，开展相关临床、药物筛选等研究，解决临床防治中的关键科学问题和技术难题，为中医药防治传染病临床一线救治和预防提供科技支撑，深入开展高水平的多中心研究，提供中医药防治传染病的高级别循证医学证据。同时系统梳理各地中医药防治疫病的经验和理论，开展基础性、培育性研究；在临床实践和科学研究基础上总结提炼，进一步丰富中医药防治疫病理论。

5. 开展临床救治。临床基地建设单位要在中医药理论指导下，充分发挥中医药防治传染病的特色和优势，开展医疗救治，制定实施中医药诊疗方案，并定期对实施情况进行总结评估，不断修订优化诊疗方案，不断提高救治水平。

6. 组建人才队伍。各地中医药管理部门要组建中医药应急救治的一线、二线专家队伍，加强人员培训，提高传染病防治的临床能力和科研素质。

六、保障措施

（一）组织保障

加强对中医药防治传染病临床科研工作的组织领导，地方各级卫生行政部门要将中医药纳入卫生应急体系总体规划；中医药管理部门要建立本地区中医药防治传染病领导管理机制；相关建设单位要完善中医药参与传染病的应急救治和科研组织机制。

（二）人员保障

各地中医药管理局部门要制定相关措施，积极吸纳各方面专家参与到本地区传染病防治临床和科研各环节工作；各重点研究室和临床基地建设单位要制定鼓励临床及多学科人员开展科学研究的制度。

（三）经费保障

体系建设和运行资金由中央和地方、依托单位共同承担。中央经费主要为引导性经费，保障基本科研活动的开展。各地在制定卫生应急体系建设等相关规划、安排信息系统和机构建设、组织人员培训及安排卫生应急经费和物资储备时，要提供必要的支持和保证。相关建设单位要为开展中医药防治传染病和科学研究提供必要的基础设施、仪器设备、物资储备等财力物力保障。

（四）制度保障

各地中医药管理部门要建立健全本地区中医药应对传染病联合工作机制，研究制定促进临床科研体系有效运作的相关政策，逐步建立临床科研协作制度、信息沟通制度、人员培训制度、成果推广制度等。

国家中医药管理局中医药防治传染病重点研究室建设要求

第一条 中医药防治传染病重点研究室（以下简称重点研究室）建设要以《国家中医药管理局重点研究室建设项目管理暂行办法》和《国家中医药管理局重点研究室建设标准》及中医药防治传染病临床科研体系建设总体要求为基本依据。

第二条 重点研究室的建设要坚持"转观念、建体系、创机制、育队伍、升能力、见实效"的原则，立足当前，着眼长远，实现临床科研结合、中西医结合、平战结合、继承创新结合和管产学研用结合。

第三条 重点研究室要成为中医药防治传染病临床科研体系的重要组成部分，成为中医药临床救治传染病的主力军，成为深入研究中医药防治传染病的主体力量。通过建设，争取形成一批能够同步开展科研的中医药防治传染病的救治机构；建立一批能够开展高水平研究的科研基地；培育一批中医药防治传染病的一线专家和科技领军人物；取得一批对中医药防治传染病有影响的重大成果；构建符合中医药防治传染病科研特点的临床科研一体化模式，并建立协调保障运行机制。

第四条 重点研究室要组织本地区中医药防治传染病临床科研信息的收集、汇总分析和及时沟通，包括收治患者的临床信息、救治方案、当地疫情等，形成中医药防治传染病信息数据库和网络平台。

第五条 重点研究室要围绕本地区中医药防治传染病的优势领域进行整理总结，针对临床防治和学术发展的关键问题，确定一个或几个基本研究方向，开展理论和临床研究。到建设期满，每个研究方向上至少要承担或参与1项国家级课题或3项省部级课题。

第六条 新发、突发传染病时期，重点研究室应确保中医药在第一时间介入临床防治，及时研究制定因地制宜的防治方案，并在中医药防治传染病临床科研体系的统一组织部署下，开展科研协作。

第七条 平常时期，重点研究室应开展探索性的基础研究、应用基础研究和应用性研究等，通过人员培训、学术交流、技术指导等方式，推广科研成果，指导和提高本地区范围内中医药防治传染病的临床服务能力。

第八条 重点研究室建设要加强和提高中医药防治传染病的临床接诊能力，拥有与研究方向和研究内容相匹配的先进科研条件和设备。到建设期满，应具备中医或中西医结合科（病房），设立病床不低于 40 张，并建成 1 个以上三级中医药科研实验室。

第九条　重点研究室主任要贯彻执行国家发展中医药的方针政策，深刻理解、尊重中医药的理论价值和科学内涵，具有较强的组织管理协调能力和学术民主意识，在研究室的建设与发展中起主导作用。

第十条　重点研究室应成立研究室学术委员会，涵盖本地区内与研究室研究方向相关的中医药防治传染病方面的优秀专家，负责指导研究室临床科研工作的开展。

第十一条　重点研究室应建立一支年龄、职称与知识结构合理的可开展中医药防治传染病临床研究的高素质临床科研队伍，其中中医、中西医结合学历人员不低于 30%。既具备应对传染病的应急救治能力，又能满足研究室承担国家重大科研项目的要求。有不少于 60% 的固定人员参加了所提交的标志性成果的研究工作。

第十二条　重点研究室应建立良好的人才培养机制，加强与中医类医疗机构的沟通合作，积极组织开展国内、国际学术交流，采取有效措施吸引优秀的多学科人才。定期举办研究室内学术讲座，聘请与研究方向相关的中医药国内外知名专家或学术带头人进行专题培训（每年不低于 4 次）。于建设期满时引进、培养高层次青年人才占总固定人员数的 30% 以上。

第十三条　重点研究室应建立良好的工作运行机制和保障措施，尤其是院内应急协调机制，健全日常管理工作的各项规章制度，保证临床与科研工作的顺利开展。

第十四条　国家、地方和项目依托单位均应当投入相应的建设和运行经费，在重点研究室的科研活动、技术支撑、机制建设、人才保障和后勤保障等方面给予足够的支持，并对经费使用进行规范管理。

国家中医药管理局重点研究室建设标准

为做好重点研究室项目建设工作，依据《国家中医药管理局重点研究室建设项目实施方案》，制定本标准。

一、总体目标和基本要求

总体目标：

重点研究室建设要按照创新与继承、创新与发挥中医药特色优势、创新与遵循中医药自身发展规律紧密结合的建设思路，通过建设，形成一批围绕稳定方向开展高水平研究的科研基地，培育一批科技领军人物和相对稳定的高水平中医药研究专门人才，取得一批对中医药学术和技术发展有影响的重大成果，初步构建符合中医药科学研究特点的微观科研机制和模式。

基本要求：

（一）重点研究室作为国家中医药创新体系的重要组成部分，是遵循中医药自身发展规律、保持和发扬中医药特色优势开展中医药科学研究的重要基地。它既是提供科研条件、汇聚专门人才，针对中医药发展的重点领域、重大需求和关键问题进行深入科学研究的重要基地，又是培养中医药科技领军人物、开展高层次学术交流的重要平台。

（二）重点研究室的任务是根据国家中医药发展的战略目标，瞄准未来中医药科技发展的关键科学问题和临床与生产的重大技术问题，有重点地深入开展相关的基础研究、应用基础研究和应用研究。重点研究室既要出思路、出方法、出成果，又要出人才、出机制、出效益，还要积累基本科学数据、资料和信息，提供共享服务和学术交流平台，并为中医药战略决策提供科学依据。

（三）研究室应具有一支高素质、年龄和知识结构合理且相对稳定的研究团队，包括中医药领军人物、若干优秀的学术带头人、高素质研究骨干、高水平技术人员及精干的管理人员。能够承担国家重大中医药科研任务并有较高的科研效率，积极开展高水平和实质性的国内外学术交流与科技协作。

（四）研究室应能够凝聚和吸引优秀中青年人才，并具有良好的培养学术接班人和优秀中青年人才的条件和机制。

（五）研究室应具备兼收并蓄、公平民主、利于创新的学术氛围和科学严谨、求真务实、乐于奉献的科研风气。

（六）研究室的研究方向应是依托单位的重点发展方向之一，依托单位应重视和支持研究室的建设和发展，提供满足研究需求的支撑条件。

（七）研究室应具备较高的管理水平，探索符合中医药特点、有利于中医药特色优势发挥的多种运行机制和组织模式。

二、建设内容与标准

（一）研究工作和成果

研究工作应坚持中医学研究方法与现代科技手段、中医学研究与多学科研究、理论与实际紧密结合的研究方法与手段。研究室取得的成果应能够解决制约中医药发展的关键科学问题和重大技术问题，丰富和发展中医药学术内涵，为促进理论创新、临床应用和产业进步提供技术支撑。

1. 研究方向

（1）重点研究方向和预期创新目标应清晰明确，主要研究工作应紧密围绕国家中医药科技和临床、产业发展的重大关键问题。

（2）基础研究应立足于中医药研究领域的前沿和交叉学科的新生长点进行探索性研究，研究应具有前瞻性，以产生新观点、新学说、新理论等理论性成果为目标。

（3）应用基础研究应结合中医临床和中药现代化的长远需要，为解决实际需求而进行应用理论基础及技术基础研究，通过产生新方法、新方案和建立新标准等解决应用中的基本问题；通过理论深化和技术整合研究，促进基础研究和应用基础研究成果的熟化转化。

（4）应用研究应以解决临床和生产中的关键技术问题为主要任务，以创新有效治疗方法、治疗方案及创造新诊疗设备或新药来提高中医临床诊疗水平，或通过创新技术和方法来解决安全用药、中药生产及其可持续发展中存在的关键技术问题。

2. 研究工作

（1）课题总体设置必须符合研究室学术研究方向，重点突出，没有低水平重复和课题分散现象，且创新明显、特色突出。

（2）截至申请验收时间，在每个研究方向上至少要有 1 项国家级课题或 3 项省部级课题运行。

（注：国家级课题指国家"973"、"863"、支撑计划或攻关计划课题、国家自然科学基金课题、国家发展与改革委员会项目等；省部级课题指其他部委、中央直属局、省（自治区、直辖市）科技主管部门下达的课题等。）

3. 开放交流

（1）研究室应开展高水平、高层次和实质性的国内外学术交流与合作。主要研究人员所参与的国际性、全国性、地区性学术交流活动，每年不少于 1 次。

（2）开放课题应与研究室的主要研究方向一致，支持的重点应属于研究室的重点研究内容。客座研究人员应具有较高的学术水平，并有足够的时间在研究室进行研究工作。

（3）研究室应有较好的对外开放所需要的环境和条件，包括良好的交流与合作氛围，以及客座人员必需的工作生活条件等。

4. 标志性研究成果

各重点研究室在建设周期内必须产出以研究室固定人员为主产生的、符合其发展方向的、代表其研究工作水平的标志性研究成果，如获省部级科技二等奖以上的成果、发明专利及实施、在核心期刊上发表的文章及被引证明、技术转让和技术应用、新药证书和医疗器械生产证书、出版的学术专著以及在科学或技术水平上有所发现或有所突破的其他成果等。所提交的标志性成果的知识产权必须归属研究室。不同类型的标志性成果按不同标准予以评价：

（1）基础研究应侧重于在学科前沿的探索研究中取得创新性的原创成果，或在解决中医药重大科学技术问题中提出具有创新的思想与方法，实现关键技术创新或系统集成。

（2）应用基础研究应侧重于在解决中医药重大科学技术问题中的创新思想与方法，或在实验研究方面取得突破性进展，实现关键技术创新或系统集成，能够为推动中医药发展提供理论基础和技术储备，拥有自主知识产权，并提供良好的公共服务和资源共享。

（3）应用性研究成果应是在中医临床或中药生产中，为解决应用推广而进行的新工艺和新技术整合的研究成果，研究成果应已在医疗或生产实践中应用，并对提高临床疗效中药生产的水平和质量发挥重要作用。

（二）队伍建设和人才培养

1. 队伍建设

（1）研究室主任应热爱中医药事业，能够贯彻执行国家发展中医药的方针政策，深刻理解、尊重中医药的理论价值和科学内涵，掌握本学科国内外发展现状与趋势，具有较强的组织管理和协调能力，并有足够的时间和精力在研究室从事科研和组织领导工作，在研究室的建设与发展中起主导作用，每年在研究室的工作时间不得低于 60%。

（2）研究室有一支高素质、年龄、职称与知识结构合理、相对稳定的长期从事该领域研究的科研团队。每个研究方向至少有 1 名具有正高级中医药专业技术职称的优秀学术带头人，同时有以高素质的中青年研究人员构成的研究群体和精干稳定的管理人员，能够满足研究室承担国家重大科研项目的要求，并具备促进研究室进一步发展的潜力。团队人员应团结协作，具有献身精神和良好的学风。有不少于 60% 的固定人员参加了所提交的标志性成果的研究工作。

（3）学术带头人是本学科领域或交叉学科领域的优秀学者，能够与研究室主任协同合作，学术思想活跃，研究成果显著，在研究方向及研究结构调整、组织科研项目和人才培养等方面发挥重要作用，在国际、国家级学术组织中担任重要学术职务。

2. 人才培养

研究室应是本学科领域高水平科研人才的培养基地，应具有良好的培养学术接班人和优秀中青年人才的措施与业绩，人才培养的质量得到同行的公认。建设期满时，引进、培养的高层次青年人才应占总固定人员数的 30% 以上。

（三）机制建设和运行保障

1. 研究室应具备较高的管理水平，建立良好的运行机制，能够积极促进研究室人员的合理流动和结构优化，充分调动科研人员的工作积极性，激励创新意识，营造加快中青年科技人员脱颖而出的学术氛围和工作条件。

2. 研究室规章制度健全，日常管理工作科学有序，经费管理规范，人员岗位职责明确，研究资料真实、完整，符合档案管理规定，环境整洁。

3. 研究室具备与研究方向和研究内容相匹配的先进设施和设备，有不低于 $80m^2$ 的独立、专有的办公用房，科研业务用房相对集中，信息网络化管理应用良好。

4. 依托单位应高度重视重点研究室建设工作，应将研究室建设成绩纳入年度工作考核指标，支持重点研究室的综合建设，及时配套到位建设经费，并在科研活动、技术支撑、机制建设、人才保障和后勤保障等方面给予足够的支持。

国家中医药管理局重点研究室建设项目管理办法

第一章　总　　则

第一条　为规范国家中医药管理局重点研究室建设项目管理，制定本办法。

　　第二条　重点研究室是依托于科研院所、高等院校、医疗机构或企业建设，有固定人员编制和稳定研究方向，主要从事中医药研究的组织机构；是聚集多学科人才，按照中医药发展规律及学术发展需求，在重点方向或关键领域深入开展综合性中医药研究的重要基地；是组织学术交流，运用传统和现代研究方法获取原始创新和自主知识产权成果，培养卓越科技人才的重要基地；是推动科技成果转化，对重点学科、重点专科、中药产业基地发挥引领支撑作用进行科学研究的重要基地，是国家中医药创新体系的重要组成部分。

　　第三条　重点研究室建设项目的目标是建立一批基于中医药学科特点、代表国家水平的研究基地和技术成果孵化、转化基地，加强人才培养和多学科人才队伍建设，促进中医药的继承与发展，保持和发扬中医药的特色和优势，提高中医药学术水平和防病治病能力，促进产业技术进步。

　　第四条　重点研究室的主要任务是围绕中医药发展的重大科技需求，针对制约中医药发展的关键理论和共性技术问题，组织开展前瞻性、纵深性及综合性研究，为理论、临床和产业发展提供支撑。

　　第五条　重点研究室建设项目实行"政府引导、专家指导、单位建设、主任负责、动态管理、持续发展"的建设和运行机制。

第二章　职　　责

　　第六条　国家中医药管理局的主要管理职责是：

　　（一）编制重点研究室建设项目建设规划方案，制订重点研究室建设标准，批准项目立项，确立重点研究室并进行宏观管理；

　　（二）组织设立重点研究室建设项目专家委员会。专家委员会在重点研究室的遴选、建设、评估过程中发挥咨询、建议和指导作用。

　　第七条　省级中医药管理部门的主要管理职责是：

　　（一）按照国家中医药管理局重点研究室项目建设总体部署，组织实施本地区重点研究室项目建设，并负责建设过程的组织监督管理，协调解决运行中遇到的问题；

　　（二）负责本地区重点研究室建设年度考核工作，并将结果报送国家中医药管理局备案；

　　（三）协同专家委员会做好重点研究室的检查评估工作。

　　第八条　依托单位的主要职责是：

　　（一）负责提出本单位重点研究室5~15年科学研究发展规划，确立重点研究室重点任务和目标；

　　（二）负责重点研究室建设和日常管理，落实重点研究室建设和运行所需经费及相关保障条件；

　　（三）建立重点研究室发展保障机制；

（四）聘任重点研究室主任、学术委员会主任和成员，并报省级中医药管理部门备案；

（五）及时逐级上报重点研究室项目建设和运行中出现的重大问题。

第三章　立　项

第九条　申报重点研究室必须符合下列条件：

（一）具有结构合理的高水平科研队伍。

重点研究室主任应热爱中医药事业，贯彻执行国家发展中医药的方针政策，深刻理解、尊重中医药的理论价值和科学内涵，在本领域具有较高学术影响，具有较强的组织管理和协调能力，并有足够的时间和精力从事重点研究室的建设和运行管理工作；

重点研究室的科研团队应立足中医药理论、临床或生产实践，具有开展自主创新的能力；年龄、职称和知识结构合理，人员相对稳定；在每个研究方向上均有优秀学术带头人，曾承担并完成国家重大中医药科研任务。

（二）具有稳定的研究方向和较好的研究基础。

依托科研院所、高等院校或医疗机构建设的重点研究室必须研究方向明确、相对稳定，且与本单位的科研优势和发展重点一致，研究实力强，在本领域有一定的影响，有能力承担国家重大科研任务。

依托企业建设的重点研究室须拥有自主知识产权的核心技术，依托单位须有较强的经济技术实力、生产规模和较好的经济效益，在行业内具有显著的规模优势和竞争优势，年投入科研经费不低于年销售额 5%（金额不低于 5000 万元）。

（三）具有相应的研究条件。

涉及实验研究工作的重点研究室要有所需技术的国家中医药科研三级实验室或相应技术实验室作为技术平台支撑；涉及临床研究工作的重点研究室要有满足临床研究条件的省级以上重点专科（专病）门诊和病房；依托企业建设的重点研究室须具备中试和生产的规范基地和支撑科研活动的实验条件与场所。

（四）具备较好的组织和制度保障。

依托单位能为重点研究室提供建设经费和后勤保障等配套条件，建立有利于重点研究室运行的管理机制，能保证重点研究室建设和建成后的运行。

第十条　重点研究室应按照如下程序申报、立项：

（一）国家中医药管理局发布申报文件；

（二）依托单位根据要求进行申报并填写《国家中医药管理局重点研究室建设申请书》；

（三）省级中医药管理部门受理申请、进行审核遴选，并向国家中医药管理局择优推荐；

（四）国家中医药管理局根据省级中医药管理部门的推荐，组织专家委员会进行遴选评估，审核后批准立项，并通知各省级中医药管理部门组织申请单位填报《国家中医药管理局重点研究室建设计划任务书》；

（五）《国家中医药管理局重点研究室建设计划任务书》经省级中医药管理部门审核、国家中医药管理局组织专家委员会论证审查后正式批复，依托单位按照批复要求启动重点研究室建设；

（六）特殊情况另行规定。

第十一条 重点研究室在遵循中医自身规律和体现中医药科研特点的前提下，以研究的重点领域、技术方法或关键问题命名。

第四章 建 设

第十二条 重点研究室立项后即进入首个建设实施期，建设期为 3 年。

第十三条 在首个建设周期内，实行重点研究室依托单位日常管理、省级中医药管理部门年度考核和国家中医药管理局组织专家委员会不定期评估相结合的动态管理模式。

第十四条 建设期内实行建设情况年报制度。重点研究室依托单位须每年向省级中医药管理部门报送项目建设情况的书面材料，由省级中医药管理部门组织进行年度考核，并将考核情况书面报国家中医药管理局备案。

第十五条 建设期内由专家委员会进行评估，对未通过考核、评估的重点研究室建设单位采取限期整改、取消建设项目等措施。

第十六条 依托单位应最晚于首个建设期满后三个月内提交验收申请，经省级中医药管理部门审核后，提交国家中医药管理局组织专家委员会进行验收评估。验收工作按照《国家中医药管理局科技项目管理办法（试行）》的有关规定执行。通过验收的由国家中医药管理局予以确认，并进入下个建设期管理；未通过验收的应认真参考专家委员会的反馈意见，在规定期限内完成整改并申请再次验收评估；若未能按时完成整改或仍然不能达到验收要求的，取消其重点研究室建设资格。

第十七条 通过首个建设期的重点研究室，应继续按照重点研究室建设管理的要求运行，每 2 年由专家委员会对重点研究室 2 年的整体运行状况进行一次检查评估，评估指标包括研究水平和学术贡献、队伍建设和人才培养、开放交流和运行管理、档案验收等。对评估结果优秀的重点研究室，国家中医药管理局将在各类科研计划项目立项和科研能力平台建设等方面予以重点考虑和支持；对评估不通过的重点研究室限期整改，再评估不合格者予以撤销。

第五章 运 行

第十八条 重点研究室要坚持相对稳定的研究方向，通过国家重大项目在本领域的研究中发挥引领作用，积极开展成果转化与推广，探索符合中医药特点、有利于突出和发挥中医药特色优势的多种运行机制和组织模式。

第十九条　重点研究室实行依托单位领导下的主任负责制。同时应当成立由与本研究室研究方向相关的优秀专家组成的学术委员会，指导重点研究室的科研活动。

第二十条　重点研究室由固定人员和流动人员组成。固定人员以学术（学科）带头人和相对稳定的研究队伍为主，可根据研究工作的需要和承担研究课题的实际情况由重点研究室聘任流动人员。

第二十一条　重点研究室要建立良好的开放机制，采取措施吸引优秀的多学科人才，积极组织开展国内、国际学术交流和科研项目合作，并设立开放课题，形成较强的学术辐射能力。

第二十二条　重点研究室应加强知识产权保护。重点研究室完成的专著、论文、软件、数据库等研究成果均应注明重点研究室名称，专利申请、技术成果转让和申报奖励按国家有关规定办理。

第六章　经　　费

第二十三条　国家、地方和项目依托单位应当投入相应配套的建设和运行经费，并对经费使用进行规范管理。要建立有效机制，多渠道筹措资金。

第二十四条　重点研究室经费使用由重点研究室主任根据项目建设需求，提出预算和计划，经项目依托单位审核批准后使用。

第二十五条　政府投入作为引导性经费，主要用于开放课题启动、人才培养和梯队建设、组织开展国内外学术交流以及完善数据库、信息网络建设等。

第七章　附　　则

第二十六条　本办法自公布之日起施行，同时 2007 年 7 月 31 日发布的《国家中医药管理局重点研究室建设项目管理暂行办法》废止。

国家中医药管理局中医药防治传染病临床基地建设要求

第一条　中医药防治传染病临床基地要在中医药理论指导下，充分体现中医、中西医结合防治传染性疾病的特色和优势，及时了解掌握传染病发生发展动态，不断探索和总结中医药防治传染病的方法和规律，按照《关于在卫生应急工作中充分发挥中医药作用的通知》的要求主动承担防治任务，有效应对突发公共卫生事件中的传染性疾病，努力成为防治传染病的重要力量。

第二条　了解掌握本地区传染病流行情况，具备处理法定和新发传染病的基本能力。根据中医药防治传染病的特色优势和医院现有工作基础，确定 3 种以上传染性疾病作为重点病种。

第三条　围绕确定的重点病种，以提高临床疗效为核心，挖掘、整理、总结中医药防治传染病方法，继承名老中医传染病防治的学术思想和临床经验，制定中医药诊疗方案。制定的诊疗方案应当全面执行，并定期对执行情况进行总结评估，修订并不断优化诊疗方案。

第四条 学科带头人应当具备中医、中西医结合正高级医学专业技术职务任职资格，从事防治传染性疾病临床工作 10 年以上，有较高的中医学术造诣，在本专业领域内具有一定知名度和影响力。

学术继承人应当具备中医、中西医结合副高级以上医学专业技术职务任职资格，从事防治传染性疾病临床工作 5 年以上。

第五条 在重点病种所在科室中，从事传染病专业工作 3 年以上的人员占医务人员的比例应当不低于 60%，中医类别执业医师占执业医师的比例应当不低于 60%，其中具备高级专业技术职务任职资格的人员占 20% 以上、研究生学历占 30% 以上。

第六条 传染病门诊和病房设施条件应当符合传染病防治法律法规和标准规范的有关要求，满足传染性疾病诊治的需要。

第七条 重点病种所在科室的床位总数不少于 40 张，设立功能独立、相互隔离的病房和重症监护专用病床。

第八条 具备传染病急危重症的诊治能力。实行中、西医双重诊断，严格执行相关的诊断、疗效标准。诊断准确率达到 98% 以上。

第九条 注重中医药方法的综合应用，有 2 项以上特色疗法和 3 种以上院内中药制剂。不断提高中医治疗率、参与率，重点病种的疗效达到国内先进水平，对相关疑难病种有较好的疗效。

第十条 加强重点病种所在科室专业技术人员的继续教育，其中每年赴院外进修不少于 1 人，每人每次进修时间不少于 3 个月，进修内容与中医、中西医结合防治传染病相关。

第十一条 设立专门的临床研究室，开展中医药防治传染病临床研究，促进学术和技术进步。

第十二条 配备信息技术设备，建立基本工作情况、临床与科研情况、国内外本专业学术动态和传染病流行情况等信息资料库。

第十三条 参加临床基地协作组的各项活动。建立由全国中医药防治传染病临床基地组成的协作组，并按照重点病种组成协作分组，开展技术协作、学术交流、业务培训、合作研究等。

第十四条 开展中医、中西医结合防治传染病临床专业知识培训，每年接收一定数量的人员来院进修，推广临床诊疗新技术、新方法。开展中医药防治传染病科普教育。

第十五条 严格执行传染病防治的法律法规和标准规范，建立健全各项医疗规章制度。建立能够紧急处置突发公共卫生事件中的传染性疾病的指挥系统和专业技术队伍。

第十六条 成立医院领导负责的基地建设领导组织和专家组，有效整合资源，建立工作制度，明确工作职责，落实建设任务。

中医药行业科研项目 2009 年项目管理方案

国家中医药管理局科技司

二〇〇九年十二月

第一章 总 则

第一条 根据财政部《关于下达 2009 年公益性行业科研项目经费项目总预算的通知》，正式批复"中医药防治甲型 H1N1 流感、手足口病与流行性乙型脑炎的临床方案与诊疗规律研究"为 2009 年中医药行业科研项目立项项目（以下简称传染病项目）。为做好项目的组织实施，加强中医药防治传染病临床科研体系建设，制定本管理方案。

第二条 传染病项目的组织实施，严格遵照《中华人民共和国传染病防治法》的规定，并按照科技部、财政部《公益性行业科研项目经费管理试行办法》以及《国家中医药管理局科技项目管理办法（试行）》的有关规定执行。本方案是针对传染病项目组织实施的具体情况，对上述管理方案的进一步细化和补充。

第三条 传染病项目是针对中医药应对传染病防治科研工作设立的，旨在整合科技资源，集中力量解决中医药防治传染病中的重要科学问题和技术需求，加强应急性、基础性、培育性研究，培养临床实践和科技创新相结合的科技人才，为提升中医药防治传染病的能力和水平提供科技支撑。

第四条 传染病项目在构建中医药防治传染病临床科研体系的基础上组织实施，并以项目实施带动体系建设。传染病项目管理强调体系化组织，项目单位为体系建设的骨干力量，体系建设为项目实施提供支撑和保障，同时是项目成果应用平台。

第二章 目 标 任 务

第五条 传染病项目的实施坚持立足当前、着眼长远，遵循"转观念、建体系、创机制、育队伍、升能力、见实效"的基本思路，以提高中医药防治传染病的临床与科研能力为核心，强调科研与临床紧密结合，促进中医药学与现代医学有机结合，为中医药应对传染病的科学防控，提供技术方法、人才队伍、平台基地和模式机制的保障。

第六条 传染病项目的目标主要包括以下几个方面：

（一）在继承创新的基础上，解决中医药应对传染病理论和实践发展的关键科学技术问题，研究形成中医药防治甲型 H1N1 流感、手足口病、流行性乙型脑炎等疾病的有效方法、方案、技术和取得科学证据，创制若干重大产品并推动成果的转化应用；

（二）建设全国中医药防治传染病研究中心及覆盖全国的中医药防治传染病重点研究室，培育一批稳定的、能够运用中医药理论和技术快速反应、高效应对传染病的临床科研人才队伍、专家保障队伍和组织管理队伍，初步建立临床科研结合、信息交流及时、研究方法规范、防控决策科学，有利于中医药特色优势发挥的中医药防治传染病临床科研体系。

（三）建立中医药参与传染病防治的组织机制和科研组织模式，建立健全中医药防治传染病临床科研数据库，系统深化中医药对甲型 H1N1 流感、手足口病等传染病的认识并丰富中医疫病理论体系，建立并完善中医药应急决策支持系统，为传染病应急救治时的政府决策、专家指导提供依据和支撑。

第七条 传染病项目的主要研究任务包括中医药防治甲型 H1N1 流感、手足口病、流行性乙型脑炎的临床防治技术、方案研究；相关诊疗规律及机制的研究；相关药物筛选与产品研发；临床研究支撑技术与临床科研一体化网络的研究；临床科研创新团队人才的培养。

第三章 管 理 职 责

第八条 传染病项目在财政部、科技部的指导下，由国家中医药管理局主管，接受中医药行业科研项目经费管理咨询委员会的监督，由项目承担单位和负责人对项目实施进度和质量负责，同时，作为体系化项目，传染病项目由国家中医药管理局中医药防治传染病工作专家委员会及专家工作组负责技术指导和组织管理，以中医药防治传染病重点研究室建设单位为主要科研力量，并由各省级中医药管理部门对项目实施进行协调管理。

项目管理实行"政府主导、专家组织、单位负责、团队实施"的基本原则。

第九条 国家中医药管理局是传染病项目的主管部门，主要职责是：

（一）负责组建国家中医药管理局中医药防治传染病工作专家委员会及专家工作组，组建全国中医药防治传染病研究中心；

（二）根据财政部批复确定项目承担单位、协作单位及参与单位，与各级项目单位签订任务书；

（三）总体进行宏观指导和目标管理，协调处理项目执行中的重大问题，根据专家工作组论证后的建议，确定传染病项目调整计划及方案；

（四）组织检查评估、财务审计、项目验收和对项目经费的绩效考评；

（五）负责项目档案管理的监督和指导，组织项目档案验收。

第十条 专家工作组由国家中医药管理局中医药防治传染病工作专家委员会的部分专家组成，在国家中医药管理局的直接领导下开展工作，主要职责是：

（一）总体负责传染病项目的组织实施；

（二）对中医药防治传染病科研工作提供学术指导和咨询；

（三）为国家中医药防控传染病工作提供科学决策依据。

第十一条 全国中医药防治传染病研究中心作为传染病项目组织与管理的具体办事机构，为专家工作组提供工作平台和综合服务，主要职责是：

（一）负责组建传染病项目管理办公室，承担项目管理的具体事务性工作；

（二）研究制订和完善传染病项目管理有关规定和研究规范；

（三）组织专家论证和咨询，为项目实施提供数据管理、信息交流平台等共性技术支撑；

（四）协助国家中医药管理局与各级项目单位签订任务书，协调组织项目的实施；

（五）协助国家中医药管理局协调解决项目实施和管理中出现的问题；

（六）组织对各级项目单位的研究工作进行评估验收和绩效考评，并对执行情况进行综合汇总、统计及信息发布；

（七）进行项目总结，协调研究成果的推广应用。

第十二条 项目承担单位为中国中医科学院，主要职责是：

（一）作为全国中医药防治传染病研究中心依托单位，为其工作开展提供相应保障条件；

（二）按照要求组织编制项目实施方案和项目预算；

（三）按照签订的项目任务书组织各级项目单位具体实施项目，按照规定管理和使用项目经费，落实项目约定支付的自筹经费及其他配套条件；

（四）接受监督检查、验收和绩效考评；

（五）认真履行档案管理工作职责，开展业务指导和培训。

第十三条 传染病项目协作单位是各子项目的牵头单位，主要职责是：

（一）制定各子项目的研究方案；

（二）提出子项目的参加单位，报项目负责人、专家工作组、国家中医药管理局批准后确定，签订任务书；

（三）严格执行子项目任务书规定的各项任务，完成预定目标；

（四）按要求编报子项目执行情况和有关信息报表，做好子项目文件资料的档案管理；

（五）为子项目实施提供条件。

（六）对子项目执行中形成的知识产权和固定资产进行管理。

第十四条 传染病项目参加单位以中医药防治传染病重点研究室建设单位为主，也包括参与项目研究的其他单位，主要职责是：

（一）严格执行计划任务书规定的各项任务，完成预定研究目标；

（二）落实相关保障条件；

（三）按要求编报执行情况和有关信息报表，做好研究有关文件资料的档案管理；

（四）按国家中医药管理局传染病领导小组和专家委员会的要求参加或组织人员

培训。

第十五条 传染病项目负责人主要职责是：

（一）负责组织论证子项目经费预算、实施方案和任务书，编写项目经费预算、实施方案及项目任务书等；

（二）严格执行项目任务书，负责项目组织实施和经费使用，确保项目计划任务按时保质完成；

（三）定期组织召开项目协调会议，及时总结项目执行情况和阶段成果，协调解决执行过程中出现的重大问题；

（四）配合全国中医药防治传染病研究中心做好子项目检查评估和结题验收等过程管理工作；

（五）提供完整、准确、真实的研究报告和数据资料，按要求接受项目监督检查和绩效评估。

第十六条 省级中医药管理部门受国家中医药管理局委托，负责传染病项目的属地管理，主要职责是：

（一）组建本地区中医药防治传染病专家委员会；

（二）以本地区中医药防治传染病重点研究室为依托，发挥本地区专家委员会作用，协调相关资源开展研究，并对重点研究室建设工作进行监督管理。

（三）协同国家中医药管理局开展项目检查评估，负责本地区项目实施的质量控制和进度监查；

（四）协调、处理项目实施中出现的问题，随时报告相关重大事项，提出项目调整、撤销的建议；

（五）协助国家中医药管理局进行项目的验收或成果鉴定。

第十七条 传染病项目设立新闻发言人，及时对外发布阶段研究成果，包括中医药防治方案、科研进展等其他有必要让社会公众了解的信息。研究成果的发布须符合研究各方知识产权的约定，并通过专家工作组审核。

第四章 组 织 实 施

第十八条 传染病项目实施周期为 2009 年 12 月—2012 年 12 月，共 3 年。项目采取"分类指导、滚动立项"的管理方式，对项目承担单位、协作单位、参加单位等按照不同层次任务约定进行分类组织和检查，项目完成后根据需要继续滚动。

第十九条 实行过程监察制度。监察的主要内容是：组织实施情况、计划任务进度完成情况、资金（包括配套资金）到位与使用情况、预期目标和技术经济指标完成情况、存在的主要问题。监察工作由国家中医药管理局聘请有关技术专家、管理专家和财务专家组成专家组负责组织，并设立项目质控总监。

第二十条 实行年度评估制度。根据具体情况可采取现场评估或书面评估两种形式。年度评估依据计划任务书确定的年度计划目标和任务进行，评估结论分为优秀、良好、合格、不合格四个等级，并以此作为下一年度滚动实施、安排经费的重要依据。评估结论为不合格的，除不可抗拒因素外，应视具体原因调整计划；与原定目标相差较大或不能完成任务的，应中止或撤销项目。

第二十一条　传染病发作的时间性较强、不确定性较大，传染病项目实施的过程中，项目负责人和承担单位可根据实际情况变化对项目目标任务作适当调整。变更申请提交专家工作组审查后报国家中医药管理局，批复后执行。同时，项目实施过程中有下列情况之一的，应及时申请任务变更：

（一）由于国家相关管理政策法规调整，项目必须调整研究内容和研究进度的；

（二）传染病疫情、技术等情况发生变化，造成项目原定目标及技术指标需要修改或延期的；

（三）资金或其他条件不能落实，影响项目实施的；

（四）技术引进、合作方等发生重大变化，导致研究开发工作无法按合同进行的；

（五）项目的技术骨干发生重大变化，影响研究开发工作正常进行的。

第二十二条　由于不可抗拒的因素致使研究开发工作不能正常进行或无需进行，项目负责人和承担单位可申请中止，并对已开展的研究工作、阶段性成果、知识产权、经费使用和购置设备仪器等情况作出书面报告。

第五章　经费管理

第二十三条　传染病项目经费管理和使用严格按照财政部、科技部《公益性行业科研项目经费管理试行办法》要求进行，坚持明确目标、突出重点，权责明确、规范管理，科学安排、整合协调，专款专用、追踪问效的总体原则，具体包括：

（一）原则按照财政部批复文件（财社〔2009〕203、204号）预算额度及要求执行；

（二）兼顾中医药防治传染病临床科研体系建设与传染病项目任务两方面的总体目标，既要保证体系建设的支持经费，又要保证研究任务的完成。

（三）按轻重缓急，分步实施。根据中医药防控传染病的实际需求和项目进度可进行动态组织和调整。

第二十四条　传染病项目的经费由中央财政拨款、项目承担单位和各级主管部门配套以及社会各方投入等多渠道构成。中央财政拨款的经费实行一次预算、分年度拨付，单独核算、专款专用。鼓励项目承担单位、协作单位、参加单位及各级主管部门对项目实施进行经费配套，尤其加强科研条件平台建设、人才队伍建设以及跨单位、地区和领域科研协作和交流等投入。

第二十五条　对经费的使用和管理实行事前预算评估、事中经费监督和财务检查、事后财务决算和审计的全过程预算管理，设项目财务总监。

第二十六条　根据传染病项目的具体实施情况，国家中医药管理局可以委托审计机构，对经费使用情况进行项目审计。

第二十七条　对违反经费使用规定、不按照预算执行的各级项目单位，国家中医药管理局有权停止拨款，并中止或撤销项目。对中止或撤销的项目，国家中医药管理局组织进行经费审核并收回结余经费。

第六章　总　结　验　收

第二十八条　传染病项目的验收工作由国家中医药管理局组织，或根据情况委托省级中医药管理部门组织，通过实地考察、会议等方式进行。

第二十九条　执行期满半年内，由专家工作组指导项目承担单位和负责人完成项目总结工作，并及时申报验收。

第三十条　传染病项目的任务书是验收的主要依据。根据计划任务的完成情况，验收结论分为通过验收和不通过验收。

（一）计划目标和任务已按照计划任务书要求完成，经费使用合理，为通过验收。

（二）凡具有下列情况之一的，为不通过验收；

1. 完成任务不到 85%；

2. 所提供的验收文件、资料、数据不真实；

3. 未经批准擅自修改任务书的考核目标、内容、技术路线等；

4. 超过计划任务书规定的执行年限半年以上未完成任务，事先未作出说明；

5. 经费使用中存在严重问题。

第三十一条　验收结论意见由国家中医药管理局下达给相应项目单位。不通过验收的，须在接到通知的三个月内，针对存在的问题进行整改后，再次提出验收申请。仍不通过验收且无正当理由的，其负责人三年内不得承担国家中医药管理局相关科技计划项目，同时不予推荐申报国家科技计划项目，相应项目单位一年内不得承担国家中医药管理局相关科技计划项目，同时不予推荐申报国家科技计划项目。

第三十二条　传染病项目任务实施过程中形成的无形资产和固定资产，按照《中华人民共和国促进科技成果转化法》和国家有关规定执行。

第三十三条　传染病项目的研究成果包括创新理论、诊疗方案和技术方法、新药等，当以论文、专著、软件、数据库等形式发布研究成果时，均应标注"中医药行业科研专项"及项目编号。

第三十四条　传染病项目验收时，项目负责人须提出阶段成果，由主管部门和专家工作组共同组织论证后，及时发布推广。

第三十五条　各级项目单位必须建立规范有效的知识产权管理制度，对执行过程中产生的研究成果及时采取知识产权保护措施。重大项目成果转让时，其相应项目单位享有优先受让的权利。

第三十六条　对涉及保密的科技成果，国家中医药管理局按照《科学技术保密规定》

进行密级评定或确认，并按规定进行管理。有关档案材料，必须按照有关规定及时进行整理归档。

第七章　附　　则

第三十七条　本方案未涉及的内容均按照科技部、财政部《公益性行业科研项目经费管理试行办法》及《国家中医药管理局科技项目管理办法（试行）》的有关规定执行。

第三十八条　本方案由国家中医药管理局科技司负责解释。